针药并用起沉疴

——赖新生教授临证医案精选

主编 李月梅

U0335042

中国中医药出版社

·北 京·

图书在版编目（CIP）数据

针药并用起沉疴：赖新生教授临证医案精选 / 李月梅主编 . —北京：
中国中医药出版社，2017.9
ISBN 978 - 7 - 5132 - 4170 - 0

Ⅰ.①针…　Ⅱ.①李…　Ⅲ.①针灸疗法—医案—汇编—中国—现代
Ⅳ.① R245

中国版本图书馆 CIP 数据核字（2017）第 093234 号

中国中医药出版社出版

北京市朝阳区北三环东路 28 号易亨大厦 16 层
邮政编码　100013
传真　010 64405750
河北省武强县画业有限责任公司印刷
各地新华书店经销

开本 710×1000　1/16　印张 17.5　字数 267 千字
2017 年 9 月第 1 版　2017 年 9 月第 1 次印刷
书号　ISBN 978 - 7 - 5132 - 4170 - 0

定价　58.00 元
网址　www.cptcm.com

社 长 热 线　010-64405720
购 书 热 线　010-89535836
维 权 打 假　010-64405753

微信服务号　zgzyycbs
微商城网址　https://kdt.im/LIdUGr
官方微博　http://e.weibo.com/cptcm
天猫旗舰店网址　https://zgzyycbs.tmall.com

如有印装质量问题请与本社出版部联系（010-64405510）

编　委　会

代前言

赖新生教授是岭南著名针灸专家，广东省名中医，在全国亦享有盛誉。他学贯中西，知识渊博，学术造诣非常深厚。本人能有幸成为赖新生教授的第一个研究生和首批师承弟子，多年来得到老师无私的口传身授、耳濡目染，实感三生有幸！现将跟师以来的感悟归纳如下：

一、大医精诚，博学笃行

赖新生教授治学严谨，主张博学笃行，业精于专。从他个人的成长来看，一个真正的好医生首先要有普济苍生的善德，还要有睿智善思的品格、勤勉奋发的治学态度，更要有见多识广、博闻天下的丰富阅历。他自幼聪颖好学，为"文革"后恢复高考的第一批大学生，福建中医学院毕业后分到山东从事临床医疗工作。在基层，赖新生教授曾被当成类似赤脚医生的全科医师，中西、内外妇儿无所不能，治愈了数不清的贫苦劳动人民的疾病，为广大患者留下了极为美好的深刻记忆。其学术思想的形成得益于一代针灸大家臧郁文、郑毓贵的言传身教，还受到一代名医王雪苔等人的影响和熏陶。其中臧郁文老师曾任山东中医学院中医组组长，兼全国针灸学会临床主任委员，不仅在针灸学术上造诣深厚，而且注重诊脉，具有极深的脉学功底，曾著《针灸需诊脉》，同时擅长琴棋书画和子午流注，熟读大量中医针灸古典医著，强调取穴精准简单，注重治病调神，并喜用奇经八脉。赖教授常用并擅长的针灸治疗急性阑尾炎即是受其影响。其后又曾跟随郑魁山家族的郑毓贵，其人讲究补泻手法，在刺灸手法上颇有心得。其间赖教授还参加了山东首届针灸师资培训班，当时针灸大家张善程在中医教研室针灸组工作，为其授课。赖教授受其影响，熟读《太素》《灵枢》

《素问》等著作。在《伤寒》等经典方面的学习则受徐国忾、肖滚等前辈的影响较多，并在此期间多次到北京拜访当代著名中医学家王雪苔，与其结下了很深的情谊。由于学术上的共同追求，他还和天津中医药大学汤德安、张缙老师结为好友，并被张老师介绍到中国针灸刺法灸法委员会担任常委。其后他继续深造，入读广州中医药大学硕士、博士研究生，先后师承岭南大家司徒玲和靳瑞教授，成为第一位岭南针灸博士，早年人称"赖博士"。赖教授毕业留校后曾任广州中医药大学针灸推拿学院院长，作为专业和学科带头人，他锐意进取，创新发展，在学科建设方面取得突破性成绩。在他的倡导和带领下，学院在教学、科研等多方面均有了长足的进步。综上可见，他的学识及阅历不可谓不丰富。他是一个博学多才、涉猎古今中外的学者。他认为，各家学说的学术观点虽不免偏颇，但多有其独到见解，应勤求古训、博采众长，为我所用。他主张学无偏执，行有定见。

二、无私忘我，勇于担当

赖新生教授作为我校首届针灸专业博士，其超人的学识和过人的能力把他推到了院长的位置上。他不辱使命，勇挑重任，带领学术团队屡创佳绩。那些年是他有生以来最辛苦的岁月，常年以加班为常态，为学科的发展呕心沥血，不惧艰辛，不畏权贵，倍受奔波。在他的带领下针推学院成为广东省重点学科，并拿下多项国家自然基金及973项目。他教诲我们做领导不能只怕得罪人，该说的还要说，该做的还要做，要有原则。他淡泊名利，藏真守拙，专心勤勉地钻研学术及临床业务，在各大书店和图书馆常常可以看到赖教授的身影。他认为"达者兼济天下，贫者独善其身"，做官是为了以更好的平台造福世人，绝不是为了一己私利。而不做官同样可以做一个堂堂正正的好人，在自己的位置上就就业业地做出自己的贡献，活出精彩的真我。他正直顽强、睿智善思的品格，严谨求真、大医精诚的学术态度将永远鞭策我不断前行。

三、因材施教，教学相长

赖新生教授从事医学教育工作近40年，他的学生遍及世界各地，从本科生到硕士生、博士生及博士后，真可谓桃李满天下。他对待学生一视同仁，但在指导方法上却讲究因才施教，认为学习中医要循序渐进，善于自学，独立思考，勤学多练，教授时应根据学生的水平和基础，讲授知识的深度、广度和重点要有所区别，同时要重视理论结合临床实践。他既针对广大弟子开设群体性学习班，也针对个别有一定基础的弟子口传身授。他认为教学也是一个学习的过程，在教学过程中对学术上一些疑难问题的思考，也启发和促进了理论和临床的提高，达到"教学相长"的境界。另外，他教育自己的学生要爱国、做坚定的中医人，任何时候都不要迷失自己的方向，为中医事业奋斗不息，为强国强民努力不息。

四、造诣深厚，成果丰硕

赖教授勤耕不辍，已完成学术专著10余部，发表的论文被SCI收录10篇，作为第一作者发表论文108篇，承担国家自然科学基金4项，另外还有科技部、"973"重大基础研究计划等多项课题。获得国家级、省级各项科技成果获12项，"百千万工程"百类人才、首届"新南方教学奖"优秀教师等多项称号。

在学术思想上，重点体现在以下方面：

①对岭南针灸大家司徒铃、靳瑞教授学术思想的继承和发扬。赖新生教授先后师承二位先贤，在深入继承的基础上对其学术思想进行了很好的发扬和改进。

②通元针法的学术理论及创立。赖新生教授从事针灸临床40年来，虚心向古代及现代中医大家学习，并在临床中不断揣摩总结，总结出一套通督养神、引气归元的通元针法。

③经穴理论的创新性探索和研究。他对经穴特异性的探讨和针灸构成

的五大要素进行研究，并提出"经穴特异性与脑相关"假说。

五、经验丰富，疗效卓著

赖新生教授的临床经验非常丰富，40多年的中医针灸生涯中，他既有基层下乡的特定阅历，又有许许多多诸如王雪苔等名医大家的亲传密授，加之在岭南最早攻读硕士和博士，理论与临床相得益彰，使其学术水平和临床经验不断精进，疗效卓著而倍受国内外患者好评。本人有幸能跟随其左右三年，认为其临床特色在于：

针药结合治疗各种疑难杂症，尤其在针药结合治疗妇科疾病、过敏性疾病疗效卓著；善于治疗失眠等精神疾病；擅长应用自创的通元针法及多个经验方，如清血抗敏方、调经必效方等；强调辨证论治，善于从病案归纳总结。

总之赖教授师古不泥古，化繁为简，善于中西贯通，独辟蹊径，其临证经验值得我辈不断学习与借鉴。

李月梅

2017 年 6 月

目录
CONTENTS
* * *

学术渊源 ······· 1

学术思想 ······· 9

临证验案 ······· 17

  不孕症 ······· 18

  多囊卵巢综合征 ······· 25

  月经不调 ······· 37

  痛经 ······· 43

  无排卵性功能失调性子宫出血 ······· 48

  围绝经期综合征 ······· 54

  子宫肌瘤 ······· 58

  阴道炎 ······· 61

  乳腺增生 ······· 66

  急性乳腺炎 ······· 72

  产后身痛 ······· 75

  中风 ······· 78

  帕金森病 ······· 83

  头痛 ······· 88

眩晕 ……………………………………………… 98

血管性痴呆 ……………………………………… 101

先天愚型 ………………………………………… 106

小儿脑瘫 ………………………………………… 109

过敏性鼻炎 ……………………………………… 112

慢性荨麻疹 ……………………………………… 118

过敏性哮喘 ……………………………………… 123

过敏性皮炎 ……………………………………… 128

颈椎病 …………………………………………… 131

腰腿痛证 ………………………………………… 136

臂丛神经损伤 …………………………………… 142

强直性脊柱炎 …………………………………… 144

面瘫 ……………………………………………… 152

慢性萎缩性胃炎 ………………………………… 166

慢性浅表性胃炎 ………………………………… 169

慢性结肠炎 ……………………………………… 172

腹痛 ……………………………………………… 175

便秘 ……………………………………………… 177

失眠 ……………………………………………… 181

抑郁症 …………………………………………… 188

癫痫 ……………………………………………… 194

带状疱疹 ………………………………………… 199

湿疹 ……………………………………………… 203

痤疮 ……………………………………………… 207

脂溢性皮炎 ……………………………………… 211

皮肤型变应性血管炎 …………………………… 213

先天性耳聋 ……………………………………… 216

突发性耳聋 ……………………………………… 220

耳鸣 ……………………………………………… 222

梅尼埃病 ·········· 225

失音 ·········· 228

口腔溃疡 ·········· 230

睡眠呼吸暂停综合征 ·········· 232

结节性甲状腺肿 ·········· 235

外伤性截瘫 ·········· 241

抽动秽语综合征 ·········· 246

上呼吸道感染 ·········· 248

附：赖新生教授大事记 ·········· 255

致谢 ·········· 265

学术渊源

一、赖新生教授学术思想的基础——《内经》

《内经》对赖新生教授学术思想的影响主要体现在疾病诊治和针灸疗效两方面。

1. 针刺效应与得气直接相关，关键因素是针刺的深浅

《灵枢·九针十二原》中所说："为刺之要，气至而有效。"窦汉卿在《标幽赋》云："气速至而速效，气迟至而不治。"并经典地阐述了气至时医者手下的感觉："轻滑慢而未来，沉涩紧而已至。既至也，量寒热而留疾；未至也，据虚实而候气。气之至也，如鱼吞钩饵之沉浮；气未至也，如闲处幽堂之深邃。"说明得气与否直接影响治疗效果。得气可推之正气盛衰，疾病预后，得气是补泻手法的前提，结合患者体质强弱和病情变化，取穴准确，注意针刺方向、角度、深度采用适当的施术手法方可促使得气，使经气复来。根据病邪深浅、形体肥瘦、穴位特点选择合适的针刺深度，最大限度地发挥穴位效应方可取得满意的疗效。《素问·刺要论》曰："病有浮沉，刺有浅深，各致其理，无过其道。过之则内伤，不及则生外壅，壅则邪从之。浅深不得，反为大贼，内动五脏，后生大病。"认为病位浅宜浅刺，病位深则宜深刺。再如《灵枢·九针十二原》曰："故针陷脉则邪气出，针中脉则浊气出，针太深则邪气反沉，病益。"《灵枢·官针》进一步说明："疾浅针深，内伤良肉，皮肤为痈。病深针浅，病气不泻，反为大脓。"古代医家对不同穴位针刺深浅也有较为严格的量化规范。如《针灸甲乙经》所云："合谷……刺入三分"，"环跳……刺入一寸"。

2. 正确掌握留针时间，采用合适的补泻手法

寻求最佳留针时限是针灸取效的另一关键因素，而留针时间则要根据患者肥瘦、经穴特点、病邪深浅、季节等灵活掌握。《灵枢·逆顺肥瘦》："年质壮大，血气充盈，肤革坚固，因加以邪，刺此者，深而留之，此肥人也。瘦人者……其血清气滑，易脱于气，易损于血，刺此者，浅而疾之。刺壮士真骨，坚肉缓节，监监然，此人重则气涩血浊，刺此者，深而留之，多益其数；劲则气滑血清，刺此者，浅而疾之。婴儿者，其肉脆，血少气弱，刺此者，以毫针，浅刺而疾发针，日再可也。"胖人、常人中肤色深黑或气血涩迟者，宜深刺久留针。瘦人、常人中肤色浅白、幼儿或气血滑者，宜浅刺疾拔针。另外邪气深而病久宜久留针，反之则留针时间宜短。正如《灵枢·终始》所云："久病者，邪气入深，刺此病者，深内而久留之，间日而复刺之。"其次针刺不同经脉时，应选择相应的留针时间，如《灵枢·经水》所言："足阳明刺深六分，留十呼。足太阳深五分，留七呼。足少阳深四分，留五呼。足太阴深三分，留四呼。足少阴深二分，留三呼。足厥阴深一分，留二呼。手之阴阳，其受气之道近，其气之来疾，其刺深者，皆无过二分，其留皆无过一呼。"另一般认为表证新病一般留针时间稍短，而里证病程长的则需处长留针时间。

《素问·调经论》曰："百病之生，皆有虚实，而补泻行焉。"针刺补泻的基本手法提插补泻手法首见于《难经》："推而内之，是谓补；动而伸之，是谓泻。"捻转补泻法首见于《灵枢·官能》，认为补法"微旋而徐推之"，泻法"切而转之"，徐疾补泻法首见于《灵枢·小针解》："徐而疾则实，疾而徐则虚。"迎随补泻法首见于《难经》："所谓迎随者，知荣卫之流行，经脉之往来也。随其逆顺而取之，故曰迎随。"将针尖方向随着经脉运行的方向称为补，逆方向为泻。赖新生教授在临床中，一般将补泻手法结合，通过提插、捻转来达到补泻兼施的目的，一般用于治疗虚实夹杂的疾病。

上述针刺手法均能加强针刺感应促进得气，从而达到提高临床疗效的作用，然而针刺手法的选择对于针刺疗效的发挥具有重要影响，循经取穴是临床中的常规方法。上工以人体气血流注于三百六十一穴为依据，盛则泻之，虚则补之，不盛不虚，以经取之，这是补泻法的依据，《灵枢·九针十二原》："知其要者，一言而尽，不知其要，流散无穷。"首先要辨别疾病是虚是实，虚则补之，实则泻之，不虚不实可用平补平泻。另外手法的强弱、操作幅度的大小及操作频率都对临床疗效有影响。在临床进行针灸治疗时应根据患者症候和治疗要求，注意作用力的方向和大小，以起到事半功倍的作用。在施行补法时，形成有节奏的捻转频率，徐徐地激发经气可以增强针灸治疗效果。施行捻转泻法时作用力较大，能迅速激发经气，使气至病所。所以不仅要选择手法，还要结合手法的强弱及手法操作的频率以提高疗效。

3. 注重治神与守神

《灵枢·终始》说："专意一神，精气之分，毋闻人声，以收其精，必一其神，令志在针。"《灵枢·九针十二原》的"粗守形，上守神""粗守关，下守机"说明古代医家十分注意治神与守神。治神可守气行气，诱导针下凉热，要求医者及患者均要定身神，专心体会针感，当经气已至，要慎守勿失，直至气散针出。

4. 恰当利用穴位配伍

穴位配伍是指两个或两个以上的穴位配合应用，穴位的配伍是针灸处方的重要组成部分，也是取得良好临床疗效的保障。《席弘赋》云："凡欲行针须审穴"，可见临证选穴及配伍对疗效的重要性。历代医家总结出辨证选穴、主辅配伍、按部位配伍、按经络配伍、特定穴配伍等。最早记载穴位配伍的古籍《内经》中共记载240余首针灸配穴处方，《内经》以阴阳学说、脏腑经络辨证及君臣佐使作为穴位配伍的指导思想，配穴中体现局部与远端、前后、上下、左右、表里经及同名经配穴法的雏形。为后世这些配穴法的发展奠定了理论基础。《内经》非常重视特定穴，尤其是五腧穴、原穴、络穴等的应用，如《灵枢·九针十二原》"十二原者，主治五脏六腑之有疾者也"，"五脏有疾，当取之十二原"。《难经》在《内经》补虚泻实治疗原则基础上，根据五腧穴主治性能和五行配属，结合脏腑五行属性，提出"虚者补其母，实者泻其子"理论，首创补母泻子配穴法、泻南补北配穴法、补井泻输配穴法和刺井泻荥配穴法。《伤寒论》创立了按经配穴、局部配穴及辨证配穴的配伍方法。《针灸甲乙经》中有两个及两个以上明确穴位配伍的条文101条，其穴位配伍灵活，方法多样，内容丰富，大量选取特定穴配伍，尤以五腧穴相配为多，如荥输相配、荥经相配、荥合相配、输合相配、输经相配、井经相配、井荥相配、井井相配、井荥输相配等，并运用前后配穴法、表里配穴法、上下配穴法、远近配穴法等多种配穴法。

杨继洲《针灸大成》理法详尽，处方用穴极为严谨，多穴处方成为主流。如《针灸大成·卷五·八脉图并治症穴》云："四肢风痛，曲池，风市，外关，阴陵泉，手三里。"而且此书还进一步完善各种配穴方法，如远道配穴法、十二原穴夫妇相合法、担截配穴法、八脉交会穴配穴法等。

5. 辨别体质，灵活地选用不同治则

《内经》中对针灸与体质关系有广泛而深刻的论述，体质因素是影响针灸疗效的重要因素之一，重视研究体质和针灸的关系，与辨证论治相结合，因人制宜而制定针对性强、更为合理完善的治疗方案，对进一步提高针灸临床疗效具有重要的意义。体质是人体在先天禀赋及后天获得的基础上所形成的形态结构、生理功能和心理状态等方面综合的相对稳定的固有特质。祖国医学重视对体质的研究，因人制宜是中医辨证论治的重要原则之一。《灵枢·终始》指出："凡刺之法，必察其形气。"针灸临床中审察体质的意义在于察外知内，通过对年龄、形体、举止等特征的观察，了解其机体内在的本质差别，从而采取恰当的治疗方法。《灵枢·本神》云："故用针者，察观病人之态，以知精神魂魄之存亡，得失之意，五者已伤，针不可以治之也。"旨在说明不区分体质强弱而一概论之，就会损气伤血，其病不除。也说明了针灸临床上审察体质的重要意义。此外，针灸治未病也应根据体质的不同来选择适宜的针灸方法，方能取得良好的预防及治疗效果。因此，在针灸临床中，需先审察体质，辨明其阴阳多少及气血盛衰虚实，方可施术恰如其分，从而达到预期的治疗效果。

体质特征与个体气血功能特点的差异密切相关。《灵枢·行针》指出"百姓之血气各不相同"，《灵枢·通天》云："凡五人者，其态不同，其筋骨气血各不等。"在针灸治疗上，体质不同，治疗方法亦有差异，《内经》针对不同体质提出了不同的治疗原则。《灵枢·通天》云："古之善用针艾者，视人五态乃治之。"如《灵枢·通天》中提出"不之疾泻，不能移之"的治则来治疗"阴血浊，卫气涩"的太阴之人；针对"少阴之人，多阴少阳者"提出"必审调之，其血易脱，其气易败也"的治疗原则及注意事项；针对"太阳之人，多阳而少阴者"提出"必谨调之，无脱其阴，而泻其阳"的治疗原则；关于"少阳之人，多阳少阴者"，其基本治则是"实阴而虚阳"；

针对"阴阳和平之人"提出"盛则泻之，虚则补之，不盛不虚，以经取之"的治疗原则。此外，《内经》还强调不同体质和年龄的病患应确立不同的针灸治则，并采用不同的针刺手法。

不同体质的人，针刺感应各不相同，针灸的治疗效应与人体阴阳气血的多少相关。《灵枢·行针》中记载了不同体质之人常见的针刺感应，即：阴阳平和之人，"针入而气出，疾而相逢"；重阳之人，"神动而气先行"；阴气多而阳气少者，"针已出，气乃随其后"；多阴而少阳者，"数刺乃出"。说明体质不同，针刺反应也各不相同。不同的体质对针灸刺激的耐受程度亦不一。《灵枢·论勇》云："夫忍痛与不忍痛者，皮肤之薄厚，肌肉之坚脆，缓急之分也，非勇怯之谓也。"旨在说明针刺的耐痛与否不是由性格的勇怯决定的，而是体质类型不同所导致的耐受性的差异。《灵枢·论痛》指出："人之骨强、筋弱、肉缓、皮肤厚者耐痛，其于针石之痛、火焫亦然"，"加以黑色而美骨者，耐火焫"，而"坚肉薄皮者，不耐针石之痛，于火焫亦然"。这些都说明了在针灸临床中，要充分考虑患者对针灸刺激的耐受程度不同，因人而异制定相应的治疗方法，否则非但无益，反而影响针灸的疗效。

综上，《灵枢》对于提高针灸疗效注重"气至"，"气至"是指通过针刺补泻而使人体达到"气调"即"阴平阳秘"的健康状态，是为针刺治疗效应的一个标志。如《灵枢·小针解》曰："气至而去之者，言补泻气调而去之也。"又如《素问·离合正邪论》："吸则内针，无令气忤；静以久留，无令邪布，吸则转针，以得气为故……呼尽内针，静以久留，以气至为故。"《灵枢·终始》："凡刺之属，三刺至谷气……一刺则阳邪出，再刺则阴邪出，三刺则谷气至，谷气至而止。所谓谷气至者，已补而实，已泻而虚，故以知谷气至也。邪气独去者，阴与阳未能调，而病知愈也。"从《内经》可得知，古人认为任何疾病都是机体内阴阳之气的不相协调所导致的。通过针刺扶正祛邪的补泻手法，使"阴阳不相移，虚实不相倾"，机体的阴阳恢复平衡，针刺治疗的目的也就达到了。《灵枢·终始》："凡刺之道，气调而止。"《灵枢·刺节真邪》说："用针之类，在于调气。"《灵枢·根结》曰："在于知调阴与阳，调阴与阳，精气乃光，合形与气，使神内藏。"说的都是这个道理。以此为依据赖新生教授认为，无论是针刺手法的选择、穴位的配伍、针刺的深浅、留针时间的长短，还是治神与守神均以促进"气至"为目的。

二、赖新生教授辨证思维的核心——《伤寒杂病论》《景岳全书》

《伤寒杂病论》提出了六经论治。六经中三阳经证多为热证、实证，三阴经证多为寒证、虚证；六经论治在指导临床实践方面，使人们有据可循。"汗、吐、下、和、温、清、补、消"八种治疗方法则是按照扶正祛邪的原则而制定的。此外，张仲景还提出"舍脉从证，舍证从脉"的灵活辨证方法。在治疗时要根据患者病情的标本缓急，运用先表后里、先里后表以及表里兼治的治疗方法，并对治疗的禁忌证，以及针灸疗法，都有所论述。

赖新生教授临床中擅长应用麻黄汤、柴胡汤、桂枝汤等经方治疗多种疑难杂症，但不限于一方一法。如顽固性蜂窝织炎用远志加黄酒外敷，局部配合阳和汤加减以托毒生肌；又如治疗癫痫用六经辨证法取手少阳、手厥阴、督脉和足太阳的穴位每可收效。对于治疗各种精神情绪障碍疾病多喜用柴胡龙骨牡蛎汤加减；对于治疗失眠一症赖教授喜据《金匮要略》"心烦不得眠，酸枣仁汤主之"而用酸枣仁汤加减，该方偏于治疗肝火旺而见烦躁失眠；对于难入寐又易多梦早醒者，酸枣仁（炒）用至30～35g，有显效。

张景岳在《景岳全书》中认为"先天因气以化形，阳生阴也，后天因形以化气，阴生阳也"，并针对朱丹溪提出的"阳常有余，阴常不足"的观点，自倡"阳非有余，阴常不足"论。又曰："凡水火之功，缺一不可。命门之火，谓之元气；命门之水，谓之元精。五液充则形体赖而强壮；五气治则营卫赖以和调。此命门之水火，即十二脏之化源。"阐明了真阴之象和真阴之用。赖新生教授非常推崇景岳先生的真阴论，认同人体"阴常不足，阳非有余"的精辟论断。正如景岳所言："所谓真阴之病者，凡乱有所由起，病有所由生，故治病必当求本。盖五脏之本，本在命门，神气之本，本在元精，此即真阴之谓也。"赖教授创立地引气归元、通督调神的通元针法正是在此种思想的影响下形成的。

三、《针灸大成》的影响

赖新生教授主张针药并重的思想是受明代杨继洲的影响，中医治疗手段很多，各自均有其特点而不可偏废。然而到了明代，出现了崇尚药物而废弃针灸的倾向，所以赵文炳说："迩来针法绝传，殊为可惜。"杨氏主张针灸和药物配合运用，宜灵活地采取适当治法以取得最好的疗效，在卷三《诸家得失策》里对此作了反复阐述。杨氏"其致病也，既有不同；而其治之，亦不容一律，故药与针灸不可缺一，"进而指出，由于疾病的部位和性质不同，治疗的方法也应有所选择。"疾在肠胃，非药饵不能以济；在血脉，非针刺不能以及；在腠理，非熨不能以达，是针灸药者，医家之不可缺一者也。"

其次受杨氏刺灸手法的影响，在杨氏"下手八法"和"平补平泻，大补大泻"基础上，创立了自己独特的多种针法，代表性的有快速飞针进针法、缓慢捻转进针法、提插捻转复合补泻法、弹法、刮法等。重视辨证，针灸并用。辨证论治是中医的精髓，杨继洲也强调临证时要探络脉，索营卫，诊表里，"虚则补之，实则泻之，寒则温之，或通其气血而维其真元。"治滕柯山母，诸医俱作虚冷治之，而杨氏诊其脉沉滑，认为这是痰在经络，针肺俞、曲池、三里，当日即见效，后投除湿化痰之剂而愈。治吕小山患结核在臂，杨氏认为这是痰核结于皮里膜外，针和灸并用，以通其经气，不数日即愈。辨证准确是治疗取效的前提，杨氏或依据脏腑经络，或依据脉理，或舍证从脉，或舍脉从证，灵活多变。

此外，赖新生教授在中药治疗妇科病方面，受傅青主影响较多，重视肝、脾、肾三脏病机，善用气血培补、脾胃调理之法，他非常推崇《傅青主女科》这本书，灵活变通地用其提出的一些经典方药如完带汤、易黄汤等，同时结合针灸有效地治疗了多种妇科疑难杂症。

学术思想

一、对岭南针灸大家司徒玲、靳瑞学术思想的继承和发扬

司徒玲教授和靳瑞教授均为当代岭南针灸大家，赖新生教授先后师承二位先贤，在继承的基础上对其学术思想进行了发扬和改进。司徒玲教授（1914～1993年），岭南针灸名家、广东省名老中医。老先生医理通达，对《灵枢》《素问》《针灸甲乙经》等重要经典领悟尤深，临床经验独到，思路宽广，法活机圆，识证析理不落前人窠臼。对针刺、灸法的研究，独出杼机，疗效显著。取穴时双手配合，顾护营卫，注重取穴前揣穴的过程。秉承"视其外应，以知内脏，则知所病矣"的观点，经过多年临床观察，发现了当脏腑有疾病时，在相应的背俞穴处可出现阳性反应区、反应点和反应物，通过观察背俞穴处的皮下组织有无隆起、凹陷、松弛和皮肤温度变异等反应现象，以此分析推断属于某一脏腑的病变与疾病的性质等。赖教授继承了司徒玲教授严谨的针灸学术风格，熟谙脏腑经络理论，强调"凡刺之理，经脉为始"的循经取穴法，善用背俞穴，法活机圆；针对岭南气候特点司徒玲教授善用灸法，督脉铺灸法以温阳补虚、百会压灸法以定眩止晕、麦粒灸井穴以治肢瘫均为其独到之特色。赖教授根据固护阳气，方存生机，对灸法有其独到应用。在司徒玲教授背俞理论基础上提出通督调神法，重点以背俞穴配合督脉穴以温阳调神。

靳瑞教授的"靳三针"发扬体现在脑病的研究和治疗上。20世纪70年代靳瑞在"中医药成就总结计划（1987年国家中医药管理组织）"的契机下对新中国成立以后的全国中医针灸经验进行系统总结，发现针灸治疗每一种病的处方中，都会有三个穴位使用频率很高，对疾病有重要治疗作用。根据以上结果，靳瑞得出用三个穴位为主方治疗一种疾病的方法。其后，靳瑞在深入临床实践的基础上，指导硕士、博士研究生，从生物化学、分子生物学、细胞学、电生理、基因、影像学、免疫学、脑功能学等多个

方面，探索"靳三针"疗法的疗效和机理。赖新生教授作为靳瑞的大弟子，于1991年跟师学习，1993年出师，其毕业论文为《三针疗法的临床应用》（五万字）。其后他将毕业论文结合跟师门诊的心得体会以及临床经验，撰写成《三针疗法》一书，于1998年出版（中国科技出版社），全面阐述了三针组方原理、特点、处方含义、适应证等，是对"靳三针"疗法的第一次总结。著名的岭南针灸大家靳瑞教授创立了"靳三针"，此针灸学术具有两方面的含义：一是指治疗某些疾病用三个最重要、最常用的穴位；二是某些疾病经过三次治疗即可得到有效控制。其理论特点主要在选穴，主要选用特定穴、病灶周围穴、根据腧穴相同或相近主治作用选穴，并结合经络辨证、脏腑辨证。"靳三针"针刺手法也有一定的讲究，要求治神和守神。多用来治疗神志病、智力障碍性疾病、老年痴呆、中风及其后遗症等，还有内科脏腑疾病、妇科疾病、骨伤科疾病。在靳瑞教授基础上赖新生教授创立了"靳三针"针刺操作技术标准，例如对于儿童精神发育迟滞，头部穴位平刺0.8寸左右，四神针针尖分别向外平刺，脑三针、颞三针沿皮向下平刺，智三针向后上平刺。使原有零星临床经验更加系统化、标准化。并对其治病机制进行了多层次研究和分析探讨。

二、通元针法的学术理论及创立

赖新生教授从事针灸临床40年来，虚心向古代及现代中医大家学习，并在临床中不断揣摩总结，总结出一套以通督养神、引气归元为理论的针法，即通元针法。"通元针法"并非一蹴而就，而是在实践当中不断地完善和成熟的。是在赖新生教授几十年从事针灸临床经验基础上所创立地新的治疗体系。

通元针法，是基于通督养神，引气归元的治疗大法，以五脏背俞穴通督养神和腹部任脉及腹募穴为主穴以引气归元，同时依据病情可配合开四关或配合五俞穴，参以传统的针灸补泻手法。依据针灸的作用是调整脏腑，效应特点是平衡阴阳；本法体现了循经取穴的精华，以脏腑神气为治疗中心，以任督二脉为调节全身阴阳的关键环节，蕴含赖氏针法处方和针药结合的独特学术思想，具有简单易行，适应证广，实用规范，疗效显著的特点。具体处方以背俞穴为主，在所有病证中均取这一主穴，作为通督养神的要穴，五脏背俞穴分治五脏，如若肺系病则以肺俞为主，肝系病取肝俞，消化系统疾病取脾俞、胃俞，泌尿生殖系病取肾俞、膀胱俞等，也可进一步配合五神藏所含的神、魂、魄、意、志，即膀胱经第二侧线背俞穴加强疗效；腹部腧穴以天枢为引导阴阳之气的主穴，气海、关元、归来为辅。适应于所有内伤杂病，如慢性肝炎、急慢性结肠炎、浅表性胃炎、前列腺炎、弱精症、不孕不育、月经不调、癌症放化疗后、子宫肌瘤、卵巢囊肿、痴呆、抑郁、急慢性荨麻疹、脑病中风、颈椎病、腰椎间盘突出、坐骨神经痛、脑外伤综合征、失眠、眩晕、头痛等。

通督养神以调养脏腑神气之广义神为中心，选取五脏六腑之精气输注于体表之背俞穴，是调节脏腑功能、振奋人体正气要穴，临证根据相应脏腑疾病再配伍相应脏腑背俞穴，以养脏腑神气、调血脉、调整脏腑功能为治疗大则，神明则安、血脉气机条达、脏腑得养则阴平阳秘，精神乃治。其次，赖老认为经络之气阴阳相应、脏腑腹背气相交贯，疏通经络必须调气，调气关键在于引气归元。背俞所治为阳病，腹募所治为阴病，二者兼而取穴则阴阳二气贯通归元，是谓通元法。

督脉为阳脉之海，是十二经脉气血经气运行的动力。脑为奇恒之府，文献记载"头为诸阳之会""督脉入属于脑""入络脑"。后世医家十分重视督脉与脑的联系，如张锡纯提出督脉者，又脑髓神经之所也。督脉能很好地反映脑髓之功能，如《脉经·平奇经八脉病》记载督脉为病，"大人癫疾，小儿风痛疾。"督脉经穴主治脑部疾患在针灸医籍中有丰富的记载，如《针经甲乙经》："癫疾……本神及百会主之。""头痛项急，舌急难言，刺风府主之。""狂易多言不休，及狂走易自杀及口妄见，刺风府。"《备急千金要方》："烦闷恍惚，喜怒无常……次灸百会一处七壮。""水沟、龈交口不能禁水浆，僻不能言。"《铜人腧穴针灸图经》："神道主健忘惊悸；小儿风痫、瘛疭。"中风后遗症、癫痫、眩晕、小儿脑瘫、老年性痴呆、抑郁等以及一些脑科重症从督脉论治均取得满意效果。赖老善用督脉穴，因督脉入络脑，又为阳脉之海，治以养神，激发机体阳气，辨证论治地选用督脉之百会、水沟，足太阳膀胱经之膈俞、胆俞（四花穴）或五脏背俞穴为主穴，同时依据病情可配合开四关或配合五俞穴，参以传统的针灸补泻手法，调整脏腑，促使阴平阳秘，阴阳调和。乃以平为期的针灸疗法。

通元针法的创立极大地扩大了针灸的适应证和治疗范围，从针灸理法方穴辨证施治的规律中抽提出最有临床实际应用价值的经穴特异性和经络理论。通元针法配合五俞穴成为整体观指导下的针灸治疗全身性疾病的优势疗法。

三、针药结合治疗过敏性疾病及抗 I 型变态反应

赖新生教授早年致力于针灸抗 I 型变态反应的作用机制研究，并在此方面有较深的造诣，曾获得多项成果及奖励。针药结合治疗哮喘、过敏性鼻炎、荨麻疹等 I 型变态反应性疾病，不但取得了非常显著的临床疗效，而且在针灸抗 I 型变态反应的作用机制研究方面取得了突破性进展。

赖新生教授认为：过敏体质的本质是体内存在多种异常抗原，由于患者脏腑功能低下，容易激惹，受外界过敏原或精神因素触发而易发过敏性疾病的体质。并认为所有过敏均存在气虚，气虚对应于西医学的免疫缺陷或免疫功能低下，气虚易导致病情反复发作。临床上往往需补气补血才能得以根治。补充维生素和蜂胶可以一定程度提高免疫力，但真正发病时还需要药物治疗。邪气太盛时不可补。长期发病、反复发病的患者出现人体微量元素下降、IgE 升高、补体受体下降。长期激素外用出现皮肤变薄、萎缩、容易激惹以及激素耐受等副作用。临床审证时需根据脏腑的功能特点，体表相关的部位以及脏腑跟五官、四季方面的特定关系进行定位，并依据五行生克乘侮规律做全面的考量。尤其要明白过敏性体质是六淫加毒邪，在脏腑的正气虚的基础上发病，导致反复发作、久治不愈。仍以杂病的辨证思路进行脏腑定位、治疗。

（一）过敏性疾病的治疗

确立过敏性疾疾后，以三脏（肺脾肾）辨证治疗、内外相参、扶正祛

邪为治疗的三原则。针药并用以提高疗效。

（二）反对应用经方治疗过敏性疾病

虽然赖教授对经典方药倒背如流，但在治疗鼻炎等过敏性疾病方面，其并不主张应用经方，原因可以概括为久治不愈，治疗有盲点。

四、经穴特异性的探讨和针灸构成的五大要素研究

赖新生教授提出了"经穴特异性与脑相关"假说。认为人体作为生物体，针刺经穴所产生的干预的反应和调节作用必须经过脑，脑作为中枢（即信息的传导和转导的枢纽）经过调整和整合，再作用于靶器官，从而呈现治疗效应，因此脑内对这一刺激的指向作用是识别经穴和非经穴的最本质的关键所在。在这一假设的基础上首次提出了建立经穴识别模型的脑界定方法。在这基础上把得气与经穴研究密切结合在一起，重新定义得气的概念是"针刺干预人体经络后，经过脑的整合时在脑部区域的反应"，这一针刺反应是有别于其他生理、病理现象在脑内的反应，是针刺在中枢调整上具有"治疗效应"的最主要标志。

赖教授认为经穴具有生理效应、病理效应与治疗效应，其中治疗效应体现在经穴特异性和刺法特异性两个方面。影响经穴治疗的效应有五大要素：①脉气所发是构成经穴治疗效应的经络基础；②各经经气多少及逆顺流注等机体状态是体现经穴特异性的时间和空间要素；③经穴配伍是构成经穴治疗效应多种形式的必要条件；④得气补泻是针刺获取经穴治疗效应的关键；⑤经穴特异性与刺法特异性并重是发挥经络治疗效应的基本途径。

以经脉循行的脉气所发为形态学基础，以经络功能的时空网络为效应本源，以不同的经穴配伍为必要条件，以针刺、艾灸等调治经气为基本手段，以得气为经络效应表征，以补泻手法为核心技术。经穴治疗效应是多系统、多靶点、多层次、多水平的效应。应该指出，提出经穴治疗效应的研究是经穴特异性的重中之重，五大要素旨在解决经穴特异性研究中的瓶颈，摆脱纠缠于经穴特异性的片面性，或只观察局部调节效应，或仅归纳

反相或同相调节，并将所有穴位的功效归纳为双向调节的简单化思维。经穴治疗效应的研究视野应更加宽阔，应回归到针灸临床，探索更高层次的针灸治病原理。

五、对"得气"进行系统研究

"得气"为针灸学科特有的专业术语，它对选择针刺手法、判断针刺疗效和机体反应都有关键性的作用。通过对经典理论中"得气"概念的探讨，指出通俗理解中对其认识的偏差，结合临床实践回归"得气"的本意，将其分类，并从神经科学的角度，认为捕获特异性的脑功能活动是研究"得气"的关键。

传统针灸理论认为针感包括医者的感觉和患者的感觉，习惯上都称为"得气"，于是许多医家都把有无针感和针感的强弱作为判断"得气"的指征来评估疗效，并且认为"得气"与否以及气至的迟速，不仅直接关系到针刺的治疗效果，而且可以借此推断正气的盛衰，窥测疾病的预后和转归。

然而临床发现许多针灸疗效显著的病人，并不一定都有"针感"，一些有"针感"的病人其针感也并非伴随针刺治疗始终。针灸理论中"得气"是针刺取得疗效所必需的，而临床实际中"针感"却与产生疗效并非一一对应，因此认为目前习惯上将"得气"简单地等同于"针感"是一个误区。

临证验案

不孕症

不孕症又称"绝嗣""无子"，指育龄妇女婚后未避孕，配偶生殖功能正常，有正常性生活，同居两年以上而从未妊娠者，为原发性不孕，古称"全不产"，曾有过妊娠而后未避孕连续2年不孕者，为继发性不孕，古称"断绪"。关于不孕的记载，最早见于《周易》："妇三岁不孕"。《素问·骨空论者》指出："督脉为病，女子不孕"，《山海经》称"无子"。其发生常与先天禀赋不足、房事不节、反复流产、情志失调、饮食所伤等因素有关。病位在胞宫，与任、冲二脉及肾、肝、脾关系密切。其病机主要是肾虚为主，肝脾同病，冲任失调。因其病因病机复杂，是多种疾病造成的共同后果，多个脏器病理变化并存，痰湿、瘀血等病理产物因果互见，也有可能涉及夫妇双方因素，因此临床诊治复杂，疗程长，病程及预后较难预计。

该病西医也称为不孕，其西医发病因素以输卵管、卵巢病变最为常见，导致排卵障碍或影响受精卵着床等。引起不孕的发病原因分为男性不育和女性不孕。女性不孕主要以排卵障碍、输卵管因素、子宫内膜容受性异常为主。其中，输卵管阻塞或通而不畅是女性不孕的重要原因，引起因素主要有感染、子宫内膜异位症、输卵管结核、输卵管绝育术后。

【案一】刘某，女，35岁，2012年6月2日初诊。

主诉：婚后未避孕未受孕8年。

现病史：曾在外院腹腔镜检查示：双侧输卵管宫角部阻塞，先后于2011年5月及2012年2月广州中山医院行试管婴儿，均失败。就诊时希望中医调治后行第3次试管婴儿。症见：患者形体偏瘦，月经先期，21～24天一行，量少，3天干净，白带稍多，色黄，五心烦热，失眠多梦，舌红苔薄黄，脉细数。

西医诊断：输卵管阻塞型不孕。

中医诊断：全不产。

证型：肾阴虚夹湿热。

治法：清热祛湿，滋养脾肾。

处方：

绵茵陈 15g	柴胡 10g	黄柏 10g	枳壳 10g
徐长卿 10g	云茯苓 15g	白术 15g	女贞子 10g
旱莲草 10g	山茱萸 15g	怀山药 15g	枸杞子 10g
当归 10g	生地黄 10g	炒枣仁 20g	

共 7 剂，日 1 剂，水煎服。

针灸：

1.针刺：①百会、四神聪、膈俞（双）、心俞（双）、八髎（双）、白环俞（双）、命门、三阴交（双）、太溪（双）；②天枢（双）、带脉（双）、关元、中极、子宫（双）、内关（双）、神门（双）、三阴交（双）、阴陵泉（双）、行间（双）。上两组穴位交替选用，进针后施以平补平泻手法，留针30分钟，隔日一次，经期停针。

2.TDP（远红外线理疗仪）照背部或腹部。

3.耳压疗法：取内分泌、脾、肾、皮质下、内生殖器为主穴。

二诊：2012 年 7 月 23 日。已针药治疗 1 个月经周期，患者睡眠改善，此次月经周期为 25 天，白带转清无明显颜色，经前仍有少许五心烦热。

处方：续以原方去绵茵陈、黄柏，加用何首乌 10g，菟丝子 15g，黄精 10g，针灸如前。

三诊：2012 年 9 月 28 日。至第 3 个月来诊，患者月经 28 天来潮，睡眠明显改善，无五心烦热，胃纳二便均正常，舌淡红苔薄，脉略弦。

处方：嘱继服上药，可隔日一次，针灸如前继续坚持治疗。并嘱其近日可放下工作安排下月行试管婴儿。

四诊：2012 年 11 月 12 日。其丈夫来告此次终于成功受孕，已行 B 超检测示：双胎已 7 周。祝贺之余遂留其电话。

2013 年 7 月底电话随访，已足月顺产一男一女，体重均达 5 斤以上。

【按语】关于不孕症，古书早有记载，《素问·上古天真论》云："肾气盛……天癸至……阴阳和，故能有子"，是言有子之原由，在乎肾气之盛衰，此虽为生理变化，而病理亦未尝不关乎肾气之盛衰，阴阳之调和与否。赖老治疗不孕症注重补益脾肾，肾主生殖、生长发育，而任主胞胎，这一脏一脉的调节、充实是最关键的。在肾与任脉之后，由于脾胃为后天之本、气血生化之源，是物质"水谷精微"生成之所，为肾与任脉提供保障，在临床上根据病史、症状及舌脉进行辨证治疗，时时注重安神定志，不同于以往的单纯大辛大热补法，如个别确有明显的肾阳虚症候则亦可滋补为主，中药则用左归丸、右归丸，针灸温灸气海、关元及肾俞。针灸方面多重视肝经的调治，从肝之调节疏泄对女性"血""阴"平衡上考虑，至于湿热、痰浊、瘀血则需分三种不同病因分别对待，对症治疗，视证用药，再将任脉、足太阴经、足阳明经的经穴配合使用，补益脏腑则多选背俞穴，并配合耳穴、埋线、穴位贴敷法等。

　　该患者湿热壅滞，气机受阻，表现为西医学上输卵管阻塞，湿热下注，则白带偏多色黄，病久损伤肾气，耗伤阴血，肾阴不足，则形体偏瘦、五心烦热、失眠多梦，中医治则分阶段进行，急则治其标，缓则治其本，同时综合判断本虚与标实孰重孰轻，该患者首诊以治标为主，辅以滋补肾阴，故中药选用绵茵陈、黄柏、柴胡、徐长卿等清利湿热，旱莲草、山茱萸、枸杞子、生地黄等滋补肾阴。二诊时，患者湿热之邪明显缓解，故中药去清湿热药，增强补益肾精。

　　针灸方面，取任督二脉、脾经、胃经、背俞穴为主。患者婚久不孕，2次试管婴儿失败，加之五心烦热、失眠多梦，情绪忧虑，督脉入属于脑，"脑为元神之府"，故选用百会、命门等督脉穴配伍四神聪通督调神；《素问·灵兰秘典论》记载："心者，君主之官也，神明出焉。"心经与心包经穴内关、神门与之相配伍安定心神；膈俞活血祛瘀，同时与心俞相配伍应用，进一步安神定志，舒畅气机；八髎穴属足太阳膀胱经，膀胱与肾相表里，又位于腰骶部，近于肾脏和胞宫，故可调补肾气治疗妇科疾病，白环俞为治疗白带异常的临床常用效穴，位于腰骶部，平第四骶后孔，与八髎穴相配伍进一步疏通胞宫经络；命门位于两肾之间，有"元气之根本，生命之门户"之说，主治各种肾虚之证；关元为足三阴经与任脉之会、小肠之募，小肠之气结聚此穴并经此穴输转至皮部，也为先天之气海，古人称为人身元阴元阳交关之处，老子称之为"玄之又玄，众妙之门"，有调冲任、理经血的作用；天枢为大肠募穴，是大肠经气汇集之处，可调理肠胃，女子以血为用，脾胃为气血生化之源，关系着妇女经血之盈亏，是治疗妇科疾病的重要穴位；余配伍中极、子宫等临床常用治疗胞宫疾病的效穴，行间清湿热疏肝，阴陵泉、太溪滋补肾阴。

【案二】 牛某，女，31 岁，2014 年 3 月 20 日初诊。

主诉： 未避孕未受孕 1 年余。

现病史： 患者平素月经周期不规律，周期 38～45 天，经期 6 天，量多，色鲜红，有血块，伴痛经。正常性生活未避孕未受孕 1 年余，男方精液及女方辅助检查无明显异常，本月查妇科 B 超提示子宫直肠窝积液 1.3cm，LMP（末次月经）：2014 年 3 月 3 日，6 天净，量多色红，伴血块，下腹坠胀痛。症见：神清，精神疲倦，自觉疲乏，纳可，眠一般，二便调，舌淡红苔少，脉滑数。2013 年 8 月出现玫瑰糠疹一次，已治愈。

西医诊断： 原发性不孕。

中医诊断： 全不产。

证型： 脾肾两虚兼痰瘀。

治法： 补肾健脾。

处方：

柴胡 10g	败酱草 30g	黄芩 10g	千年健 15g
党参 15g	川芎 10g	牡丹皮 12g	云茯苓 15g
北芪 20g	王不留行 20g	黄柏 10g	泽泻 10g
贯众 15g	甘草 3g		

共 7 剂，日 1 剂，水煎服。

针灸：

1. 针刺：天枢（双）、中极、关元、归来（双）、手三针（曲池、外关、合谷）（双）、足三针（足三里、三阴交、太冲）（双）。所有穴位用补法，留针 30 分钟，隔日一次，经期停针。

2. TDP 照下腹部。

3.穴位注射：维生素 B$_{12}$500μg+ 维 D 果糖酸钙注射液 1mL 交替穴注：足三里（双）、曲池（双），隔日 1 次。

该患者本属脾肾两虚之症候，然 B 超结果提示子宫直肠窝积液，从中医角度出发考虑本虚标实，痰瘀阻滞胞宫导致月经后期，治当先清除痰瘀使正常月经周期得以恢复，再从补肾健脾本质出发，从而有助于孕育胎儿。

二诊：2014 年 4 月 16 日。LMP：2014 年 4 月 10 日，6 天净，量多，色红，有少许血块，经期前两日痛经，服上方后疲乏改善。舌淡略暗，脉沉弦滑。

处方：

生地黄 15g	熟地黄 15g	枸杞 15g	山萸肉 15g
怀山药 10g	桑椹 12g	菟丝子 15g	覆盆子 12g
续断 15g	桑寄生 15g	甘草 6g	牡丹皮 10g
赤芍 12g			

共 7 剂，日 1 剂，水煎服。

针灸治疗同前。

患者处于月经后期，此期血海空虚渐复，子宫藏而不泻，呈现阴长的动态变化，因此方药中多使用补肾填精药物，促进肾阴增长。

三诊：2014 年 9 月 18 日。停药后出现月经不准，或延期 15 天行，或经期延长 8～9 天，淋漓不尽。LMP：2014 年 7 月 30 日，八月未潮，胸胁及乳房胀痛已未再出现，多梦，舌尖红，脉细而弦。

处方：

党参 15g	百合 15g	白术 10g	云茯苓 12g
阿胶^{另烊}10g	桑椹 15g	川黄连 10g	枸杞 15g
泽泻 10g	桑寄生 12g	甘草 6g	牡丹皮 12g
淡豆豉 10g			

共 7 剂，日 1 剂，水煎服。

针灸治疗同前。

患者出现经期延长，古代属"月水不断"，历代医家认为冲任气虚不能制约经血，或因外邪客胞，或因血热妄行所致，治法或益气养血或清热补肾。结合舌脉考虑患者属血热妄行所致，《叶天士女科证治·调经》谓："经来十日半月不止乃血热妄行也，当审其妇曾吃椒姜热物过度"，治当清热补肾，养血调经。

四诊：2014年10月16日。月经经期已准，经前2天腰骶部坠胀感，腹痛，舌淡少苔，脉弦细数。

处方：上方（2014年9月18日）去云茯苓、川黄连，加元胡10g，柴胡10g，玉竹15g，沙参10g。

共7剂，日1剂，水煎服。

针灸治疗同前。

患者月经周期已恢复正常，可按原治疗方案继续巩固疗效，近来痛经明显，方药加入元胡、柴胡等疏肝理气止痛。

五诊：2014年10月29日。腹部经前疼痛，余未见异常，舌淡，脉细。

处方：调肝汤加味

白芍15g	阿胶^{另烊}10g	山萸肉10g	柴胡10g
当归15g	巴戟天15g	甘草6g	

共7剂，日1剂，水煎服。

针灸治疗同前。

月经周期中阴阳转化，冲任气血变化较剧，胞宫气血亦虚亦实，外邪或内在情志变化容易影响胞宫、冲任而致气血失调导致痛经发生。《妇人大全良方》云："肾气全盛，冲任流通"。胞络系于肾而络于胞中，痛经的发生本质多责于肾，治当补肾益精，在补肾的基础上或温而通之，或清而通之，或行而通之。调肝汤是明末清初著名医家傅青主之方，出自《傅青主女科》，用于肝肾亏虚，精血暗耗，精亏血少，冲任失濡，血海空虚而导致的痛经，有调补肝肾，养血缓痛之功效。

六诊：2014年11月19日。已孕50天，查B超示：活胎，见胎心胚芽。舌尖淡，脉沉滑。

处方：

菟丝子15g	川断12g	连翘6g	金银花10g
桑寄生15g	白术10g	黄芩10g	

共7剂，日1剂，水煎服。

停止针灸治疗。

患者已孕，目前治疗当以补肾固冲安胎，因患者感受风热，适当加入清热疏风药物。

【按语】治疗不孕不育，赖教授非常赞同《傅青主女科》对此病病因病机的阐述，认为无论原发、继发，均应注重疾病与肾虚、冲任之间的内在联系。《圣济总录》云："妇人所以无子者，冲任不足，肾气寒也。"故不孕症患者以肾虚为主，在肾虚基础上，再辨夹痰、夹瘀、气滞、血虚，从而对症治疗。引气归元针法取中极调节任脉及足三阴之气，治绝嗣不生。《针灸甲乙经》云："经闭不通，中极主之。"关元乃强壮要穴，可补气温阳利水。《针灸大成》云：天枢穴主"妇人女子癥瘕，血结成块，漏下赤白，月事不时"，归来主"小腹奔豚，卵上入腹，引茎中痛，七疝，妇人血脏积冷"，此两穴既为腹部局部穴位，又为足阳明胃经经穴，可理气健脾，养血提胞，益后天之本以养先天之精而成孕。足三里为胃经合穴，可调理脾胃，气血生化有源，则可充养先后天之精气，为足三针的主穴。而脾经三阴交是足三阴的交会穴，主女子阴血，有培补肾气、滋阴养血、调理三阴经气的作用；太冲为肝经原穴，可疏导肝经气血。内关为心包络穴，且为八脉交会穴之一，通于阴维脉，可宽胸利膈，神门为心经之原穴，可养心安神，两穴合用可养心神、调血脉。

赖教授在调经助孕方面积累了非常丰富的经验，近年来治愈了数不清的顽固性不孕患者，圆了许多人的父母梦。总结其经验如下：主张男女同治。青壮年男性多以阴虚、湿热为主，部分也有阳虚的，结合西医学的少精症、精子活力低下、精液不液化，赖教授认为现代人受电脑、空调、污染等环境的影响，加之长期熬夜，精神压力大致阴阳失调、阴虚火旺、虚火灼伤阴精，故致精弱，治疗上以清湿热、滋阴潜阳为主，并时时注重安神定志，并不同于以往的单纯大辛大热补法。当然具体在临床上还是要根据病史、症状及舌脉进行辨证治疗，如个别确有明显的肾虚阳虚症候则亦可滋补为主，中药则用左归丸、右归丸，针灸温灸气海、关元及肾俞。针灸方面多重视肝经的调治，将任脉、足太阴经、足阳明经的经穴配合使用，补益脏腑则多选背俞穴，并配合埋线、穴位贴敷法等。

多囊卵巢综合征

多囊卵巢综合征（polycysticovariansyndrome，PCOS）是一种发病多因性、临床表现多态性、治疗棘手性的复杂内分泌紊乱综合征，在临床上以雄激素过高的临床或生化表现、持续无排卵、卵巢多囊改变为特征，常伴有胰岛素抵抗和肥胖，主要临床表现为：月经不调（月经后期为主）、闭经、不孕、多毛、痤疮、肥胖等，是导致青春期、育龄期妇女月经不调、无排卵性不孕的最常见原因之一，症状可持续到绝经后。

目前西医多采用激素治疗或腹腔镜下对多囊卵泡用电凝或激光技术穿刺打孔、卵巢楔形切除等手术治疗，单纯西医治疗排卵率及流产率高、妊娠率低，且会引起卵巢过度刺激综合征（OHSS）等，故不易被接受。中医古籍虽对多囊卵巢综合征无明确记载，但依据其临床表现可归属在"月经量少""月经后期""闭经""不孕""癥瘕"等范畴，《素问·阴阳别论》："二阳之病发心脾，有不得隐曲，女子不月。"现代中医已将多囊卵巢综合征作为单独疾病，纳入《中医妇科学》教材的妇科杂病篇章，属妇科疑难杂症，中药及针灸等中医综合治疗疗效显著。

【案一】肖某，女，21岁，2014年10月30日初诊。

主诉：月经不调3月余。

现病史：近3月月经周期先后不定，经期最长为4天，量少，色暗红，有血块，无痛经，无腰骶部酸痛，无乳房胀痛。曾有经间期出血4天。LMP：2014年9月23日，量色质同前，现仍未至。现症见：眠差，入睡困难，二便调，舌红苔薄白，脉细滑。

2014年10月16日外院B超示：多囊卵巢（左侧卵巢大小44mm×14mm，内见12个以上卵泡，最大卵泡3mm×3mm，右侧卵巢大小35mm×17mm，内见10～11个卵泡，最大卵泡8mm×5mm）；内分泌六项：LH（促黄体生成素）17.1mIU/mL，FSH（促卵泡生成激素）3.91mIU/mL，LH/FSH4.38>2。

西医诊断：多囊卵巢综合征。

中医诊断：月经先后不定期；经间期出血；月经量少。

证型： 肾虚痰瘀。

治法： 健脾补肾，活血化瘀。

处方：

党参 15g	白术 10g	云茯苓 10g	当归 10g
白芍 10g	熟地黄 12g	阿胶^{烊化}10g	陈皮 15g
醋三棱 15g	醋莪术 15g	甘草 6g	山萸肉 10g
法半夏 6g			

共 10 剂，日 1 剂，水煎服。

针灸：

1. 针刺：①天枢（双）、气海、关元、归来（双）、中极、内关（双）、太溪（双）、足三里（双）、三阴交（双）、太冲（双）；②百会、肝俞（双）、脾俞（双）、肾俞（双）、三阴交（双）、太溪（双）。上两组穴位交替选用，所有穴位均用平补平泻法，留针 30 分钟，经行时停止针刺。

2. 电针：使用 G6805-Ⅱ型电针仪，选用 2Hz 和 50Hz 交替的疏密波，电流强度 0.1～2.0mA，以患者局部肌肉轻微颤动为度。其中同侧天枢和归来、气海和中极、同侧足三里和三阴交、同侧肝俞和肾俞分别连接在同一组线的两个电极上。

3. TDP 照腹部。

4. 穴位注射：维生素 B_{12}500μg+ 维 D 果糖酸钙注射液 1mL 交替穴注：足三里（双）、曲池（双），隔日一次。

二诊： 2014 年 11 月 11 日。诉有慢性鼻炎史，手足冰冷，鼻炎，舌脉如上。

处方：

贯众 15g	云茯苓 15g	泽泻 10g	熟附片 15g
金钱草 20g	垂盆草 15g	牡丹皮 10g	王不留行 15g
徐长卿 12g	甘草 6g	白术 10g	生苡仁 24g
赤芍 15g			

共 7 剂，日 1 剂，水煎服。

针灸治疗同前。

三诊：2014 年 11 月 18 日。月经周期准，舌淡，脉沉弦。

处方：

柴胡 10g	生白芍 15g	当归 15g	云茯苓 12g
白术 10g	薄荷^{后下}4.5g	牡丹皮 10g	辛夷花 10g
苍耳子 10g	生地黄 12g	怀山药 10g	甘草 6g
佩兰 10g	肉苁蓉 10g	陈皮 15g	

共 7 剂，日 1 剂，水煎服。

针灸治疗同前。

四诊：2014 年 11 月 25 日。鼻炎改善，流清涕减少，仍鼻塞，舌淡，脉沉数。

处方：上方（2014 年 11 月 18 日）去生地黄，加葛根 15g，升麻 6g，泽兰 15g，益母草 20g。

共 7 剂，日 1 剂，水煎服。

针灸治疗同前。

五诊：2014 年 12 月 2 日。近日左下腹疼痛，鼻症已缓解。舌脉如上。

处方：上方（2014 年 11 月 25 日）去牡丹皮，加制香附 10g。

共 7 剂，日 1 剂，水煎服。

针灸治疗同前。

六诊：2014 年 12 月 9 日。诉已于上周行经，经期准，持续 3 天，量偏少，经行第 2 天出现痛经，用热水袋外敷痛经可缓解，舌脉如上。

处方：

柴胡 15g	赤芍 15g	当归 12g	川芎 6g
阿胶^{另炖}10g	陈皮 15g	桑寄生 15g	川断 15g
女贞子 15g	牡丹皮 10g	甘草 6g	制香附 10g

共 7 剂，日 1 剂，水煎服。

针灸治疗同前。

七诊：2014 年 12 月 16 日。月经已准，无明显疼痛，但寐差，舌淡红脉沉弦。

处方：上方（2014 年 12 月 9 日）去柴胡，加炒枣仁 30g，百合 15g。

共5剂，日1剂，水煎服。

针灸治疗同前。

【按语】多囊卵巢综合征的发病归咎于"肾－天癸－冲任－胞宫轴"的功能失调，即肾、肝、脾三脏功能失调为内因，痰湿、瘀血等病理产物侵袭为外因，二者互为因果，作用于机体，其中肾虚、肝郁、脾虚为本，痰湿、瘀血为标，使"肾－天癸－冲任胞宫轴"功能紊乱而致病。赖老认为，月经的来潮和受孕与肾的关系密切，"肾主生殖""经水出诸肾"，肾藏精，精生血，主生长发育与生殖，卵子是生殖之精，肾精充盛是卵子发育成熟的前提；若肾精亏虚，则卵子难以发育成熟，滞留不长而导致不排卵；肾阳主动，卵子发育成熟排出要靠肾阳的鼓动，若肾阳虚，命门火衰，则使得脾阳不振，无法健运水谷精微就可以产生痰湿，以致积聚壅滞子宫、胞脉而致卵巢增大，包膜增厚，卵子难以排出；若肾气虚，肾的闭藏功能失调，开合不当，气血不畅则使得卵泡发育中止萎缩也出现排卵障碍，故肾虚痰瘀是 PCOS 的基本病机，补肾化痰活血为治疗的基本大法。临床上表现为卵巢发育差、卵泡发育不良、无优势卵泡或子宫内膜薄所致的月经后期、月经量少，属肾阴虚；多卵巢病理性肥大、月经后期或经闭、色淡而淋漓难尽，伴形体肥胖者属肾阳虚。

本例患者月经先后不定期、经间期出血、月经量少、苔白，脉细滑，四诊合参，辩证属"肾虚痰瘀"。治疗上采用赖教授依据40余年临床实践经验基础上所独创的"赖氏通元法"，包括中药"调经必效方"基础方上的辨证施治和通元针法两部分。

临证时用"通督养神法"调和阴阳、补益肾气，以五脏背俞穴之肝俞、脾俞、肾俞、诸阳之会百会以通督养神，配合内关、足三里、三阴交、太溪、太冲，共同调整肾、肝、脾功能，以纠正肾虚、肝郁、脾虚的病理状态，恢复机体的阴平阳秘。运用"引气归元法"，主穴选取天枢、气海、关元、归来、中极，司导周身上下阴阳气机，使元气潜藏守位，气充精足神明，下源之元阴元阳有序生发，脏腑得养，冲任得安，胞宫得充，月经得调。中极为任脉与足三阴之会，可调节任脉和足三阴之气，治绝嗣不生。《针灸甲乙经》云："经闭不通，中极主之。"《医学入门》说："中极主妇人下元虚冷，月事不调。"关元为强壮要穴，《医学入门》云："关元主诸虚损，及老人泄泻，遗精白浊，令人生子。"《针灸大成》云：天枢穴主"妇人女子癥瘕，血结成块，漏下赤白，月事不时"。归来主"小腹奔豚，卵上入腹，引茎中痛，七疝，妇人血脏积冷"。三阴交是足三阴的交会穴，主女子阴血，有培补肾气、调理三阴经气的作用。配穴：肾虚者加太溪，固肾藏精，使精血充足，摄精成孕；瘀滞胞宫者加膈俞、血海活血行瘀；肝郁者加太冲、合谷、行间疏肝理气，宽胸解郁；痰湿内阻者加足三里、四满、丰隆祛痰理气通经。

临证遣药时肾阴虚夹痰瘀者多用桃红四物汤、八珍汤合柴胡疏肝散或两地汤合苍附导痰汤化裁，使滋而不腻、补中有通；肾阳虚夹痰湿者选用金匮肾气方合苍附导痰丸方、二仙汤合桂枝茯苓丸方或艾附暖宫汤加减，常用中药：熟地黄、山茱萸、山药、杜仲、菟丝子、牡丹皮、泽泻、香附、苍术、仙茅、淫羊藿、枸杞子、巴戟天、半夏、桃仁、红花、桂枝、茯苓、川芎等。首诊予熟地黄、山萸肉、党参、白术、云茯苓补益肾肝脾，调理脏腑功能以治本，有"六味地黄汤"之三补之效；以当归、白芍、熟地黄、阿胶、党参、白术、云茯苓、甘草气血双补，调补冲任，有"八珍汤"之义；以陈皮、法半夏行气燥湿以化已生之痰，以党参、白术、云茯苓补气健脾，劫除生痰之根；以醋三棱、醋莪术活血化瘀，以除冲任、胞宫之瘀。二至六诊：随症加减，如鼻炎加予辛夷花、苍耳子宣通鼻窍；手足冰冷加予附片温肾壮阳；寐差加予酸枣仁、百合养心安神等。七诊时，则见月经周期准，诸症悉除。

赖教授强调多囊卵巢综合征的治疗虽比较棘手，但只要牢牢把握中医基础理论，根据整体观和辨证论治，结合西医学理论和临床经验，掌握"赖氏通元法"，条分缕析，针药并用，可获良效。

【案二】王某，女，33岁，2009年4月16日初诊。

主诉：婚后3年未避孕未受孕3年余。

现病史：患者15岁初潮，平素月经不规律，7～30天一潮，经期7～8天，痛经（+），月经量少，色黑，血块（-），有乳腺增生病史。LMP：2009年2月28日，至今未净，愆期2月余，量色质同前。症见：精神可，形体肥胖，四肢不温，舌淡胖苔白滑，脉沉细尺弱。

2009 年 4 月 5 日我院 B 超示：子宫内膜厚 5mm，多囊卵巢（左侧卵巢：37mm×24mm，右侧卵巢：36mm×19mm，内见多个液暗区，最大6mm×5mm）。性激素 6 项检查未见异常。

西医诊断：多囊卵巢综合征继发不孕。

中医诊断：全不产。

证型：脾肾阳虚，痰湿阻络。

治法：健脾肾暖胞宫，行气化痰通络。

处方：

山茱萸 15g	熟地黄 15g	山药 15g	杜仲 15g
菟丝子 30g	香附 15g	苍术 15g	当归 10g
熟附片 10g	艾叶 10g	陈皮 10g	法半夏 10g
巴戟天 15g			

共 7 剂，日 1 剂，水煎服。

针灸：

1.针刺：①百会、心俞（双）、膈俞（双）、脾俞（双）、肾俞（双）、命门、腰阳关、次髎（双，温针灸）；②气海、关元（温针灸）、子宫（双）、外关（双）、阴谷（双）、足三里（双）、丰隆（双）、三阴交（双）、太溪（双）。上两组穴位交替选用，以上穴位施以补法，隔日一次，每次留针 30 分钟，经期停针。

2.电针：使用 G6805-Ⅱ型电针仪，选用 2Hz 和 50Hz 交替的疏密波，电流强度 0.1～2.0mA，以患者局部肌肉轻微颤动为度。其中同侧膈俞和肾俞、同侧脾俞和次髎、气海和关元、同侧足三里和三阴交分别连接在同一组线的两个电极上。

3.TDP 照背腹部。

4.灸法：神阙（隔盐灸），用干净的精制食盐填敷于脐部神阙穴，上置大艾柱施灸，如患者稍感灼痛，即更换艾柱，灸五壮。

5.穴位埋线：三阴交，按穴位埋线常规操作植入羊肠线，每月 1 次。

6.穴位注射：胎盘注射液 1mL 交替穴注：气海、关元、脾俞（双）、肾俞（双）、足三里（双），隔日1次。

7. 耳压疗法：取内生殖器、内分泌、皮质下、肾、肝、脾为主穴。

二诊：2009年4月25日。月经已止3日，余同前。

处方：法守原方，共7剂，日1剂，水煎服。

滋肾育胎丸，每次6g，每天3次，口服。

针灸治疗同前。

三诊：2009年5月8日。病史同前，舌淡，脉沉细。

处方：守初诊方，加泽兰、茺蔚子各12g，共7剂，日1剂，水煎服。

针灸治疗同前。

四诊：2009年5月21日。月经已至（第5天），仍有少量血，腹中痛，咽不适，余正常。

处方：未予针灸治疗，并暂停服中药汤剂，嘱月经干净后复诊。

五诊：2009年5月24日。月经已干净，舌偏红、边有齿印，脉细迟无力。

处方：中药汤剂在初诊方基础上加苍术15g。

共7剂，日1剂，水煎服，续服中成药。

针灸治疗同前。

十诊：2009年7月25日。已早孕6周。

随访：2010年7月13日。足月顺产一男婴。

【按语】多囊卵巢综合征是一种以持续无排卵，高雄激素血症及胰岛素抵抗为主要特征的妇科内分泌紊乱疾病，以月经不调、不孕、肥胖等为主要临床表现。根据其症状应归属于中医学"月经后期""闭经""不孕"等范畴，是引起无排卵性不孕的主要原因，约占无排卵不孕症的50%～75%。由于PCO及PCOS以月经后期，以至闭经为主症，赖新生教授认为，PCOS病机为本虚标实证，肾虚为其本，痰瘀为其标，当从肾气不足，痰湿血瘀入手。多囊卵巢患者多有癸水先天不足，肾阴虚者多卵巢发育差，卵泡发育不良，无优势卵泡或子宫内膜薄，月经后期，月经量少，肾阳虚者多卵巢病理性肥大，月经后期或经闭，色淡而淋漓难尽，伴形体肥胖，治疗上应通过通督养神法以调和阴阳、补益肾气（包括肾阴、肾阳），以引气归元法以调和气机、疏通经络、化痰祛瘀。具体包括滋阴养血即是补癸水之阴为主，以引气归元为主，此时多取天枢、关元、中极、归来为主，配合肝俞、肾俞、三阴交以治之，克服了用药时补阴不少滋腻易碍生机的缺点，尤其兼痰浊者，妙在两相兼顾，此时可酌加足三里、丰隆以化痰，恰到好处。临床上常配合桃红四物汤、八珍汤合柴胡疏肝散、两地汤合苍附导痰汤化裁，使滋而不腻，补中有通。养阴之药不外生地黄、熟地黄、当归、白芍、女贞子、旱莲草、阿胶等，亦可依据四时季节及体质症候可酌选沙参、麦冬、石斛等，同时不忘顾护阳明脾胃，健运中焦的白术、党参、茯苓亦常有选用；肾阳虚夹痰湿者应以补肾壮阳法暖胞宫祛痰湿为主，此时针灸方面以通督养神为主，重用心俞、膈俞和肾俞、脾俞，必要时可加用百会、腰阳关等督脉穴，补法为主加用灸法以壮元养阳，配合天枢、气海、关元、归来以引气归元。配合子宫、血海、足三里、三阴交、太溪以调治。中药配合用金匮肾气方合苍附导痰丸方、二仙汤合桂枝茯苓丸方或艾附暖宫汤加减，常用中药：熟地黄、山茱萸、山药、杜仲、菟丝子、牡丹皮、泽泻、香附、苍术、仙茅、淫羊藿、枸杞子、巴戟天、艾叶、半夏、桃仁、红花、桂枝、茯苓、川芎等；如合并肝气郁结，瘀血停滞，则加用逍遥散、血腑逐瘀汤治疗。留针施以针刺补法，并配合穴位埋线、穴位贴敷法，每获良效。针灸方面则以任督二脉经穴配合肾经、阳明经穴为主，针灸并用。针灸处方：百会、神阙（隔盐灸）、关元（温针灸）、气海、子宫、外关、足三里、三阴交、阴谷、太溪、丰隆。背部处方：脾俞、肾俞、肝俞、命门、腰阳关、次髎。以上穴位施以补法或平补平泻手法，神阙、关元多用温灸，隔日一次，每次留针30分钟，针灸期间同时服用中药一日1剂，每多获效。赖新生教授针灸治疗的临床观察发现，患者常因针灸时体位受限一些穴位无法针刺，或时间条件的不允许，患者不能连续有效的来医院接受治疗，故为确保疗效需要配合穴位埋线治疗。

【案三】叶某，女，26岁，2015年4月15日初诊。

主诉：月经稀发或闭经11年余。

现病史：患者诉自14岁月经初潮始即出现月经稀发或闭经，月经量少，痛经。未系统治疗，今为求进一步治疗，来我院针灸科就诊。LMP:

2015 年 4 月 11 日。症见：舌尖红苔白薄，脉沉细尺弱。

2015 年 4 月 19 日我院子宫 B 超示：多囊卵巢（左卵巢 37mm×24mm×22mm，右卵巢 45mm×26mm×20mm）；泌乳素：863.5mIU/L；睾酮：1.57mmol/L。

西医诊断：多囊卵巢综合征。

中医诊断：月经不调。

证型：气血亏虚，肝肾不足。

治法：补气益血，助阳通经。

处方：

阿胶^{烊化}10g	陈皮 12g	益母草 15g	熟地黄 15g

阿胶^{烊化}10g　　陈皮 12g　　　益母草 15g　　熟地黄 15g

山萸肉 12g　　怀山药 12g　　党参 12g　　　北芪 12g

当归 10g　　　赤芍 12g　　　肉苁蓉 12g　　淫羊藿 12g

巴戟天 10g　　甘草 6g

共 7 剂，日 1 剂，水煎服。

针灸：

1. 针刺：天枢（双）、气海、关元、归来（双）、中极、手三针（曲池、外关、合谷）（双）、足三针（足三里、三阴交、太冲）（双）。腹部穴位用补法，余穴平补平泻，留针 30 分钟，经行停止针刺。

2. 电针：使用 G6805–Ⅱ型电针仪，选用 2Hz 和 50Hz 交替的疏密波，电流强度 0.1～2.0mA，以患者局部肌肉轻微颤动为度。其中同侧天枢和归来、气海和中极、同侧曲池和外关、同侧足三里和三阴交分别连接在同一组线的两个电极上。

3. TDP 照腹部。

4. 穴位注射：维生素 B$_{12}$500μg+ 维 D 果糖酸钙注射液 1mL 交替穴注：足三里（双）、曲池（双），隔日 1 次。

二诊：2015 年 4 月 29 日。

诉有燥热，但较前好转，舌脉如上。

处方：上方（2015 年 4 月 15 日）去山萸肉，加制香附 10g，麦芽 15g。共 7 剂，日 1 剂，水煎服。

针灸治疗同前。

三诊：2015 年 5 月 13 日。乳房胀痛数日，似经前期，脉滑有力。

处方：

柴胡 10g	泽兰 12g	茺蔚子 12g	川牛膝 12g
当归 10g	赤芍 12g	桃仁 12g	党参 12g
红花 6g	川芎 6g	生地黄 12g	甘草 6g

共 5 剂，日 1 剂，水煎服。

针灸治疗同前。

四诊：2015 年 5 月 27 日。上次服药后月经已行，LMP：2015 年 5 月 21 日，痛经，现已干净。舌淡胖边红苔白厚，脉沉弦。

处方：

当归 12g	川芎 6g	生白芍 15g	熟地黄 20g
枸杞 15g	女贞子 20g	旱莲草 15g	

共 7 剂，日 1 剂，水煎服。

针灸治疗同前。

五诊：2015 年 6 月 3 日。现为近排卵期，舌尖红，脉沉弦细。

治法：活血促排卵。

处方：上方（2015 年 5 月 27 日）加赤芍 15g，桃仁 10g，红花 3g，醋三棱 15g，醋莪术 15g。

共 7 剂，日 1 剂，水煎服。

针灸治疗同前。

六诊：2015 年 6 月 10 日。经前期，烦躁，寐可 6～7 小时，矢气多。舌有瘀斑瘀痕，脉细。

治法：清热除烦疏肝活血。

处方：

柴胡 10g	赤芍 15g	生地黄 12g	黄芩 10g
女贞子 15g	桃仁 10g	当归 15g	川牛膝 12g
泽兰 12g	茺蔚子 15g	五味子 6g	甘草 6g

共 7 剂，日 1 剂，水煎服。

针灸治疗同前。

七诊：2015 年 6 月 17 日。LMP：2015 年 5 月 21 日，现经前期，舌淡有瘀斑，脉沉细。

治法：补益气血。

处方：

党参 12g	白术 10g	怀山药 12g	当归 15g
川芎 6g	赤芍 15g	泽兰 10g	女贞子 15g
柴胡 10g	云茯苓 15g	沙参 12g	桑椹 15g
甘草 6g			

共 7 剂，日 1 剂，水煎服。

针灸治疗同前。

八诊：2015 年 7 月 1 日。月经未行，舌尖红苔黄厚，脉细而弦。

治法：补益气血。

处方：

当归 15g	川芎 15g	赤芍 15g	生地黄 15g
党参 15g	北芪 15g	白术 10g	云茯苓 12g
泽兰 10g	女贞子 20g	旱莲草 12g	甘草 6g

共 7 剂，日 1 剂，水煎服。

针灸治疗同前。

九诊：2015 年 7 月 8 日。6 月份未行经，舌尖红，脉沉弦细。

治法：疏肝清热，健脾助运。

处方：

柴胡 10g	生白芍 15g	当归 15g	熟地黄 15g
阿胶^{另炖}10g	肉苁蓉 12g	陈皮 15g	春砂仁 10g
怀山药 10g	白术 10g	麦芽 12g	黄芩 10g
黄柏 10g	甘草 6g		

共 10 剂，日 1 剂，水煎服。

姑嫂调经丸，每次 6g，每日 3 次，口服。

针灸治疗同前。

回访告知尿试纸检测到排卵。

【按语】多囊卵巢综合征的治疗以模拟女性固有的月经周期的周期疗法为主：月经后血海相对空虚，属在肾气作用下蓄积阴精之期，治以熟地黄、山萸肉、山药、茯苓、当归、枸杞、菟丝子、紫河车等滋肾益阴养血，方如归肾丸。经间期为冲任气血充盛，重阴转阳期，治以肉桂、仙灵脾、当归、丹参、赤芍、桃仁、香附等疏通气血为主；经前期为阳长期，以菟丝子、续断、桑寄生、杜仲、熟地黄等平补肾气为主，方如寿胎丸，调经者用定经汤（《傅青主女科》：菟丝子、白芍、当归、熟地黄、山药、白茯苓、炒芥穗、柴胡）；行经期为重阳转化期，血海满盈而溢下，治以当归、赤芍、熟地黄、香附、丹参、枳壳、泽兰、茺蔚子、牛膝、路路通、王不留行等活血调经，推动气血运行为主，方如桃红四物汤。患者经治疗后，回访告知尿试纸检测到排卵，提示治疗有效。

【案四】马某，女，25岁，2015年1月8日初诊。

主诉： 月经稀发12年余。

现病史： 患者自初潮始出现月经稀发，平素2月～半年行经一次，量少，色淡红，无血块，无痛经，B超提示多囊卵巢，LMP：2014年11月26日，至今未行经。症见：肥胖，体重135斤，舌苔白厚，脉沉细数。

西医诊断： 多囊卵巢综合征；单纯性肥胖症。

中医诊断： 闭经。

证型： 肾虚痰瘀。

治法： 补肾化痰祛瘀。

处方：

柴胡 10g	赤芍 15g	苍术 15g	胆南星 12g
云茯苓 15g	草决明 10g	桃仁 10g	红花 3g
川芎 6g	当归 12g	生地黄 15g	生薏苡仁 30g
甘草 6g			

共7剂，日1剂，水煎服。

针灸：

1.针刺：①天枢（双）、大横（双）、中脘、气海、关元、子宫（双）、血海（双）、阴陵泉（双）、丰隆（双）、三阴交（双）；②百会、心俞（双）、膈俞（双）、脾俞（双）、肾俞（双）、命门、腰阳关、次髎（双）。两组穴位交替针刺，上述穴位平补平泻法，留针30分钟，经行停止针刺。

2. 电针：使用 G6805-Ⅱ型电针仪，选用 2Hz 和 50Hz 交替的疏密波，电流强度 0.1～2.0mA，以患者局部肌肉轻微颤动为度。其中同侧天枢和子宫、气海和关元、同侧阴陵泉和三阴交、同侧心俞和脾俞、同侧膈俞和肾俞分别连接在同一组线的两个电极上。

3. 穴位注射：维生素 B_{12}500μg+ 维 D 果糖酸钙注射液 1mL 交替穴注：足三里（双）、肾俞（双）、肝俞（双），隔日 1 次。

4. 耳压疗法：取子宫、内分泌、皮质下、脾、肾、卵巢为主穴。

针灸第三次患者诉月经来潮。

【按语】患者自月经初潮始即出现闭经现象，可见先天肾气不足，加之体型肥胖，痰湿阻滞胞宫胞络更加剧其闭经症状。随着现代生活节奏及生活方式的改变，多囊卵巢综合征发病逐年增多，且本病病因病机复杂，内分泌失调症状难以通过单纯西药得以改善，目前尚无特效治疗方法，研究发现针灸可通过调节肾－天癸－冲任－胞宫轴而达到促排卵、调节内分泌等作用，针药结合在治疗多囊卵巢综合征方面优势明显，效果显著。从中医角度来看，本病病机属本虚标实，肾虚为本，痰瘀为标，治疗当从补肾化痰祛瘀出发，从本例患者症状体征来看，痰瘀互结阻滞胞宫导致经闭，治疗当急则治其标，先从化痰祛瘀入手，待痰瘀之邪已清再从补肾入手标本兼治。故目前中药方剂多用健脾化痰祛瘀之药物，针灸方面通过通督养神法以调和阴阳、补益肾气（包括肾阴、肾阳），以引气归元法以调和气机、疏通经络、化痰祛瘀。

月经不调

月经的周期、经量、经色等发生异常称为月经不调。分为月经先期、月经后期、月经先后不定期。西医学认为其病因病机复杂，主要以下丘脑－垂体－卵巢轴（HPOA）的调节功能紊乱、卵巢功能障碍为主。中国古代医学认为，月经的产生是肾－天癸－冲任－胞宫相互调节，在全身脏腑、经络、气血的协调作用下，胞宫定期藏泻的结果。

【案一】陈某，女，24岁，2014年2月27日初诊。

主诉：月经先后不定期5年余。

现病史：患者平素月经不规律，20～50天一潮，先后不定期，经期5～6天，量少，色黑，有血块，痛经（＋），乳房胀痛（＋）。LMP：2014年1月11日。月经先后不定期5年来，未进行过相关治疗，为求系统治疗遂前来就诊，自诉因身为家中长子，生活压力较大，平素长期爱生闷气，易烦躁，偶伴胁肋部疼痛。症见：舌暗红苔白腻，脉弦滑。

西医诊断：月经紊乱。

中医诊断：月经先后不定期。

证型：肝气郁滞。

治法：疏肝解郁，调和冲任。

针灸：

1. 针刺：中脘、天枢（双）、气海、关元、中极、子宫（双）、膈俞（双）、肝俞（双）、胆俞（双）、肾俞（双）、血海（双）、阴陵泉（双）、三阴交（双）、太冲（双）。上述穴位选用平补平泻法，留针30分钟。隔日一次，经期停针。

2. 梅花针扣刺：背部膀胱经、督脉为主。

3. 穴位注射：取丹参注射液4mL交替穴注足三里（双）、血海（双）、肝俞（双），隔天一次。

4. 耳压疗法：皮质下、内分泌、卵巢、三焦、肝俞、肾俞、盆腔为主要穴位。

二诊：2014年3月2日。针灸5次后，正值月经第4天，颜色暗红，量较之前增多，仍伴血块，痛经症状好转，纳眠可，二便调，脉滑。

针灸治疗同前。

三诊：2014年5月14日。治疗2个月经周期后，月经周期规律，25～30天一潮，色鲜红，血块（－），痛经（－），乳房肿痛（－），同时自诉心情较前改善，胁肋部疼痛缓解。

【按语】该患者月经先后不定期，结合舌象、脉象以及易生闷气、胁肋部疼痛符合中医辨证气滞血瘀证。对于月经不调的所有分型均可以使用赖新生教授的"通元针法"，其是赖新生教授在成熟的理论基础上结合多年的临床经验独创的一种针灸疗法，通过通督养神，引气归元达到阴阳平衡来治病，以五脏六腑的背俞穴与腹部任脉穴为基本方案，达到阴阳平衡。在临床上赖新生教授的通元针灸处方的基本思路是以天枢为主导，气海、关元等任脉穴为辅助，在结合膀胱经上的背俞穴联合运用，在治疗上到达意想不到的治疗效果。"通元针法"是通督调神，引气归元的统称，赖新生教授认为督脉不仅仅局限于督脉这条经脉，而是以督脉为主的头部、背部腧穴为主导，包括督脉、膀胱经、胆经的头部及背部腧穴。赖新生教授认为，调理阴阳的"阳"方面的穴位，都可以"督"来进行概括，临床常用的穴位包括百会、前顶、后顶、印堂、人中、大椎、风池以及五脏背俞穴，发挥"通督养神"之功效。引气归元，重点在任脉，也不仅仅局限在任脉穴，包括胸腹部的任脉、肾经、胃经的穴位，多以腹募穴为主，常用穴位包括天枢、气海、关元、膻中、中脘等等，发挥"引气归元"之功效。通元针法中将神、气、元结合为一体，"元"与脐下肾间动气高度相关，气跟于肾，元气藏于丹田。治疗气机失调，需要引气归元。"神"指脏腑之神，以脑部元神为主导，元神之气，根于肾间动气。二者相互为用，阴阳和合，组成真气。赖新生教授通元针法中，阴阳的引领，重点在于脑之元神和肾间动气，既开脑窍，并蓄精气。对于月经不调，赖老师倾向于腹部和下肢的腧穴，常取任脉和小腹部穴，《灵枢·五音五味》："冲脉任脉皆起于胞中。"《素问·上古天真论篇》曰："女子二七而天癸至，任脉通，太冲脉盛，月事以时下，故有子。"可见任脉与胞宫和生殖功能有密切关系，因子宫与卵巢等生殖器官均位于小腹部，故取任脉的关元、中极、气海以调理冲任。关元为小肠之募穴，中极为膀胱之募穴，两穴均为足三阴经、任脉之交会穴，此两穴相配，可培元固本，调和冲任，使阴血、精血生化有源而充盛。《针灸大成》载："子宫治妇人久无子嗣"，多取下肢穴，因为本证与肝、脾、肾三脏相关，"女子以血为本，血足则子宫易于容物"，脾主运化，肝主疏泄，肝藏血，肾主生殖，肾气充盛，天癸成熟，太冲脉盛，气血调和。人之所有血与气而已，虽女子以肝为先天，但气为血之母，气乱则经期亦乱，故调经当以理气为先。肝主疏泄，肝气瘀滞，肝失调达，经脉不畅，出现痛经，乳房胀痛，偶伴胁肋部疼痛的症状。月经先后不定期5年，病程长，因"久病成瘀"因此使用膈俞以活血化瘀，膈俞有活血养血功能。肝藏血、肾主生殖、肝胆相为表里，因此选用三脏背俞穴，调和三脏。气海、关元、中极为调和气血，同时作用局部，起到调节盆腔内环境，改善血流循环。丹参注射液穴注以活血化瘀。耳针的配合以辅助调整内分泌的功能来调整月经周期。由于本病为慢性功能紊乱性疾病，取效缓慢，嘱该患者坚持治疗，10次为一个疗程，1个疗程后可以休息一周，坚持治疗3个疗程。

【案二】万玉成，女，41岁，2015年6月16日初诊。

主诉：月经提前3月余。

现病史：患者平素行经均提前7天，约20~23天一潮，量少，色红，无血块，无腰骶部酸痛，无腹痛，LMP：2016年6月11日。有生育要求。症见：心烦，夜间梦多，眠差，大便干燥，小便调，舌淡胖而暗，脉沉弦尺弱。

2015年6月13日本院性激素六项示：FSH（促卵泡生成激素）14.40IU/L，LH（促黄体生成素）4.57IU/L，PRL（催乳素）154.3mIU/L，E2（雌二醇）39.87pmol/L，P（孕酮）1.58nmol/L，T（睾酮）0.317nmol/L。

西医诊断：功能性子宫出血？

中医诊断：月经先期。

证型：阴虚血热。

治法：养阴清热，凉血调经。

处方：

柴胡 10g	炒枣仁 30g	百合 20g	五味子 6g
淡豆豉 10g	当归 12g	女贞子 20g	旱莲草 15g
牡丹皮 12g	生地黄 12g	甘草 6g	夜交藤 30g
地骨皮 12g	黄芩 10g		

共7剂，日1剂，水煎服。

针灸：

1.针刺：天枢（双）、关元、气海、中极、归来（双）、手三针（曲池、外关、合谷）（双）、足三针（足三里、三阴交、太冲）（双）。腹部穴位用泻法，余穴平补平泻，留针30分钟。隔日一次（经期停针）。

2.电针：使用G6805-Ⅱ型电针仪，选用2Hz和50Hz交替的疏密波，电流强度0.1～2.0mA，以患者局部肌肉轻微颤动为度。其中同侧天枢和归来、气海和中极、同侧足三里和三阴交、同侧曲池和外关分别连接在同一组线的两个电极上。

3.TDP照腹部。

4.穴位注射：维生素B_{12}500μg+维D果糖酸钙注射液1mL交替穴注：足三里（双）、曲池（双），隔日1次。

二诊：2015年6月23日。现为月经周期13天，内分泌失调，舌淡，脉沉弦细。

处方：

女贞子20g	旱莲草12g	生白芍12g	地骨皮30g
黄芩10g	生地黄12g	甘草6g	牡丹皮10g
百合30g	党参15g		

共7剂，日1剂，水煎服。

针灸治疗同前。

三诊：2015年6月30日。诉咽痒，咽中有痰，舌淡，脉沉弦细。

处方：上方（2015年6月23日）去党参，加法半夏10g，苍术12g，制香附10g，当归15g。

共7剂，日1剂，水煎服。

针灸治疗同前。

四诊：2015年7月14日。现月经已准，仅提前2天，5天干净，量可，舌淡，脉沉弦。

处方：

黄芩10g	地骨皮15g	生地黄15g	牡丹皮12g
知母12g	元参6g	女贞子15g	山萸肉15g

肉苁蓉 12g　　　桑寄生 12g　　　续断 15g　　　益母草 15g

赤芍 6g　　　　甘草 6g

共 7 剂，日 1 剂，水煎服。

知柏地黄丸，每次 6g，每日 3 次，口服。

针灸治疗同前。

【按语】月经先期的辨证，着重于周期的提前及经量、经色、经质的变化，再结合全身证候及舌脉辨其属虚、属实、属热。该患者经期提前，量少，色红，伴烦躁、夜间梦多、大便干燥，证属阴虚血热。其病已近六七年，肾精渐亏，加之房劳多产耗伤精血，以致阴液亏损，虚热内生，热伏冲任，血海不宁，则月经先期而下。《傅青主女科·调经》曰："夫同是先期而来，何以分虚实之异？……先期者火气之冲，多寡者水气之验。故先期而来者，火热而水有余也；先期而来少者，火热而水不足也……"赖老熟读《傅青主女科》，在治疗妇科疾病时善用书中所载方剂。本病例赖老用两地汤（《傅青主女科》）合二至丸（《医方集解》）化裁。方中两地汤滋阴清热，二至丸滋肾止血，佐以柴胡、合欢皮、炒枣仁、百合、淡豆豉、五味子等以疏肝解郁，除烦安神；但调至月经正常时，因患者有生育要求，实验室检查提示性激素水平偏低，故予以山萸肉、肉苁蓉、桑寄生、续断等补益肝肾之品以促排卵，助其妊娠。赖老在针刺处方中主穴选取天枢、关元、气海、中极、归来。中极为任脉与足三阴之会，可调节任脉和足三阴之气，治绝嗣不生。《针灸甲乙经》云："经闭不通，中极主之。"《医学入门》说："中极主妇人下元虚冷，月事不调。"关元为强壮要穴，《医学入门》说："关元主诸虚损，及老人泄泻，遗精白浊，令人生子。"三阴交是足三阴的交会穴，主女子阴血，有培补肾气、调理三阴经气的作用。《针灸大成》云：天枢穴主"妇人女子癥瘕，血结成块，漏下赤白，月事不时"。归来主"小腹奔豚，卵上入腹，引茎中痛，七疝，妇人血脏积冷"。配穴选取三阴交滋阴血，调理肝脾肾三脏，使精血充足，摄精成孕；太冲疏肝理气，宽胸解郁；足三里、合谷、曲池三者均可调理胃肠功能，改善便秘。准确辨证，针药并施是赖老临床上有效治疗各病的基石。

痛　经

　　痛经为最常见的妇科症状之一，指行经前后或月经期出现下腹部疼痛、坠胀，伴有腰酸或其他不适，严重时有恶心、呕吐、肢冷等症状，严重影响生活质量者，多见于未婚青年妇女。痛经，在古代医学上亦谓"经行腹痛"，也可见"经期腹痛""月水来腹痛"及"经痛"等之名称。最早记载"痛经"的是汉朝张机的《金匮要略·妇人杂病脉证并治》："带下，经水不利，少腹满痛，经一月再见者，土瓜散主之。"指出了痛经的经来少腹疼痛的特征。根据盆腔有无器质性病变，痛经分为原发性痛经和继发性痛经，原发性痛经指生殖器官无器质性病变的痛经，占痛经90%以上，是青春期常见的疾病之一；继发性痛经指由盆腔器质性疾病引起的痛经。西医学对于原发性痛经治疗多用非甾体类抗炎药，或口服避孕药等方法，有不同程度的不良反应和依赖性。中医治疗痛经具有其突出的优势，治疗时根据疼痛发生的时间、部位、性质以及疼痛的程度辨证虚实寒热，调理气血阴阳。对于痛经有汤药、针刺、艾灸、推拿、点穴、放血等治疗方法，具有安全、有效、无西药不良反应等优势。

　　【案一】陈某，女，37岁，2015年3月25日初诊。

　　主诉：痛经8年余。

　　现病史：痛经8年余，曾考虑为子宫腺肌症。患者12岁初潮，平素月经规律，25～30天一潮，7天干净，量中，8年前出现痛经，经行3天均呕吐，不能进食，全身发凉如冰，寐少，易醒，梦多。LMP：2015年3月6日，经期6日，有血块，色深红，上月服桂枝茯苓胶囊感觉经行稍通畅，仍有严重疼痛感。症见舌淡暗苔黄，脉滑略数尺弱。

　　西医诊断：子宫腺肌症？

　　中医诊断：痛经病。

　　证型：肝肾不足，气滞血瘀。

　　治法：补肝益肾，活血化瘀。

处方：

柴胡 10g	赤芍 12g	当归 10g	云茯苓 12g
白术 10g	干姜 10g	薄荷^{后下}4.5g	法半夏 10g
牡丹皮 10g	生地黄 12g	元胡 10g	田七粉^冲3g
甘草 6			

共 7 剂，日 1 剂，水煎服。

针灸：

1. 针刺：①中脘、天枢（双）、关元、气海、归来（双）、内关（双）、神门（双）、足三里（双）、三阴交（双）、太冲（双）；②肾俞（双）、肝俞（双）、脾俞（双）、次髎（双）、足三里（双）、三阴交（双）、太溪（双）。上两组穴位交替选用，上述穴位均选用平补平泻法，留针 30 分钟。隔日一次（经期停针）。

2. 穴位注射：维生素 B_{12}500μg+ 维 D 果糖酸钙注射液 1mL 交替穴注：足三里（双）、曲池（双），隔日 1 次。

二诊： 2015 年 4 月 1 日。已针刺 3 次，睡眠明显改善，自觉腹部冷，每日自行艾灸关元、气海 15 分钟，下腹少腹不适似经行感消失，舌脉如前。触诊腹部冰冷。

处方： 上方（2015 年 3 月 25 日）去生地黄，加熟地黄 12g，百合 15g，炒枣仁 12g。

共 7 剂，日 1 剂，水煎服。

针灸治疗同前。

三诊： 2015 年 4 月 8 日。已针刺 6 次，睡眠改善，不再易醒，痛经明显改善，服中药 1 个多小时即不痛，且本次经行未再呕吐，亦可进食少许，舌淡暗，脉沉细尺弱。

处方：

百合 15g	炒枣仁 15g	熟地黄 15g	桂枝 6g
生白芍 15g	山萸肉 15g	枸杞 15g	牡丹皮 10g
元胡 10g	郁金 12g	赤芍 15g	法半夏 6g
陈皮 10g	制香附 10g	甘草 6g	

共 7 剂，日 1 剂，水煎服。

针灸治疗同前。

四诊： 2015 年 4 月 15 日。月经改善，睡眠可，舌淡，脉沉弦。

处方：

百合 15g	枸杞 15g	炒枣仁 15g	元胡 10g
熟地黄 15g	赤芍 15g	桂枝 6g	法半夏 6g
陈皮 10g	生白芍 15g	郁金 12g	制香附 10g
桃仁 12g	甘草 6g		

共 7 剂，日 1 剂，水煎服。

针灸治疗同前。

五诊： 2015 年 5 月 6 日。本月月经第一天有疼痛感，但较以往明显减轻，持续时间短，第二天无疼痛感，仅嗜睡，第三天偶有轻微疼痛，此后无明显不适，舌淡，脉沉细数。

处方：

熟地黄 12g	山萸肉 15g	怀山药 10g	沙参 12g
制香附 10g	枸杞 15g	百合 15g	女贞子 12g
玉竹 12g	当归 10g	赤芍 12g	五灵脂 10g
蒲黄 10g	黄芩 10g	生甘草 6g	

共 7 剂，日 1 剂，水煎服。

针灸治疗同前。

六诊： 2015 年 5 月 20。现无特殊不适，舌淡无华，脉细弦沉。

处方： 上方（2015 年 5 月 6 日）去五灵脂、蒲黄、黄芩、赤芍，加牡丹皮 12g，小茴香 10g，肉苁蓉 15g，云茯苓 15g。

共 7 剂，日 1 剂，水煎服。

针灸治疗同前。

【按语】 赖老认为痛经的主要病机不外虚实两个方面，实者"不通则痛"，虚者"不荣则痛"。属于实者，或因忧思恼怒、情志不遂、肝郁气滞，经血运行不畅；或因经期起居不慎，感受风寒湿邪；或嗜食寒凉生冷，以至经血凝滞不通。属于虚者，或因素体阳虚，不能温运胞宫，胞宫虚寒，胞脉失养，或因肝肾亏损，气血虚弱，经行血海更虚，胞脉失于濡养，不荣则痛。患者经行有血块、严重疼痛、寐少、易醒、梦多，加之舌象、脉象，辩证为肝肾不足、气滞血瘀型，属于虚实夹杂，治以补肝益肾，活血化瘀。经行期患者阴虚火旺，故辅以滋阴药物以补益肝肾。经治疗，患者经痛明显缓解。赖教授对痛经的针灸治疗主要使用其所创立的通元针法，即通督养神、引气归元针法。以腹部关元、气海、归来为主穴以引气归元，同时依据病情可配合开四关或配合五腧穴。赖教授认为神门为手少阴心经之原穴、输穴，可开心气而散郁结；内关系心包经之络穴，别走三焦经，又是八脉交会穴之一，通阴维脉，具安神止痛之功；太冲为肝之原穴，具有调理气血的作用；曲泉为足厥阴肝经的合穴，主治月经不调；胃为人体气血生化之源，而现代中医认为痛经主要病机是气滞血瘀，足三里为胃经穴位，有生化气血，理气行血的作用，故可治疗痛经；三阴交为足三阴经的交会穴，调理脾肝肾，能调气行血，为妇科理血调经要穴；背俞穴肾俞、肝俞和脾俞可调理脾胃，补益肝肾。

【案二】贾后磊，女，40岁，2013年4月11日初诊。

主诉：痛经15年。

现病史：患者于15年前开始出现痛经，行经时第一、二天胀痛。多方治疗未见明显改善，遂至我院针灸科就诊。自诉平素易汗出，怕冷，欲呕，疲乏，月经有血块。LMP：2013年3月16日。症见舌尖红，脉左关细，尺脉弱，重按无力。

西医诊断：原发性痛经。

中医诊断：痛经。

证型：肝肾亏虚，气滞血瘀。

治法：补益肝肾，行气活血。

处方：

女贞子12g	怀山药12g	山萸肉15g	生地黄15g
牡丹皮15g	泽泻10g	制香附10g	益母草10g
当归尾12g	川芎10g	赤芍15g	桃仁6g
甘草3g			

共 7 剂，日 1 剂，水煎服。

针灸：

1. 针刺：天枢（双）、气海、关元、中极、曲池（双）、外关（双）、合谷（双）、足三里（双）、三阴交（双）、太冲（双）。上述穴位均选用平补平泻法，留针 30 分钟。隔日一次（经期停针）。

2. TDP 照腹部。

二诊：2013 年 5 月 14 日。痛经改善，经前乳房胀痛，舌尖红，脉弱细数。

处方：上方（2013 年 4 月 11 日）加白芷 10g，柴胡 10g，素馨花 15g。

共 7 剂，日 1 剂，水煎服。

针灸治疗同前。

三诊：2014 年 7 月 9 日。患者经 6 次针刺及中药口服 1 月左右，痛经已明显改善，一年多月经无明显疼痛。现因脱发来就诊，舌淡红，脉沉细数。

处方：

女贞子 12g	旱莲草 12g	生白芍 10g	桑叶 15g
牡丹皮 10g	生地黄 12g	菊花 6g	柴胡 10g
白芷 10g	素馨花 10g	桂枝 10g	山萸肉 15g
怀山药 10g	甘草 6g		

共 7 剂，日 1 剂，水煎服。

六味地黄丸，每次 6g，每日 3 次，口服。

【按语】痛经的发病，或由不通而痛，或由不荣而痛，其病位在冲任、胞宫，变化在气血。本案患者为虚实夹杂。一方面气滞血瘀，阻滞胞宫冲任，而见血块、胀痛，另一方面又因久病不愈，冲任受损，加之年岁渐长，临近更年期，肝肾亏损，胞宫冲任失养而致痛经。治当行气活血，兼补肝肾。方中女贞子、山萸肉补益肝肾，怀山药、甘草益气养阴，兼补脾肾，柴胡、川芎、香附疏肝解郁、行气活血，当归尾、桃仁、益母草活血祛瘀，调经止痛，牡丹皮、赤芍、生地黄、素馨花清热凉血，散瘀止痛。针刺处方以天枢、中极、关元、气海为主穴调补肝肾，配伍曲池、外关、合谷清热凉血，足三里、三阴交、太冲行气活血止痛。针药配合，虚实并治，使气血通调，胞宫冲任得以滋养，其痛自当减除。

无排卵性功能失调性子宫出血

无排卵性功能失调性子宫出血中医称为崩漏，是指经血非时暴下不止或淋漓不尽的一种常见妇科疾病，前者谓之崩中，后者谓之漏下。崩与漏出血情况虽然不同，但因二者经常交替出现，且其病因病机基本一致，故概称崩漏。本病相当于西医学的无排卵性功能失调性子宫出血，青春期、生育期、更年期均可发。西医学认为崩漏（无排卵性功能失调性子宫出血）是由于机体受内部和外界各种因素，如精神紧张、营养不良、代谢紊乱、慢性疾病、环境及气候骤变、饮食紊乱、过度运动、酗酒以及其他药物等影响引起下丘脑垂体卵巢轴功能调节或靶细胞效应异常所导致。中医认为，崩漏的发病是肾–天癸–冲任–胞宫生殖轴的严重失调。导致崩漏的常见病因有脾虚、肾虚、血热和血瘀，四者或单独成因或复合成因，或互为因果，最终导致冲任不固，不能制约经血，子宫藏泻失常。临床表现为月经周期紊乱，行经时间超过半月以上，甚或数月断续不休，亦有停闭数月又突然暴下不止或淋漓不尽，常有不同程度的贫血。崩漏属妇科血证、急证，若止血不及时，易致厥脱。若止血后治疗不当，则易复发。预后尚可。

【案一】陈某，女，28岁，2014年6月18日初诊。

现病史：经期延长10余天。患者平素月经规律，10余天前开始行经至今未止，遂来我院针灸科就诊。症见：患者面色白，时有头晕，呈昏沉感，月经量多，势急，血色鲜红而质稠，伴失眠心烦，潮热汗出，小便黄，大便干，舌红苔薄黄，脉细数。

西医诊断：无排卵性功能失调性子宫出血。

中医诊断：崩漏。

证型：虚热证。

治法：补益摄血，收敛养阴。

处方：

炙北芪 12g	党参 15g	当归 10g	生白芍 12g

生地黄 12g	炮姜 6g	艾叶 12g	阿胶 10g
仙鹤草 15g	旱莲草 12g	生甘草 6g	

共 3 剂，日 1 剂，水煎服。

针灸：

1.针刺：百会、天枢（双）、气海、关元、断红穴（双）、足三里（双）、三阴交（双）、行间（双）。上述穴位均用平补平泻法，留针30 分钟。

2.艾灸隐白穴：于隐白穴涂万花油，将麦粒大小艾绒置于其上，点燃，待患者难以忍受时取走艾绒，每穴 3 壮。

3.耳压疗法：神门、内生殖器、心、脾、肝为主穴。

二诊： 2014 年 6 月 23 日。已针药治疗 3 次，患者月经已止，面色较前红润有光泽，纳眠可，二便调，舌红苔薄黄，脉细数。

处方： 上方（2014 年 6 月 18 日）加黄芩 10g，地骨皮 10g，

共 7 剂，日 1 剂，水煎服。

针灸加曲池（双），继续艾灸隐白穴。余治疗同前。

【按语】崩漏病机复杂，常因果相干，虚实夹杂，发病早期有虚、热、瘀循证可辨，后期失血伤阴，病程日久，气随血耗，阴随血伤，终会出现气阴两虚之证，故崩漏的治则，建立在收集四诊内容、准确辩证的基础上，以补益、清热、活血祛瘀，应注重益气补血。

此患者近来工作压力大，精神紧张，加之饮食不节，嗜食辛辣、煎炸，耗气伤阴，损伤脾胃，脾虚气陷，统摄无权，冲任失固，不能制约经血，子宫藏泻失常，另为生育期妇女，房劳等损伤肾气或耗伤肾阴，则封藏失司，冲任不固，发为本病。

百会穴，首见于《针灸甲乙经》，归属督脉，别名"三阳五会"，《采艾编》云："三阳五会，五之为言百也"，意为百脉于此交会，百脉之会，百病所主，百会为督脉经穴，督脉又归属于脑，故百会可调神，《素问·移精变气论篇》云："得神者昌，失神者亡"；天枢穴属于足阳明胃经，是手阳明大肠经募穴，位于脐旁两寸，恰为人身之中点，如天地交合之际，升清降浊之枢纽，人的气机上下沟通、升降沉浮，均过于天枢穴，有记载《针灸

大成》："妇人女子癥瘕，血结成块，漏下赤白，月事不时"，取天枢穴意在扶正益气摄血；气海为任脉经穴，任脉为"阴脉之海"，为阴经脉气所汇聚之处，阴经内连五脏，五脏藏五神气，故气海可培补元气，益肾固精摄血；关元为任脉经穴，又为足三阴经与任脉交会穴，有调冲任、理经穴的作用；三阴交为足三阴经交会穴，可疏调足三阴经经气，以健脾胃、益肝肾、理冲任、调经水；足三里为足阳明胃经经穴，为胃的下合穴，配合脾经井穴隐白、关元、气海增强益气健脾固经之效；患者阴虚血热，辅以行间清利虚火。另予处方治以补益摄血、收敛养阴，结合患者舌脉象及临床症状，有虚火之象，故辅以滋阴清热药物，针药结合，共奏健脾胃、补肝肾、扶气血之效。

【案二】苏某，女，50岁，2015年10月6日初诊。

主诉：反复经血淋漓不断1年余。

现病史：患者既往月经规律，经期5～6天，周期25～30天，量多，最多时每日可湿透4～5片日用卫生巾，色鲜红。自2014年7月无明显诱因下出现经期提前，经量增多，经期延长，呈淋漓不断，需服止血药方能止（具体药物不详）。间断于我院门诊调经治疗，症状时发时止。现为进一步治疗，遂来我科就诊。LMP：2015年9月25日，至今未净，阴道出血量少，呈咖啡色，日用1片卫生巾。症见：患者神清，精神可，腰酸，无下腹痛，无肛门坠胀感，无头痛头晕，纳差眠可，二便调，舌淡红苔薄白，脉沉弱。

2015年9月27日性激素六项示：LH：20.35IU/L，FSH：3.23IU/L，PRL：591.6mIU/L，P：2.69nmol/L，E2：3415pmol/L，T：1.19nmol/L。

西医诊断：功能性子宫出血。

中医诊断：崩漏。

证型：脾气亏虚。

治法：通督调神，引气归元，补益脾气。

处方：胶艾四物汤加减

| 当归10g | 生地黄15g | 白芍15g | 川芎15g |
| 熟地黄15g | 阿胶5g | 艾叶10g | 桑寄生15g |

续断 15g   三七 5g   酒萸肉 10g

共 3 剂，日 1 剂，水煎服。

针灸：

1. 针刺：①百会、印堂、中脘、天枢（双）、气海、关元、中极、带脉（双）、足三里（双）、三阴交（双）、太冲（双）；②脾俞（双）、肾俞（双）、肝俞（双）、太溪（双）。上两组穴位交替选用，上述穴位均选用平补平泻法，留针 30 分钟。

2. 麦粒灸：隐白穴。具体操作：将万花油涂抹于该穴上，将艾绒制成麦粒大小置于隐白穴上，点燃，待其燃烧至 1/2 时使用大拇指指盖将其压灭。使用 3～5 个麦粒灸即可，两侧均可操作。

3. 耳压疗法：肾、肝、脾、内分泌、皮质下、三焦。

二诊：2015 年 10 月 10 日。经过 3 次针药治疗，患者阴道出血停止，无其他不适症状，纳眠可，二便调，舌红苔薄白，脉沉细。

针灸治疗同前。

三诊：2015 年 11 月 14 日。患者坚持针刺治疗 1 个月经周期，LMP：2015 年 10 月 23 日～10 月 28 日，色鲜红，无血块，量适中，日用 2 片卫生巾，每片湿透 3/4，经血无淋沥不尽，同时自诉本月体重减轻 2Kg，精神状态良好。

【按语】本病属祖国医学"崩漏"范畴，证属脾气亏虚型。因患者素体亏虚，后天调养失宜，致脾气虚弱，气虚不固，气不摄血，血不归经，故经血量多，经期延长；舌淡红，苔薄白，脉沉弱均为脾气亏虚之证候，本病病位在少腹，病性属虚。处方选百会、印堂为调神对穴，神气充足，脏腑功能旺盛而协调，起到"阴平阳秘，精神乃治"的治疗功效，且同时有安神助眠的功效，即使睡眠功能正常情况下亦可选用该组对穴，同时百会有升阳举陷的作用；"中脘、气海、关元、天枢"为引气归元的一组腹部穴位；中脘为胃之募穴，为气血生化之源；关元为足三阴经与任脉交汇处，可以调理任脉，使气血调和；气海为肾源之气所发之处，为人体元气聚会之处；天枢升清降浊之枢纽，关乎生命变化之玄机；赖老选取四穴为主穴，以司导周身上下阴阳气机，引气归元，使元气潜藏守卫，气充精足神明，则下源之元阴元阳有序生发而脏腑得养；中极为任脉与足三阴经、冲脉、交会穴，可调理冲任脉，增强固摄之效，制约经血妄行；"带脉"固摄带脉，制约经血妄行；三阴交系足三阴经交会穴，具有调理肝、脾、肾的功能，有摄血凉血、补益血分之亏虚的作用，因此可达到止血调经之作用，《千金方》："三阴交主妇人下血泄痢"；足三里补益气血，使经血生化有源，足三里与三阴交相配健脾益气以统血；太冲足厥阴肝经的输穴，肝有藏血功能，对崩漏有一定的调节功能，《针灸腧穴学》太冲主"月经不调，漏下，阴缩，产后出汗不止，经闭等"；脾俞、肾俞通督调神，肾主封藏，主蛰受位，选取肾俞可以滋肾益气，固冲止血；脾主统血，选取脾俞可以补气摄血，固冲止崩；一诊时处方①、②交替使用，滑伯仁《难经本义》曰"阴阳经络，其相交贯，脏腑腹背，气相通应"背俞所治为阳病，腹募所治为阴病，腹背前后相应，从而达到阴阳平衡和维持正常生理功能；赖老师主张配合肝经穴，叶天士《临床指南医案》中有"女子以肝为先天"的说法，肝主藏血，女子以血为本，肝藏血充足，是其月经按时来潮的重要保证，肝气充足，则能固摄肝血而不致出血，肝阴充足，肝阳被涵，阴阳协调，则能发挥凝血功能而防止出血，肝主疏泄其可促进女子排卵行经，包括疏泄气机、调畅情志、调节血脉，所谓既可疏泄无形之气，又可贮藏有形之血，"经脉以通，血气从之"，肝气的疏泄功能对女子的生殖机能尤为重要；隐白穴为必备穴位，隐白穴为足太阴脾经之井穴，《神经应》曰："隐白，妇人月事过时不止，刺之立愈。"又曰："夫灸取火，取艾之辛香作柱，能通十二经脉，入三阴，理气血，治百病，效如反掌。"故而取隐白穴治疗崩漏，实为止血之要穴。二诊时经血已经停止，三诊时经过 1 个月经周期调整，经期规律，量适中，无淋漓不断症状，同时体重减轻，符合中医整体观念，"阴平阳秘，精神乃治"，脾气主运化，功能正常，多余水湿顺势而出，自然体重减轻。

【案三】刘某，女，44 岁，2014 年 9 月 6 日初诊。

主诉：月经淋沥不尽半月余。

现病史：患者平素月经周期规律，30 天一潮，5 天干净，量色正常。LMP：2014 年 8 月 23 日，至今未净，量少，色淡红，有血块。症见：头晕，乏力，自觉颠顶部发凉，纳眠差，二便调，舌淡红苔薄白，脉细弱。

2 年前曾因功能失调性子宫出血住院治疗。

2014 年 9 月 6 日血常规：血红蛋白 88g/L。

西医诊断：功能失调性子宫出血；贫血。

中医诊断：崩漏。

证型：气虚不摄。

治法：健脾固冲摄血。

处方：

黄芪 30g	白术 10g	山药 30g	龙骨 30g
牡蛎 30g	茜草 15g	桑螵蛸 10g	三七粉 3g
乌梅炭 10g	白芍 10g	黄芩 10g	生地黄 10g
五倍子 10g			

共 7 剂，日 1 剂，水煎服。

宫血宁胶囊，每次 2 粒，每日 3 次，口服；多糖铁复合物胶囊，每次 2 粒，每日 1 次，口服。

针灸：

1. 针刺：气海、关元、天枢（双）、子宫（双）、足三里（双）、三阴交（双）。上述穴位均选用补法，留针 30 分钟。

2. 艾灸：百会穴艾灸 15 分钟，双侧隐白麦粒灸各三壮。

3. TDP 照腹部。

二诊：2014 年 9 月 13 日。出血已停止，头部发凉感消失，头晕好转。

针灸治疗同前。

【按语】患者既往崩漏病史，素体脾胃虚弱，气血生化乏源，加之患者经期劳累，女子经期本气血不足，过度劳累耗气动血，气为血之帅，气能生血、统血、行血，气虚失其固摄之功则经血淋沥不尽，难以自止。气虚血液生化乏源则血虚，症见头晕、乏力，面色苍白，患者舌脉亦为气虚之佐证。治当以健脾益气，固冲摄血为法，同时配合经验效穴隐白穴麦粒灸；患者自诉颠顶部发凉感，予艾灸百会穴，取其升阳益气作用；患者血常规提示贫血，配合成药补血，诸法同用，起到快速止血的疗效，中药方中适当加入三七等活血药物，使血止而不留瘀。

围绝经期综合征

围绝经期综合征（PerimenopausalSyudrome，PMS），又称为更年期综合征（Climacteric Syndrome），主要是指妇女在绝经前后由于卵巢功能逐渐衰退、雌激素水平下降，下丘脑－垂体－卵巢轴失衡，出现以植物神经系统功能紊乱为主，伴有神经心理症状的一组证候群。中医称为"绝经前后诸证"或"经断前后诸证"，在古代医籍中无这一病名，但诸症散布于"年老血崩""脏躁""年老经断复来""年老经水复行""年未老经水断""百合病"病证中。根据国内外文献不完全统计，在围绝经期90%的妇女都有症状及程度不等的围绝经期综合征表现，其可受个体差异性、社会环境复杂性及性格特殊性等方面因素的影响。因此，围绝经期综合征在中老年女性中普遍存在，严重时可影响其日常生活，也因其症状繁多，疗程、疗效与预后均存在明显差异。

【案一】曾某，女，50 岁，2014 年 11 月 12 日初诊。

主诉： 全身疲乏无力 1 年。

现病史： 患者近 1 年出现全身疲乏无力，气短，行走后气歇感，颜面、下肢浮肿，长期失眠，偶有头晕心悸，震颤身抖，纳呆，胃痞，舌淡，脉沉细虚，中按无力。月经已闭止。

西医诊断： 围绝经期综合征。

中医诊断： 绝经前后诸证。

证型： 气血两虚，肝肾不足。

治法： 益气补血，滋肾养肝。

处方：

熟附片^{先煎}15g	当归 6g	党参 15g	北芪 15g
白术 10g	怀山药 10g	桑寄生 12g	川断 15g
升麻 6g	麦芽 20g	神曲 10g	春砂仁 10g
玉米须 10g	陈皮 10g	甘草 6g	

共 7 剂，日 1 剂，水煎服。

针灸：

1. 针刺：天枢（双）、气海、关元、归来（双，温针灸）、百会、印堂、肝俞（双）、肾俞（双）、神门（双）、内关（双）、足三里（双）、三阴交（双）、三泉穴（涌泉、曲泉、水泉）。上述穴位均选用补法，留针 30 分钟。隔日一次（经期停针）。

2. TDP 照患者腹部。

3. 拔火罐：循足太阳膀胱经背俞穴拔罐，留 5～10 分钟即可。

二诊： 2014 年 12 月 10 日。原全身疲乏，下肢沉重，动则衰竭感已消失，可以行走公园，颜面浮肿已消，舌淡暗，脉沉弦滑。

处方： 上方（2014 年 11 月 12 日）去玉米须加生薏苡仁 12g。

共 7 剂，日 1 剂，水煎服。

针灸治疗同前。

三诊： 2014 年 12 月 31 日。面色及精神较佳，舌淡脉沉。

处方： 上方（2014 年 12 月 10 日）去熟附片，加桂圆肉 10g，枸杞子 15g。

共 7 剂，日 1 剂，水煎服。

针灸治疗同前。

四诊： 2015 年 1 月 7 日。双膝双肘仍存疲乏，但无疼痛及面肿等症，舌淡脉沉弦。

处方：

女贞子 15g	旱莲草 12g	当归 10g	牡丹皮 6g
白术 6g	怀山药 15g	熟地黄 15g	桂枝 6g
干姜 6g			

共 7 剂，日 1 剂，水煎服。

针灸治疗同前。

五诊： 2015 年 1 月 21 日。失眠，月经未行，脱发，舌淡脉沉弦细。

处方：

炒枣仁 20g	木瓜 15g	女贞子 15g	旱莲草 12g

丹参 12g	牡丹皮 12g	百合 30g	当归 6g
枸杞 15g	山萸肉 15g	怀山药 10g	淡豆豉 12g
淡竹叶 6g	炙甘草 6g	太子参 15g	

共 12 剂, 日 1 剂, 水煎服。

针灸治疗同前。

六诊: 2015 年 4 月 22 日。诸症近 3 月未发, 仍疲乏, 现视力模糊下降, 舌淡苔薄黄。

处方:

党参 15g	北芪 15g	百合 30g	怀山药 10g
炒枣仁 25g	枸杞 15g	菊花 6g	太子参 15g
当归 15g	川芎 6g	熟地黄 12g	甘草 6g
淡豆豉 10g			

共 14 剂, 日 1 剂, 水煎服。

针灸治疗同前。

七诊: 2015 年 5 月 20 日。稍疲乏, 舌淡脉弦。

处方:

党参 20g	北芪 15g	云茯苓 6g	白术 10g
怀山药 12g	川芎 6g	生地黄 12g	熟地黄 12g
黄芩 10g	知母 15g	牡丹皮 12g	甘草 6g

共 6 剂, 日 1 剂, 水煎服。

针灸治疗同前。

嘱患者每日用艾条交替灸涌泉、足三里、关元 5 分钟。

【按语】该患者已过"七七之年", 月经已闭止,《内经》云:"女子七岁, 肾气盛, 齿更发长。二七而天癸至, 任脉通, 太冲脉盛, 月事以时下, 故有子", 天癸之说在中医体系中与月经、生殖及肾关系密切。《内经》中亦指出肾通过冲任二脉司调月经和生殖。"五七, 阳明脉衰, 面始焦, 发始堕……七七, 任脉虚, 太冲脉衰少, 天癸竭, 地道不通, 故形坏而无子也", 天癸衰竭, 经水干涸, 乃至经断, 然经断前后, 妇人会因肾气亏虚, 各脏腑失调而产生诸症, 乃至绝经前后诸证或经断前后诸证。赖老认为肾藏元阴而寓元阳，为"五脏六腑之本，十二经脉之根"，经断前后，妇人肾气亏虚，阴阳失衡，脏腑失调乃至绝经前后诸证。

此妇人素体肝肾亏虚，兼气血两虚，见全身疲乏无力，气短，颜面、下肢浮肿，失眠，头晕心悸等症，舌淡脉沉细虚，中按无力亦从证。故治则在于益气补血，滋肾养肝调补阴阳。中药以补中益气汤合真武汤加减为主方，其中配以桑寄生、续断补益肝肾，神曲、麦芽和胃消食，砂仁行气养胃，丹参清心除烦、活血通经。二诊患者阳气渐行，温化水湿，脾主运化，此时可去玉米须，改用薏苡仁健脾渗湿。三诊当加强补益心脾肝肾，五脏安和则诸症可去。四诊则以六味地黄丸合二至丸加减为主方，滋肾养肝。五诊患者诸症已去大半，此时以归脾丸合二至丸加减，在补益肝肾的基础上，宁心健脾。六诊、七诊患者诸症皆消，但仍有疲乏，故以六味地黄丸合四君子汤加减，调补阴阳，补益气血。

通元法在治疗绝经前后诸证中，选取通督法与引气归元法为核心，以气街横向联络前后，沟通脏腑体表的内外关系，纵贯人体上下。手三阴经均循行至胸，分别与肺、心、心包联系，其气输注汇聚于胸部和背俞穴。督脉百会、印堂，通督调神，以阳气引领阴气。任脉乃阴脉之海，故取气海、关元，气海为先天元气聚会之处，肓之原穴；关元于脐下肾间动气，先天之精贮藏于肾，两肾之间动气者，乃人受之于父母之元气。配合天枢，此穴乃升清降浊之枢纽，主宰气机上下沟通，使气血周旋全身。任督同源，阴阳互根互用。"用针之要，在于知调阴与阳。调阴与阳，精气乃光，合形与气，使神内藏"。在通元法中亦强调五腧穴之应用，"所出为井，所溜为荥，所注为输，所行为经，所入为合"，选取肝经合穴，肾经井穴、郄穴，心经原穴。且曲泉五行属水，为沟通肝肾的要穴，可以滋肾理气疏肝。神门、内关宁心安神，配以三阴交补益肝脾肾，通经活络；头晕可酌加前顶、后顶交通阴阳，如潮热汗出可复溜配合谷滋阴止汗。因绝经前后诸证中症状繁多，选用通元法以五脏背俞穴通督养神和腹部中脘、关元、气海、天枢、归来为主穴以引气归原，引命门真气直达丹田，使下元不虚，助阴生阳长，调畅输布水谷精微，平调阴阳，症状自消。

子宫肌瘤

子宫肌瘤是女性生殖器最常见的良性肿瘤，主要由平滑肌细胞增生而成，其间有少量纤维结缔组织。多见于 30～50 岁妇女，恶变率为 1/1000，其发病率呈逐年上升趋势。临床表现为月经过多、腹痛、不规则阴道出血、贫血甚至不孕等，严重威胁着女性的健康，影响女性的生活质量。本病相当于中医"癥瘕"，妇女下腹有结块，或胀，或满，或痛着，称为"癥瘕"，常由气滞、血瘀、痰湿和热毒所致。

【案一】吴某，女，42 岁，2013 年 6 月 28 日初诊。

主诉：发现子宫增大 2 月余。

现病史：患者在体检时发现子宫肌瘤，子宫体大，近年来月经延期，来时淋沥不断，量多，质稀，有血块，常伴有下腹部冷痛，得温痛减，有坠重感，带下量多，色黄浊。面色晦暗，肌肤少泽，小腹有包块，积块坚硬，固定不移，疼痛拒按。症见：身体虚弱乏力，食欲不振，眠一般，舌紫暗，苔厚白，脉沉涩。

2013 年 4 月 15 日妇科 B 超检查结果提示子宫 7.2cm×6.7cm×4.6cm，子宫回声不均，于子宫前壁见 3.2cm×3.4cm×2.4cm 实质性回声光团，边界尚清，附件（－）。

西医诊断：子宫肌瘤。

中医诊断：癥瘕。

证型：气滞血瘀，寒凝血瘀，冲任失调。

治法：活血化瘀，温经散结，调和冲任。

处方：

桂枝 15g	茯苓 20g	牡丹皮 15g	白芍 15g
桃仁 10g	水蛭 5g	川芎 10g	姜黄 10g
法半夏 10g	苏子 10g	枳壳 10g	红花 10g
陈皮 10g			

共 7 剂，日 1 剂，水煎服。

针灸：

1.针刺：天枢（双）、中脘、气海、关元、归来（双）、中极、血海（双）、阴陵泉（双）、足三里（双）、三阴交（双）、太冲（双）。上述穴位均选用平补平泻法，留针30分钟。隔日一次（经期停针）。

2.灸法：子宫、痞根交替用灸法，每次灸20分钟。

3.电针：使用G6805-Ⅱ型电针仪，选用2Hz和50Hz交替的疏密波，电流强度0.1～2.0mA，以患者局部肌肉轻微颤动为度。其中同侧天枢和归来、气海和中极、同侧足三里和三阴交分别连接在同一组线的两个电极上。

4.TDP照腹部。

5.穴位注射：复方丹参注射液2mL交替穴注：次髎（双）、归来（双）、肾俞（双），隔日一次。

6.穴位埋线：三阴交、中极，按穴位埋线法常规操作，植入羊肠线，每月1次。

7.耳压疗法：取子宫、卵巢、内分泌为主穴。

二诊：2013年7月11日。月经来潮，出血甚多，夹紫黑血块，下腹部冷痛较前好转，自诉精神疲倦，身体虚弱乏力，舌紫暗苔白，脉沉细。

处方：

红参10g	白术12g	升麻6g	当归10g
白芍12g	牡丹皮9g	鸡冠花9g	地榆10g
藕节12g	龙眼肉12g	百合10g	甘草8g
白芨8g	生地黄12g		

共10剂，日1剂，水煎服。

针灸处方于上方（2013年6月28日）加针百会、印堂，灸隐白，余治疗同前。

二诊：2013年10月5日。已针药治疗三个月经周期，针药后月经出血减少，时有点滴而下，少腹坠胀已减，精神转佳，眠可，纳可。复查B超示：子宫6.4cm×5.2cm×4.6cm，子宫回声均匀，前壁未见回声光团，附件（-）。提示肌瘤消失。

处方：

党参 12g	白术 15g	白芍 12g	木香 9g
桂枝 5g	厚朴 8g	砂仁 6g	建神曲 10g
龙眼肉 12g	百合 12g	香附 9g	

共 10 剂，日 1 剂，水煎服。

针灸处于上方（2013 年 7 月 11 日）停艾灸，加针膻中。

【按语】子宫肌瘤为妇女常见病之一，属中医"积聚"范畴。《灵枢·百病始生》："积之始生，得寒乃生，厥乃成积也。""卒然外中于寒，若内伤于忧怒，则气上逆，气上逆则六输不通，温气不行，凝血蕴里而不散，津液涩渗，著而不去，而积皆成矣。"其病机主要为寒凝、气滞、血瘀所致。因此，治疗上首先要采取毫针、艾灸以温经除寒，温通经脉，消癥散结，祛除肌瘤。子宫穴为经外奇穴，实为胞宫的主要穴位，痞根穴亦为经外奇穴，主治痞块。在此采用子宫、痞根温针灸治疗，一方面使针感直达病变部位疏通血脉，破瘀散结，另一方面通过针的传导，使持续的艾灸热量直达病所而祛寒化结。气海穴为肓之原穴，能益肾调气，升阳补气，补益此穴，肾气充足，先天之气得以充养。关元穴乃小肠募穴，任脉与足三阴经交会穴，能益肾调经、回阳补气，《图翼》："……乃男子藏精，女子蓄血之处。"针刺关元、气海二穴，能补阳气，使先天之气得以充盛，填精益髓。又任脉主胞胎，有调节月经和生育的功能。中极穴乃膀胱之募，足三阴经与任脉之会。《针灸大成》："……失精绝子，疝瘕，妇人产后恶露不行……"任主胞胎，故中极、关元、气海有调节月经和生育的功能。三阴交能活血散瘀。阴陵泉有祛邪散寒湿的作用，与关元、归来合用为阴三针，专门治疗女性疾病，故针灸以上穴位能使子宫肌瘤缩小甚至消失。

赖老认为凡囊肿、乳腺增生、子宫肌瘤等，病在肾中处，肾气不足不能转化所藏之精气，致肝不疏泄，脾不运化，脏腑失和，宜补肾、疏肝、健脾为主，鲜有独治一脏可获全效者，故针用中脘、天枢、归来、血海、足三里、太冲。再辅以 TDP 照射，具有疏通经络、活血化瘀的作用。《金匮要略》："妇人宿有癥病，经断未及三月，而得漏下不止，胎动在脐上者，为癥痼害……所以血不止者，其癥不去故也，当下其癥，桂枝茯苓丸主之"，首用桂枝茯苓丸加味治疗，功能活血化瘀，温经散结，缓消癥块。针药后癥块渐消，瘀血急去，瘤体破溃之败血外流，疼痛好转，是为向愈之兆。因子宫肌瘤为虚实夹杂之证，患者自觉精神疲倦，虚弱乏力，恐失血过多，以防不测，故二诊以益气固脱，养血行瘀之中药汤剂，起止血而不留瘀之功，并予加针百会、印堂，灸隐白。

百会、印堂为赖老"百印调神方"的主穴，赖老认为百会为诸阳之会，与印堂相配为调神对穴，神气充足，脏腑功能旺盛而协调，起到"阴平阳秘，精神乃治"的治疗功效。隐白穴为脾经井穴，是治崩漏之要穴，临证可灸，此穴位于足大趾之端，连接阳经之气，有升发之功，故可治下血崩漏之证，是止血治标之主穴。三诊癥消血止，病体趋向康复，故以气血双调、温中健脾和胃、调理气机为法，中病即止，予停艾灸，并加针膻中，以期"气血冲和，百病不生"。

阴道炎

带下病是以妇女带下明显增多，色、质、气味异常为主症，或伴全身、局部症状者。其发生常与感受湿邪、饮食不节、劳倦体虚等因素有关。其主要病机是湿邪阻滞，任脉不固，带脉失约。《傅青主女科》认为"夫带下俱是湿证"，包括感受外来湿邪以及肝脾肾功能失调致水湿内生的内湿。可见于西医学的阴道炎、宫颈炎、盆腔炎等生殖器官炎症，内分泌失调及肿瘤等疾病。

【案一】许某，女，31岁，2015年3月23日初诊。

主诉：白带发黄伴外阴瘙痒2年余。

现病史：患者诉2年前因游泳后即出现白带发黄，缠绵不已，量多，无臭味，经期前后白带量增多，伴外阴瘙痒，阴道干涩，严重性交痛，无法进行夫妻性生活。平素月经周期正常，28～30天一潮，5天干净，量少，无血块，少许痛经。症见：身体倦怠，面色萎黄，胃纳稍差，眠少，偶有便溏，舌红苔白腻，脉细弱。

2015年3月20日我院妇科妇检及白带常规未见明显异常。

西医诊断：阴道炎。

中医诊断：带下。

证型：脾虚湿浊下注。

治法：健脾祛湿，清热止带，调冲任。

处方：

白术 15g	山药 15g	党参 15g	苍术 10g
白芍 10g	柴胡 5g	荆芥 5g	芡实 10g
陈皮 5g	车前子 5g	黄柏 5g	猪苓 5g
牛膝 10g	炙甘草 5g		

共 7 剂，日 1 剂，水煎服。

针灸：

1. 针刺：中脘、天枢（双）、带脉（双）、气海、关元、归来（双）、内关（双）、血海（双）、足三里（双）、阴陵泉（双）、三阴交（双）、行间（双）。上述穴位均用平补平泻法，留针 30 分钟。隔日一次（经期停针）。

2. 电针：使用 G6805-Ⅱ型电针仪，选用 2Hz 和 50Hz 交替的疏密波，电流强度 0.1～2.0mA，以患者局部肌肉轻微颤动为度。其中同侧天枢和归来、气海和关元、同侧足三里和三阴交分别连接在同一组线的两个电极上。

3. TDP 照腹部。

4. 刺络拔罐：十七椎、八髎周围寻找瘀血络脉，三棱针点刺放血，加拔火罐，留罐 5～10 分钟。

5. 耳压疗法：取内分泌、膀胱、三焦为主穴。

二诊：2015 年 4 月 2 日。已针灸治疗 3 次，精神好转，面色转润，白带转清亮，明显较前减少，胃纳转佳，外阴不干，能勉强性交，患者仍自觉外阴瘙痒，舌脉同前。

处方：中药守方，共 7 剂，日 1 剂，水煎服。

针灸于前法加下髎、蠡沟、血海三穴再治疗 3 次，停用刺络拔罐放血，予隐白放血。

三诊：2015 年 4 月 9 日。患者无外阴瘙痒，白带正常，夫妻性生活和谐，以知柏地黄丸调治以善后。

【按语】赖老师注重治病要求本，不管什么病，一定要准确掌握其病因病机，根据望闻问切确立患者的寒热虚实，才能辩证论治，补虚泻实。“药之不及，针之所宜”，针药结合可以相互协同，增强疗效。针、药均是中医治疗手段，二者不可偏废。在治疗带下病时，针药结合，而且非常重视辨证选穴和辨证选药，他认为在准确的辨证立法的基础上给予正确的中药组方和针灸补泻，两者结合起来应用优于两者单一施治，甚至可以发挥 1+1>2 的疗效。正如唐代名医孙思邈所提出：“若针而不灸，灸而不针，皆非良医也。针灸而不药，药而不针灸，尤非良医也。……知针知药，固是良医。”针灸与中药结合互为补充，相得益彰，可发挥中医最大的疗效。

在这种思想指导下，剖析本患者，素体脾虚，气血较弱，脾虚不能运化水湿，游泳后湿浊不化，使脾气不升，带脉失约，湿流下注，停滞胞宫为患；病史已 2 年多属久病，日久伤津耗液，致外阴瘙痒干涩；纳差、眠少、体型瘦小、脉细弱等证候分析兼有肝肾阴虚，气血亏耗；以阴痒白带色黄为主症诊为湿热下注。牢牢抓住脾虚湿浊之病机，三阴交能健脾渗湿，调理肝肾，是治疗消化、泌尿、生殖系统，特别是妇科疾病的主穴，针刺可提高人体的免疫能力，对下焦有明显的调节作用；气海可通调任脉及膀胱之气而化湿邪；关元具有益气、调节阴经气血之功，主治月经不调、痛经、闭经、带下等证，是治疗妇科疾病的要穴之一；归来、血海能活血养血，调理月经；带脉为清热利湿止带经验穴，是足少阳与带脉的交会穴，功可固摄经气，利湿止带；针泻行间能泄肝经之郁热，泻阴陵泉可清脾经之湿热。诸穴合用，能清热利湿，活血化瘀，调理肝脾肾。并运用王乐亭老先生的老十针以调中气、健脾、理气、和血、升清、降浊，调理肠胃。刺络拔罐放血以清热利湿，中病即止；本病的病机重点在“湿”，“治湿当先理脾”，脾虚则湿盛，脾健则湿除，隐白穴为五腧穴之一，是足太阴脾经的井穴，井穴为脉气始发之处，故具有益气健脾，清热利湿止带之功，隐白刺血能泄热除湿，健脾止带，适用于带下之实证和热证；外阴痒再用下髎、蠡沟、血海三穴有明显疗效，《针灸甲乙经》中：“女子下苍汁不禁，赤沥，阴中痒痛，少腹控眇，不可俯仰，下髎主之”。

完带汤载于清代名医傅山所著的《傅青主女科》一书，旨在治疗“妇人有终年累月下流白物，如涕如唾，甚则气秽者，所谓白带也。"完带汤中重用白术、山药为君药。人参补气，苍术燥湿，白芍柔肝，车前子利尿，陈皮理气，柴胡、芥穗疏肝升阳，以上共为佐药，黄柏、猪苓清热利湿，甘草调和诸药，用以为使。综合本方的作用，健脾除湿，清热止带，使脾运健，湿浊化，自无白带之患。诸药相伍，寓补于散之中，寄消于升提之内，补益脾土之源，升提肝木之气，使脾气健旺，肝气条达。若湿热已清，宜加服柴胡疏肝散或知柏地黄丸之类的中药调治以善其后。此案慎用火灸，体质、病情均不受灸，因"微数之脉，慎不可灸"，此细弱之脉亦然。

【案二】向某，女，27岁，2013年5月27日初诊。

主诉：外阴瘙痒2月余。

现病史：患者两月前在无明显诱因下突发外阴瘙痒，当地医院查BV（细菌性阴道炎）+，WBC（白细胞）++，阴道杆菌++，脓细胞+，UU（支原体）+，阴道镜提示阴道炎、宫颈炎。LMP:2013年5月17日，5天干净，量中，有血块，月经颜色偏黑。症见：舌淡边有齿印，脉沉弱细。

西医诊断：阴道炎；宫颈炎。

中医诊断：阴门瘙痒。

证型：肝经湿热。

治法：清热燥湿，杀虫止痒。

处方：

绵茵陈 20g	白鲜皮 30g	百部 12g	王不留行 20g
黄芩 15g	牡丹皮 10g	知母 15g	黄柏 15g
佩兰 10g	山栀子 15g	苦参 15g	苍术 12g
甘草 6g			

共7剂，日1剂，水煎服。

二诊：2013年6月3日。已服药7剂，患者阴道渗出水液量多，仍有瘙痒不适，舌淡脉沉细。

处方：上方（2013年5月27日）去知母、王不留行，加川断15g，桑寄生15g，土茯苓20g。

共7剂，日1剂，水煎服。

针灸：

1.针刺：天枢（双）、气海、关元、归来（双）、曲池（双）、外关（双）、合谷（双）、足三里（双）、三阴交（双）、太冲（双）；腹部穴位用泻法，余穴平补平泻，留针30分钟。隔日一次（经期停针）。

2.TDP照下腹部。

3.穴位注射：维生素B$_{12}$500μg+维D果糖酸钙注射液1mL交替穴注：足三里（双）、曲池（双），隔日1次。

三诊： 2013年6月10日。现经前期，症状改善，渗液及瘙痒较前明显减轻，检验结果现已全部转阴，诉有腹泻，舌淡无华，脉沉弱。

处方：

党参 12g	白术 10g	怀山药 10g	云茯苓 12g
佩兰 10g	草豆蔻 12g	白扁豆 30g	陈皮 15g
葛根 15g	黄芩 6g	蒲公英 30g	藿香 10g
甘草 6g	麦芽 15g		

共7剂，日1剂，水煎服。

针灸治疗同前。

【按语】《瘟疫论》中谓："南方卑湿之地，更遇久雨淋漓，时有感湿者"，朱丹溪指出"东南地下，多阴雨，地湿，凡受必从外入"，岭南气候温热多湿，加之岭南人好食生冷，故多脾胃虚弱，为痰湿体质，湿性重着，易化热伤阴，湿热下注，犯其阴部，又感虫毒，而见阴痒。患者向某久居南方潮湿之地，体型微胖，舌边齿印，足证湿热。初方中绵茵陈、黄芩、黄柏清热燥湿，白鲜皮、百部、苦参杀虫止痒，佩兰芳香化湿，苍术燥湿健脾，山栀子入肝经清湿热，知母滋阴降火，王不留行、牡丹皮活血化瘀。二诊患者症见带下量多，予减滋生阴津之知母、利下之王不留行，加川断、桑寄生固其肝肾而止带，《滇南本草》中记载："补肝，强筋骨，走经络，止经中（筋骨）酸痛，安胎，治妇人白带，生新血，破瘀血，落死胎，止咳嗽咯血，治赤白便浊"。

针灸处方予通元针法，《素问·奇病论》："胞络者，系于肾"，肾为先天之本，元气之根，内寓元阴元阳，主生殖和藏精。《傅青主女科》云："经水出诸肾"，肾者，天癸之源，冲任之本，肾气盛则天癸至，冲任脉充盛，月事以时下，阴阳和。赖老认为，女科之病重调气血，而调气关键就在于引气归元。任脉为阴脉之海，固护一身之本，安和五脏，洒陈经脉，和合形气，神自内藏，引气归元，阴平阳秘。因此，取任脉与足三阴经交汇之关元及先天元气汇聚之气海，调任脉水湿之气，引元气归根。足阳明之胃经多气多血，与足太阴共后天之本，化水谷之精微，归来穴调胃经经气，寓养后天肾元，而天枢穴位人身之中，一分阴阳，为天地之气交合之处，主宰气机升降，调气血而和营卫。手、足三针"开四关"而通经脉，气血得以周流不息。

三诊患者症状缓解，阳性指标皆转阴，但见腹泻，是为经前期冲任之脉气血下注胞宫，而脾土统血，为后天之本，《景岳全书·妇人规·经脉之本》曰："故月经之本重在冲脉，所重在胃气，所重在心脾，生化之源耳"，湿犯脾胃，生化乏源，血海空虚，故见经前泄泻、舌淡无华。更方以四君合怀山药、葛根等益气健脾之药，藿香、佩兰、草豆蔻、白扁豆、陈皮等一众化湿之品，黄芩、蒲公英清热利湿，麦芽开脾和胃，全方健脾益气为主，助"重阳"以化阴，"月郭满，则血气实，肌肉坚"，胞宫如期泻而不藏，使经血下泄，是以天时而调气血也。

乳腺增生

乳腺增生是女性最常见的乳房疾病，属于中医"乳癖"范畴，又称"乳栗""乳核"，是以乳房有形状大小不一的肿块，疼痛，与月经周期相关为主要表现的乳腺组织的既非炎症又非肿瘤的良性增生性疾病。《疡科心得集·辨乳癖、乳痰、乳癌论》云："有乳中结核，形如丸卵，不疼痛，不发寒热，皮色不变，其核随息怒消长，此名乳癖。"该病好发于20～40岁的女性，且有一定的癌变风险。多由情志不遂，或受精神刺激，导致肝气郁结，气机阻滞；思虑伤脾，脾失运化，痰浊内生，肝郁痰凝，阻于乳络而发；或因冲任失调，上则乳房痰浊凝结而发病，下则经水逆乱而月经失调。西医学认为乳腺增生的发生与内分泌紊乱有直接关系，乳腺组织内雌激素受体、孕激素受体的水平及乳腺组织自身敏感性的增高在本病的发病过程中起着重要作用，治法方面以对抗雌激素为主，效果不甚理想且副作用大。

【案一】吴某，女，35岁，2014年10月14日初诊。

主诉：双乳胀痛不适2月余。

现病史：患者2月前开始出现双乳胀痛不适，尤以经前明显，伴胸闷胁胀，平素易眼肿，嗜睡，近日干咳少痰，偶带血丝，纳差，眠可，二便调。平素月经规律，30天一行，经期5～6天，量少，色暗红，有血块。症见：舌淡，脉沉弱。

2014年8月15日祈福医院行双侧乳腺钼靶片示：双乳腺呈多腺体型，右乳符合BI-RADSCategory0级，左乳符合BI-RADSCategory Ⅱ级。

西医诊断：乳腺增生。

中医诊断：乳癖。

证型：肝郁血瘀。

治法：疏肝化瘀，软坚散结。

处方：

半枝莲15g	枸杞15g	夏枯草15g	生地黄黄12g
北芪30g	瓜蒌皮30g	甘草6g	白花蛇舌草15g
醋莪术15g	白茅根20g	太子参15g	麦芽30g
醋三棱15g	猫爪草30g	胆南星10g	

共10剂，日1剂，水煎服。

众生丸，每次4粒，每日3次，口服；清热消炎宁，每次4粒，每日3次口服。

针灸：

1.针刺：阿是穴、乳根（双）、膻中、曲池（双）、外关（双）、合谷（双）、足三里（双）、三阴交（双）、太冲（双）。局部阿是穴用泻法，余穴平补平泻，留针30分钟。

2.电针：使用G6805-Ⅱ型电针仪，选用2Hz和50Hz交替的疏密波，电流强度0.1～2.0mA，以患者局部肌肉轻微颤动为度。其中局部阿是穴、同侧曲池和合谷、同侧足三里和三阴交分别连接在同一组线的两个电极上。

3. TDP 照双乳。

4. 穴位注射：维生素 B_{12}500μg+ 维 D 果糖酸钙注射液 1mL 交替穴注：足三里（双）、曲池（双），隔日 1 次。

二诊：2014 年 11 月 19 日。仍有乳腺疼痛，但自觉肿块变小，舌脉如上。

处方：

半枝莲 15g	醋莪术 15g	醋三棱 15g	白花蛇舌草 15g
郁金 15g	稻芽 15g	猫爪草 30g	白芷 6g
青皮 15g	麦芽 15g	夏枯草 10g	甘草 3g

共 7 剂，日 1 剂，水煎服。

针灸治疗同前。

三诊：2014 年 11 月 26 日。平时乳房胀痛，尤以月经期明显，现月经期已无疼痛，月经量少，有血块，舌脉如上。

处方： 上方（2014 年 11 月 19 日）加柴胡 10g，生白芍 15g，沙参 10g。

共 7 剂，日 1 剂，水煎服。

针灸治疗同前。

三诊：2014 年 12 月 10 日。诉乳房肿物已消失，未扪及，咽部不适，轻微咳嗽，月经量少，舌淡，脉细。

处方：

柴胡 10g	白芍 15g	白芷 6g	半枝莲 15g
三棱 15g	法半夏 10g	射干 6g	白花蛇舌草 15g
牛蒡子 12g	桔梗 15g	元参 6g	甘草 6g

共 10 剂，日 1 剂，水煎服。

针灸治疗同前。

【按语】 中医学认为女子乳头属肝，乳房属胃，乳腺疾病多与肝、脾、肾三脏有关。赖老认为肝郁气滞、脾虚湿阻、冲任失调是乳癖的主要病机。《临证指南医案》指出"女子以肝为先。阴性凝结，易于拂郁，郁则气滞血亦滞。"肝乃将军之官，性喜条达，主调畅气机。若平素情志失调，或暴怒伤肝，或抑郁忧思，均可导致肝失条达，疏泄不利，气阻络闭，临床出现乳房胀痛不适或肿块；中焦脾胃为气机升降之枢纽，运化水湿，饮食不节、忧思过度均可使脾失健运，或食滞不消，或痰湿内蕴，日久而胶结；《徐灵胎医书全集·医学源流论》指出："冲任二脉，皆起于胞中，为经络之海，此皆血之所从生。"若禀赋不足，肝肾亏虚，血海空虚，冲任失调，气血停滞而成瘀块，上结于乳络则为乳癖。赖老强调临证时需四诊合参，准确辨证，务求证型方药一致。治疗上主张疏肝理气兼柔肝、健脾化湿以除痰、调补肝肾兼软坚。《素问·脏气法时论》云："肝病者，两胁下痛引少腹，令人善怒。"

本例患者以乳房胀痛为主症，伴胁胀，经前明显，且月经量少，有血块，故赖老在用药时甚睐入肝经之药，如柴胡、郁金、青皮、枸杞等以疏肝理气兼柔肝；又佐以夏枯草、猫爪草、胆南星、瓜蒌皮以化痰散结，配以三棱、莪术破血逐瘀散结。赖老在诊治的过程中又不拘泥于一法，随症加减，干咳伴血丝时施太子参、白茅根以滋肺阴，凉血止血。咽部不适遂佐以射干、牛蒡子、桔梗等利咽之品，疗效颇佳。针刺方面，赖老在治疗乳癖之疾时喜选取阿是穴，如乳房胀痛明显则对乳房行围刺之法，反应明显。乳根，乳，穴所在部位也；根，本也；该穴名意指本穴为乳房发育充实的根本，本穴隶属足阳明胃经，多气多血，且女子乳头属胃，故此穴为不二之选。膻中穴，乃心包募穴、八会穴之气会，《针灸大成》曰："足太阴、少阴、手太阳、少阳、任脉之会。"此穴擅宽胸理气。配合靳三针之手、足三针共达疏经通络之效。

【案二】陈某，女，38岁，2013年5月28日初诊。

主诉：双侧乳房胀痛6年余，加重1周。

现病史：患者诉月经期双侧乳房胀痛6年，每于经前两周开始感觉乳房胀痛，甚则不能触摸，经后乳房胀痛逐渐消失，至下次经前又加重，伴有下腹部疼痛不适，胁胀易怒，常与家人无故争吵，睡眠欠佳，曾在某三级医院就诊，经钼靶等检查诊断为乳腺增生，予服乳癖消等后症状有所缓解，但每因情志不遂诱发，患者平素沉默少语，不愿与人交往，本次因1周前家庭矛盾后诱发。症见：患者乳房胀痛，有时刺痛，连及两侧腋下，伴有腹胀不思饮食，眠差，舌淡红，苔白，脉弦而虚。

体格检查：双侧乳房可扣及多个大小不等、圆形质韧的结节样肿块，边界清楚，推之移动，压痛（＋），以左乳上限较为明显，可扣及约2cm×2cm之片状结块，双腋下淋巴无异常。

2013年5月20日我院乳腺彩超示：双乳增生，腺体层增厚，结构紊乱，可见片状回声减低区，余未见明显异常。

西医诊断：乳腺增生。

中医诊断：乳癖。

证型：肝郁脾虚。

治法：健脾益气，疏肝解郁，软坚散结。

处方：

香附 15g	柴胡 15g	海藻 15g	郁金 15g
乳香 10g	没药 10g	白芍 10g	白术 15g
当归 15g	茯苓 10g	陈皮 10g	浙贝 15g
薄荷 6g	党参 10g	黄芪 10g	甘草 10g

共14剂，日1剂，水煎服。月经前15天开始服药，服至经至停药。

针灸：

1.针刺：①肩井（双）、合谷（双）、足三里（双）、丰隆（双）、太溪（双）、太冲（双）；②天宗（双）、肝俞（双）、肾俞（双）、内关（双）；③膻中、乳根（双）、屋翳（双）、期门（双）、外关（双）、阿是穴（即乳房的乳腺增生处）。处方第②、③组穴位交替，乳腺局部穴位泻法，余穴平补平泻，留针30分钟。

2.电针：使用G6805-Ⅱ型电针仪，选用2Hz和50Hz交替的疏密波，电流强度0.1～2.0mA，以患者局部肌肉轻微颤动为度。其中同侧足三里和丰隆、同侧肝俞和肾俞、局部阿是穴分别连接在同一组线的两个电极上。

3.TDP照双乳。

4.刺络拔罐：在背部肝俞、胆俞穴区触摸及条索或颗粒状物，以三棱针如梅花状点刺5下，然后拔罐留10分钟。

5.耳压疗法：取内分泌、肝、脾、乳腺为主穴。

6.治疗期间重点对患者情志、运动方面进行宣教。

二诊：2013年6月15日。适时月经来潮，患者诉月经前期及月经期双侧乳房胀痛明显减轻，自觉两侧乳房肿块减小，食欲渐佳，睡眠转安，仍偶有惊醒，心情舒畅。

处方：嘱再续针药治疗以巩固疗效，中药共7剂，日1剂，水煎服。针灸处方前方（2013年5月28日）加针照海、申脉，治疗3次，加强情志宣教。

三诊：2013年7月9日。患者家属陪同来诊，家属示患者情绪明显较前好转，与家人及邻舍交流沟通和善，宛如变了一个人，现患者心情舒畅，乳房胀痛消失，食可，眠安，查乳腺彩超示：双侧乳腺未见明显异常。

处方：诸证皆愈，停中药，予香砂养胃丸收功，停刺络拔罐，余继续针灸以巩固疗效。

【按语】乳腺增生是一种非炎症性疾病。乳房为足阳明胃经所过，乳头为足厥阴肝经所属。《外科正宗》云："忧郁伤肝，思虑伤脾，积思在心所愿不得志者，致经络痞涩，聚结成核。"患者平素情绪欠佳，常与家人无故争吵，起病乃由于情志不遂，或受到精神刺激，导致肝气郁结，气机阻滞，思虑伤脾，脾失健运，痰浊内生，肝郁痰凝，气血瘀滞，阻于乳络而发；或因冲任失调，上则乳房痰浊凝结而发病，下则经水逆乱而月经失调。取肝之募穴期门、肝经之原穴太冲、八会穴之气会膻中以疏肝解郁、调畅气机；足三里、丰隆健脾祛湿，消痰散结；阿是穴则通络止痛；天宗为小肠经穴，是临床治疗乳疾的经验效穴；肩井隶属胆经，肝胆互为表里，针刺本穴可疏肝胆之气；联合乳根，针刺以乳三针（肩井、乳根、膻中）；肝俞为肝之气血转输聚集于背部的穴位，有调畅肝气之功；屋翳乃足阳明胃经经穴，因胃脉贯乳，该穴又居乳上，可直接作用于乳而畅胃经经气；外关为三焦经之络穴，理胸胁之气、止痛和胃效著；内关、合谷则能宽胸理气；以上诸穴配合，可疏肝理气，通络止痛和胃。并据证加肾俞、太溪以滋补肾阴，阴平肝木得养而条达。再辅以TDP照射，更具有疏通经络、活血化瘀、消痰止痛、核消病除的作用。在背部肝俞、胆俞穴区触摸及条索或颗粒状物施以刺络拔罐是取贺氏三通法之强通法之意，以活血调气、通经活络、松解筋结。

中药方面，其治疗常采取疏肝、活血、消肿联合疗法，逍遥散出自《太平惠民和剂局方》，有疏肝和对肝脾进行调和的作用，使用加味逍遥散进行治疗，并加用了香附和海藻等以理气、散结，乳香、没药活血止痛，消肿生肌，《本草纲目》云："乳香活血，没药散血"，皆能止痛、消肿、生肌故二药每每相兼而用。赖老认为临床部分疾病由七情内伤引发，尤其失眠、月经失调及乳腺增生等妇科疾病，故在问诊时详细了解患者患病经过，对七情内伤患者予以心理疏导，以患者为本，并在治疗时适当添加调神志的穴位，在治疗期间，注重消除患者的紧张情绪，有利于提高疗效。二诊患者诉睡眠仍偶有惊醒，针照海、申脉调理阴阳改善睡眠。赖老治疗疾病常告诫：针灸强度、频率应适度，用药适时适量，中病即止，故三诊停中药，予香砂养胃丸收功，停刺络拔罐。

急性乳腺炎

急性乳腺炎是乳腺的急性化脓性感染，是乳腺管内和周围结缔组织炎症，多发生于产后哺乳期的妇女，尤其是初产妇更为多见。有文献报道急性乳腺炎初产妇患病占50%，初产妇与经产妇之比为2.4：1。哺乳期的任何时间均可发生，但以产后3～4周最为常见，故又称产褥期乳腺炎。中医称为乳痈，痈肿之发于乳房者，是由热毒侵入乳房所引起的急性化脓性疾病，西医称之为急性化脓性乳腺炎。多是由于产后哺乳期乳汁蓄积而致病，其特点是乳房结块，红肿热痛，伴有恶寒发热等全身症状，如不及时治疗，日久还会形成脓疡，并容易发生传囊。患者几乎都是哺乳期妇女，尤其是初产妇更为多见。

【案一】田某，女，30岁，2015年6月15日初诊。

主诉：右乳外上限肿块胀痛伴发热3天。

现病史：患者初产后2月，3天前因吃芦笋，自觉右乳房肿胀，乳汁不畅，继则疼痛，局部潮红发热，通乳师给予治疗后，无明显好转，乳房部疼痛甚剧，伴恶寒发热，夜间尤甚，夜寐不安，最高体温可达39.5℃，口干渴，舌红苔微黄，脉细数。

体格检查： 发育正常，营养良好，表情痛苦，右侧乳房外上方红肿潮热，局部皮肤绷紧无皱纹，触之有一约 3cm×4cm 之硬结块，压痛甚剧，体温 38.5℃，余检查未见异常。

西医诊断： 急性乳腺炎。

中医诊断： 乳痈。

证型： 热毒壅滞。

治法： 清热消痈通滞。

处方：

蒲公英 30g	生地黄 15g	瓜蒌皮 10g	醋山甲 10g
赤芍 10g	皂角刺 10g	丝瓜络 15g	王不留行 15g
川木通 10g	川楝子 10g	青皮 5g	甘草 6g

共 3 剂，日 1 剂，水煎服。

加味双柏膏外敷。

针灸：

1. 针刺：膻中、乳根（右）、肩井（右）、天宗（右）、曲池（双）、阳陵泉（双）、太冲（双）、内庭（双）。肿块处顺着乳腺方向针刺，上述穴位均选用泻法，留针 30 分钟。

2. 点刺放血：少泽（双）以三棱针点刺放血。

3. 灸法：初起时用大蒜捣碎，敷患处，用艾条熏灸 10～20 分钟。

二诊： 2015 年 6 月 21 日。已针药治疗 3 次，患者述夜寐安，乳房疼痛好转，乳汁通畅如初，无发热，体温 36.8℃，但右乳房外上限仍可触及肿块，舌淡苔白，右关略沉迟。

处方： 予停服中药，续加味双柏膏外敷。

针灸：

1. 针刺：乳根（右）、神封（右）、膺窗（右）、足三里（双）、下巨虚（双）、足临泣（双）；肿块处顺着乳腺方向针刺，上述穴位均选用泻法，留针 30 分钟。

2. 点刺放血：少泽（双）以三棱针点刺放血。

3. 灸法：痞根（双）用灸法，用艾条熏灸 10～20 分钟。

三诊： 2015 年 6 月 25 日。已治疗 6 次，诸证已除而愈，予继续针灸治疗以巩固疗效。

【按语】患者产后骤失阴血，虚火夹外感时令湿热壅塞肝、胃经脉，蕴而成热毒，热毒炽盛灼伤乳络致局部痈肿疼痛，乳汁不通。患者发热、口干渴、脉数，可以与一般乳房肿块胀痛区别。治疗初期，少阳阳明经郁热，乳汁壅滞为患，应以清热、解毒为主，主要取太冲、内关等穴以清肝热、疏肝理气；曲池、阳陵泉、内庭等穴以清泄阳明经胃热；肩井属少阳，为前贤治乳痈经验效穴，疏导少阳郁热，《百症赋》中"肩井治乳痈而极效"；膻中为气会针以行气；天宗位于肩胛骨上，与乳房胸背相应，亦为治乳痈效穴；琼瑶真人《针灸神书》以少泽穴作为乳痈的治疗要穴，少泽为手太阳小肠经的井穴，小肠有分清泌浊的作用，少泽点刺放血，可以使水谷精微由脾转运至全身，有行气散结通乳的作用。配合局部取穴，郁热可泄，经脉能通，乳汁得畅，可肿消痛止热退而愈。故初诊针刺 20 分钟后，患者感到乳房部轻松，疼痛缓解，可静坐休息。起针后，疼痛已去大半，原肿胀光亮的乳房已见皮肤有皱纹出现。中药上以清热化痈排脓配合疏肝理气活血通络之品，蒲公英解毒清热用至 30g 为主药，生地黄、瓜蒌、青皮宽胸理气、化痰散结为臣，佐以赤芍、山甲、王不留行，使以皂角刺等通乳可也，并外治以加味双柏膏外敷，消肿散结通络。

乳痈的发生多与肝、胃经有密切的关系，肝胃两经循行皆通过乳房，乳房的部位为脾胃所主。其最常见的病因乃肝气郁滞，胃热壅塞，乳汁蓄积而发。《傅青主女科》所说："乳乃气血所化成也，无血固不能生乳汁，无气亦不能生乳汁……乳全赖气之力，以行血而化之也。"因产后百脉空虚，气血不足不能生乳汁，以致壅塞而成乳痈。因乳房的部位为脾胃所主而肝胃两经循行皆通过乳房，故缓解期的治疗，应以疏肝理气、健脾散结为主。"痞根穴"为经外奇穴，主治痞块，此时热毒已清，可在此采用痞根温针灸治疗，一方面使针感直达病变部位疏通血脉，破散瘀结，另一方面通过针的传导，使持续的艾灸热量直达病所而消癥散结；足三里为阳明经合穴，为全身强壮要穴，因胃主受纳，脾主运化，脾胃为后天之本，气血生化之源，针刺足三里能培补气血、助乳汁化生；下巨虚为足阳明胃经经穴，为小肠之下合穴，具调肠胃，通经络的作用；乳根为足阳明经穴，可清热开窍、疏通水液；足临泣为足少阳胆经的输穴，为八脉交会穴，通过足少阳之脉过季胁与带脉相通，与肝、肾、冲任关系密切，具通调少阳经气，行气散结止痛的功效；乳汁来源于气、血、津，而乳房则通过经脉与肾相连，《赤水玄珠》曰："足少阴起于足心涌泉……行入乳内。"在治疗乳房疾病时离不开取肾经的腧穴，以足少阴肾经之神封穴作为治疗乳痈的腧穴，又因神封穴近胸部，有近治作用。诸穴合用，可达清肝泄胃、活血祛瘀、疏通乳管和消痈散结之效。中病即止，停中药以防清热太过损伤脾胃，续加味双柏膏外敷以消肿散结通络。

产后身痛

妇女在产褥期内，出现肢体或关节酸楚、疼痛、麻木，或兼怕冷恶风、自汗盗汗等症状，称为"产后风"，又称为"产后身痛""产后痹症""产后痛风"。相当于西医的风湿、类风湿引起的产褥期关节痛、产后坐骨神经痛、多发性肌炎、产后血栓性静脉炎的类似症状。其临床表现有：怕风怕冷，手足不温，身体酸痛，腰痛，头痛心烦，自汗盗汗，食欲不振，全身乏力，精神抑郁，悲伤易哭等。

【案一】邱某，女，30岁，2012年2月24日初诊。

主诉：产后颈肩部疼痛不适40天。

现病史：现产后40天，肩颈遇风即痛，怕冷，背需贴住被子方可入睡，汗出多后手冷。产后13天恶露已净，前天少许褐色阴道分泌物。症见：纳可，二便调，舌淡红，脉沉细。

西医诊断：产后身痛。

中医诊断：产后风。

证型：气血不足，肾虚风中。

治法：补益气血，温肾通络。

处方：

炙北芪20g	川断15g	桑寄生12g	怀山药20g

白术 10g	干姜 6g	春砂仁 10g	熟地黄 20g
元肉 15g	桂枝 6g	防风 10g	生白芍 10g
炙甘草 6g	鸡血藤 30g		

共 7 剂，日 1 剂，水煎服。

二诊：2012 年 5 月 8 日。怕冷，出汗多以及饮水多症状已大减，仍脉沉细。

处方：上方（2012 年 4 月 24 日）去春砂仁，加仙鹤草 20g，当归 10g。共 7 剂，日 1 剂，水煎服。

三诊：2012 年 5 月 15 日。时腹泻或 2 天一次大便，腰痛。舌淡脉沉细。

处方：

党参 15g	白术 10g	怀山药 15g	陈皮 10g
菊花 6g	桑寄生 15g	川断 15g	泽泻 10g
生白芍 12g	女贞子 12g	生甘草 6g	

共 7 剂，日 1 剂，水煎服。

四诊：2012 年 5 月 22 日。怕冷，月经淋沥，舌尖红，脉弦细。

处方：

黄芪 20g	白术 10g	五味子 6g	肉豆蔻 10g
干姜 6g	怀山药 10g	制香附 10g	陈皮 10g
甘草 3g			

共 7 剂，日 1 剂，水煎服。

五诊：2012 年 6 月 14 日。怕风怕冷，或汗出，带黄，脉沉细。

处方：

北芪 15g	白术 10g	防风 10g	五味子 6g
桂枝 6g	怀山药 10g	生白芍 12g	熟附子[先煎] 10g
甘草 6g	败酱草 30g	黑荆芥 12g	

共 7 剂，日 1 剂，水煎服。

六诊：2012 年 6 月 26 日。怕风怕冷症状已明显改善，舌淡红边明显，脉沉细。

处方：上方（2012 年 6 月 14 日）加肉桂末 3g（冲）。

共 7 剂，日 1 剂，水煎服。

【按语】《备急千金要方》曰："妇人产讫，五脏虚羸。"产后风多从虚论治，认为妇女产后身体虚弱，气血皆虚，冲任损伤，筋骨腠理大开，正气不足，不能够抵抗外邪，不慎风寒入侵，发为"产后风"。"产后"定义了发病的人及时间，说明了正气亏虚、营卫损伤、卫外不固的病机；"风"说明感受风、寒、湿等外邪，《素问·骨空论》云："风者百病之始也"，《素问·风论》又曰："风为百病之长"说明风邪常为外邪致病的先导，而寒、湿、热等六淫之邪多依附于风而侵袭人体，故古人常把风邪当作外感致病因素的总称。所以"产后风"生动形象地说明正气亏虚、营卫损伤、卫外不固而感受风寒湿等外邪阻痹经络致病的病因病机。

本例患者产后 40 天，身体虚弱，气血不足，卫外不固，则见恶风怕冷，汗出；肾阳不足则见手冷、腰痛；感受风寒之邪，经络痹阻，则见肩颈遇见风即痛。

"血为气之母"，"气为血之帅"，气血亏虚易致运行不畅形成瘀滞。首诊，以北芪、怀山药、白术、熟地黄、白芍、元肉补益气血，以桑寄生、川断、熟地黄强肾健腰，以防风、鸡血藤、桂枝疏风通络，以干姜、砂仁温胃散寒。二至五诊，出现月经淋沥不尽之血瘀之象，以仙鹤草通经止血、香附行气活血，而后出现郁而化热之黄带则以败酱草清热解毒等对症施治。纵观此案，谨守病机，辨证施治；随症加减，条分缕析，六诊乃获良效。

赖教授认为临床上产后风患者多属虚寒之证，但血虚、血瘀、风寒、肾虚几个证型往往混为一体，与一般痹证中的"风寒湿痹"有显著不同，往往比较复杂难治。对产后风的治疗，既要遵循中医"整体观念、辨证论治"的原则，又要寻求"特病特治"的思维方法，知常达变，定能获效。

此外，赖教授建议产妇应注意饮食：产后一般体质偏寒，宜吃性温又有补益作用的食物，例如客家酿酒、酒姜炖鸡、酒姜煮蛋等。不宜吃寒凉生冷之品，如冰冻饮料、冰冻过的水果、凉菜等，也要忌食辛辣油腻之品，要吃有营养而易消化的食品。妇女产前、产后的健康调理也尤其重要，一般产前宜服"保元汤（又称十三太保）"，产后宜服"生化汤"活血化瘀，再用"归脾汤"或"八珍汤"调理气血等。但赖教授强调无论产前产后，如发现不适，宜及早找就医调理，以免贻误病情。

中 风

中风是以猝然昏仆、不省人事，伴口眼㖞斜、半身不遂、语言不利或不经昏仆而仅以口眼㖞斜、半身不遂为临床主症的一类疾病，因发病疾骤，病情变化迅速，与风之善行数变特点相似，故名"中风""卒中"，为临床常见的一种多发病，具有致残率高、病死率高的特点，是我国古代四大难症（风、痨、臌、膈）之首。相当于西医学的急性脑血管性疾病，如脑梗死、脑出血、脑栓塞、蛛网膜下腔出血等，总体上分为出血性和缺血性两类。关于中风的记载，始见于《内经》，《素问·调经论》"岐伯曰：有者为实，无者为虚，故气并则无血，血并则无气，今血与气相失，故为虚焉。络之与孙脉俱输于经，血与气并，则为实焉。血之与气并走于上，则为大厥。厥则暴死，气复反则生，不反则死。"可见中风责于肝阳化风，气血逆乱，痰火瘀浊，直冲犯脑，血溢脉外，瘀阻脑络，窍闭神匿，神不导气而致肢体半身不遂。中风中脏腑，辨其据病性之虚实，分为闭证和脱证，临床以闭证多见，且以瘀血阻络的证型为多见，亦是中风病情险恶的危重阶段，是救治的关键时期。

【案一】朱某，男，65岁，2014年11月20日初诊。

主诉：左侧肢体乏力半年余。

现病史：患者半年前劳累后突发左侧肢体无力，行走不能，尚能持物，无头痛、恶心、呕吐、抽搐、意识不清、视物模糊、听力下降等，检查提示中风脑梗死及脑白质病变，于当地医院治疗后症状有所改善，左侧肌力4⁻，能自行下地活动，为进一步提高生活质量，遂闻名寻赖老诊治。刻下症见：患者左侧肌张力增高，肌力下降，伴下肢麻木感，诉偶有头晕，舌质暗红苔薄黄，脉沉弦细。

西医诊断：脑梗死恢复期。

中医诊断：中风后遗症。

证型：气虚血瘀兼热。

治法：益气健脾，化瘀清热。

处方：

太子参 20g	五爪龙 30g	桑枝 30g	川牛膝 12g
黄柏 6g	丹参 20g	木瓜 15g	黄芩 10g
麦芽 15g	知母 15g	生地黄 12g	怀山药 10g
胆南星 15g	桃仁 15g	赤芍 15g	甘草 3g

共 3 剂，日 1 剂，水煎服。

全天麻胶囊，每次 2 粒，每日 3 次，口服。

针灸：

1. 针刺：百会、水沟、颞三针（右）、肝俞（双）、膈俞（双）、曲池（双）、外关（双）、合谷（双）、足三里（双）、三阴交（双）、太冲（双）。其中肝俞、膈俞用补法，余穴用泻法，留针 30 分钟。

2. TDP 照下腹部。

二诊：2014 年 11 月 25 日。针药治疗 3 次后麻木明显减轻，仍头晕及手足偏瘫侧麻木，舌淡，脉沉弦。

处方：上方（2014 年 11 月 20 日）加千斤拔 30g，川芎 15g。

共 12 剂，日 1 剂，水煎服。

针灸治疗同前。

三诊：2014 年 12 月 16 日。患者已施针 10 次，服中药 15 剂，症状较前缓解，时有麻木，有时视物模糊，闭目打开才能视物，舌淡，脉细。

处方：上方（2014 年 11 月 25 日）去黄柏、麦芽、胆南星，加菊花 15g，枸杞 15g。

共 7 剂，日 1 剂，水煎服。

针灸治疗同前。

【按语】西医学认为脑卒中常是发生多种基础疾病后的最终事件，如高血压、糖尿病、高血脂症、脑血管畸形、肿瘤等。祖国医学则认为脑中风多发于血滞络瘀或气血逆乱的基础上，其发病多先伤五脏之真阴；或内外劳损，复有所触，以损一时之元气；或以年迈力衰，气血将离，则积损为颓，此发病之因也。盖其阴亏于前而阳损于后，阴陷于下而阳乏于上，以致阴阳损失，精气不交，所以忽尔昏愦猝然仆倒。而肝阳偏旺，横逆犯脾，脾运失司，痰浊内生；或肝火内热炼液成痰，以致肝风夹杂痰火，横窜经络，蒙蔽清窍，亦可发为猝然昏仆、歪僻不遂之症。清窍受阻，百病丛生。或"血菀于上，使人薄厥，有伤于筋，纵，其若不容。汗出偏沮，使人偏枯"，发为肢体活动不利；或脑髓受损，元神渐昏，发为痴呆；或咽喉气机逆乱，阴阳失调，发为吞咽障碍；或气机逆乱元神失养，加之久病活动不利引起患者忧愁思虑，情绪低落，发为抑郁。

本病为本虚标实，上盛下虚、肝肾阴虚，气血虚弱为致病之本，风、火、痰、瘀为致病之标。患者以左侧肢体活动不利伴麻木为主症，根据病机及舌脉象辨其气虚血瘀兼热，初诊拟方，太子参、五爪龙益气健脾；桑枝、牛膝、木瓜祛风湿、散瘀血、强筋骨以疏风通络；丹参、桃仁、赤芍活血化瘀；黄芩、黄柏清热泻火；知母、生地黄滋阴降火；怀山药、麦芽健脾补中；胆南星清热祛痰；甘草调和诸药；标本兼治，则邪去而正安。三诊患者未见苔黄等热象，故减黄柏、麦芽、胆南星，予加菊花、枸杞以清肝明目。

针灸处方，主穴选取百会，水沟，健侧颞三针，双侧肝俞、膈俞，肢体不利故配穴手、足三针。百会、水沟属督脉，赖氏通督养神法治疗中风，其治疗依据源于督脉对阳气的统帅调理作用，可以平衡人体阴阳之气，调整逆乱的气机；且督脉能有效地调理神气，恢复脑的功能，配合五脏背俞穴，调节五脏脏腑功能，有助于促进中风后的康复。"欲通督阳，先去瘀血"则为赖氏通元针法实际应用中的原则之一。《素问·生气通天论》"大怒则形气绝，而血菀于上，使人薄厥"，脑卒中多血滞络瘀，瘀血在脑，痰阻清窍，血不养神，髓海空虚，督阳不振，元神不主。故赖老临床亦常取督脉及背俞穴，尤其四花穴（心俞、膈俞），刺络拔罐以祛脑府中有形之瘀血和无形之瘀血。化瘀常耗气伤正，致气不摄血、督阳不振，此时则应以益气固本为主，或可施以灸法于天枢、气海、关元等穴，切勿一味活血化瘀不识变通，否则难以取效。此临证巧于借助督脉阳气、任脉阴气（元气）的"经络治疗效应"，为赖老临床经验之道。

【案二】李某，女，73岁，2014年1月6日初诊。

主诉：左侧肢体乏力4月。

现病史：患者4月前突发左侧肢体乏力，言语不利，MRI提示脑干梗死，经改善循环、营养神经、抗血小板聚集、针灸康复治疗后好转，遗留左侧肢体乏力。既往有高血压、支气管哮喘病史。现症见：神志清，精神可，左侧肢体乏力，言语欠清晰，头痛，无恶寒发热，无饮水呛咳，无吞咽困难，便秘，舌淡，脉沉重按无力。

西医诊断：脑梗死恢复期。

中医诊断：中风后遗症。

证型：肝肾亏虚兼痰瘀经络。

治法：补益肝肾祛瘀通络。

处方：

生地黄15g	熟地黄15g	桑寄生12g	元胡10g
怀山药15g	川芎15g	牡丹皮10g	田七粉^冲3g
丹参10g	葛根15g	夏枯草10g	胆南星15g
赤芍12g	僵蚕10g	甘草6g	

共7剂，日1剂，水煎服。

针灸：

1.针刺：百会、人中、颞三针（右）、曲池（双）、外关（双）、合谷（双）、足三里（双）、三阴交（双）、太冲（双）。上述穴位均选用平补平泻法，留针30分钟。

2.TDP照下腹部。

3.穴位注射：维生素B_{12}500μg+维D果糖酸钙注射液1mL交替穴注：足三里（双）、曲池（双），隔日1次。

【按语】中风的发生与多种因素相关，风、火、痰、瘀为主要病因。病位在脑，与心、肝、脾、肾密切相关。该病多在内伤积损的基础上，复因情志不遂、烦劳过度、饮食不节、外邪侵袭等因素，导致脏腑阴阳失调，气血逆乱，上扰清窍，窍闭神匿，神不导气。

对于脑梗死恢复期针刺主要是改善脑组织代谢紊乱，减少脑细胞膜及细胞膜脂质过氧化物产生的自由基对脑神经损伤，加快自由基清除，对脑组织产生保护作用。近代研究表明，针刺可以改善患肢的肌电活动，从而改善患肢低下的运动功能。靳三针是根据传统针刺方法的局部、临近取穴与循经远道取穴相结合原则而确立的针刺疗法，长期临床实践及研究证明在治疗中风等神经系统疾病方面疗效显著，取穴重点在头部颞侧，因"头为诸阳之会"，手足三阳经皆会于头，头颞部乃足少阳经循行之处，血管神经分布丰富，针刺该区域可疏通经络气血，加强局部血液循环，同时可达平肝息风、清肝胆火、鼓舞少阳生发之机的功效。患者处于中风后遗症期，肝肾亏虚为本，久病则瘀，痰瘀阻络致经脉气血循行不畅则肢体乏力，针灸采用靳三针为主促进肢体功能康复，配合中药补益肝肾祛瘀通络标本兼治。

"靳三针"为靳瑞教授所创，取穴精要，疗效卓著，而且具有较高的理、法、方、穴的学术价值。其不仅注重分部取穴与循经取穴相结合，而且非常讲究经穴特应性。正如《普济方》所载"忽中风，言语蹇涩，半身不遂……穴百会，耳前发际……神效……"的理论，以取头部耳前发际为主。盖"头为诸阳之会"，手足阳经皆会于此，且头颞部是肝经的表里经足少阳胆经循环分布之处，血管神经在此处十分丰富，按解剖学观点，颞部头骨较薄，针感较易传导。此处腧穴可疏通经络气血，清肝胆之火，鼓舞少阳生发之气机。此外，赖教授充分运用靳三针，且认为于头颞部针无病之健侧，强调"左取右、右取左"，一般先补后泻，均可起到疏风治瘫的确实疗效。

《内经》："腰以上病，手太阴阳明主之"，因阳明经多气多血，行气于三阳，与上肢活动密切相关。曲池、合谷均为手阳明经穴，针此二穴可疏通经络气血，活血散瘀。外关为手少阳三焦经络穴，内通于手厥阴，与阳维脉交会，"阳维维诸阳"，针此穴可维络诸阳，此外，赖教授认为巨刺患者外关穴可以特异性激活主管语言处理与感觉有关的脑区及主管运动的脑区。足三里是胃的下合穴，具有补益、强壮和疏通下肢阳经经气的作用，是治疗下肢肌肉萎缩、运动功能障碍的首选穴；三阴交是足三阴的交会穴，有培补肾气、调理三阴经气的作用；太冲为肝经的原穴和输血，是疏导下肢阴经经气之要穴。

帕金森病

帕金森病（PD）是一种常见的神经系统变性疾病，老年人多见，主要病变是大脑的黑质纹状体中多巴胺能神经元减少，破坏了多巴胺与胆碱能之间的平衡，使胆碱能神经功能占有优势，进而产生临床症状，但遗憾的是目前确切的病因至今尚未能完全明确。而中医对于帕金森病的认识及治疗源远流长，中医典籍中本病亦称"振掉""颤振""震颤"。颤证是以头部或肢体摇动、颤抖，不能自制为主要临床表现的一种病证。轻者仅表现为头摇动或手足微颤；重者头部震摇，肢体颤动不止，甚则肢节拘急，失去生活自理能力。早在《内经》时就已经有震颤、强直、运动减少、慌张步态等症状描述。中医认为本病病因繁多，病机复杂。大多中医学者认为本病本虚标实，肝肾亏损、气血不足是其本，风、火、痰、瘀为其标。而风、火、痰、瘀随着病情日久相互夹杂，毒损脑络，久而筋脉失养，发为本病。其基本病机是肝肾不足，病理因素是痰饮毒邪，病理环节是瘀血阻络。颤证病在筋脉，与肝、肾、脾等脏关系密切。上述各种原因，导致气血阴精亏虚，不能濡养筋脉；或痰浊、瘀血壅阻经脉，气血运行不畅，筋脉失养；或热甚动风，扰动筋脉，而致肢体拘急颤动。

【案一】陈某，女，62岁，2015年3月15日初诊。

主诉：手抖4年余，双下肢沉重10天。

现病史：手抖4年余，近10日自觉双下肢沉重，查体可见双下肢凹陷性水肿，舌淡，脉细涩，尺无力，关寸以上滑。

既往帕金森病4年余，2型糖尿病3年，脑梗死病史3年。曾低血钾2次，服美多巴、森福罗、格雷片、息宁、来适可、络活喜6种药物，疗效不佳。

西医诊断：帕金森病；2型糖尿病；脑梗后遗症。

中医诊断：颤证；消渴；中风后遗症。

证型：痰湿内蕴，脾肾两虚。

治法：燥湿豁痰，健脾益肾。

处方：

胆南星 15g	赤芍 15g	怀山药 12g	白术 10g
瓜蒌皮 20g	法半夏 6g	丹参 12g	生苡仁 15g
川芎 12g	橘红 15g	益智仁 12g	甘草 6g

共 7 剂，日 1 剂，水煎服。

针灸：

1. 针刺：百会，风池（双），阳池（双），养老（双），内关（双），神门（双），曲泉（双），太冲（双）。上述穴位均选用平补平泻法，留针30 分钟。

2. TDP 照腹部。

3. 穴位注射：维生素 B_{12} 500μg + 维 D 果糖酸钙注射液 1mL 交替穴注：足三里（双）、曲池（双），隔日 1 次。

4. 耳压疗法：取内分泌、脑、神门、脾、肾为主穴。

二诊： 2015 年 3 月 31 日。双下肢水肿明显减轻，行走较前方便，前天饭前吐出大量痰，舌淡脉细滑。

处方： 上方（2015 年 3 月 15 日）加炒白芍 15g，天竺黄 15g，龟板30g（另炖）。

共 7 剂，日 1 剂，水煎服。

针灸治疗同前。

三诊： 2015 年 4 月 13 日。症状见改善，手抖减轻，舌脉如上。

处方：

党参 15g	胆南星 15g	陈皮 10g	生白芍 30g
川天麻 15g	天冬 10g	云茯苓 30g	川芎 15g
熟地黄 20g	泽泻 10g	全蝎 6g	蜈蚣 1 条
甘草 6g			

共 7 剂，日 1 剂，水煎服。

针灸治疗同前。

四诊： 2015 年 4 月 24 日。腿部肿已消，今日手抖又作，舌淡，脉沉细。

处方： 上方（2015 年 4 月 13 日）去党参，加北芪 30g，千斤拔 30g，远志 10g。

共 7 剂，日 1 剂，水煎服。

针灸治疗同前。

五诊：2015 年 5 月 25 日。每次针后均步履较前轻松，可维持时间 2 天，腰部较前有力，体重减轻，震颤亦减轻，发作持续时间变短，余未见异常，舌淡尖红，脉细无力。

处方：上方（2015 年 4 月 24 日）白芍减量为 15g，加云茯苓 15g，山楂 30g，川牛膝 15g，桑寄生 20g。

共 7 剂，日 1 剂，水煎服。

针灸治疗同前。

六诊：2015 年 6 月 9 日。体重减轻 9～10 斤，下肢行走自诉较前轻松，手时颤，神情较前活泼，仍易紧张，舌脉如上。

处方：

云茯苓 15g	胆南星 12g	天麻 15g	川牛膝 12g
白芍 30g	生苡仁 25g	川芎 10g	威灵仙 12g
大腹皮 15g	山楂 30g	荷叶 15g	泽泻 15g
蜈蚣 1 条	防风 10g	甘草 6g	

共 7 剂，日 1 剂，水煎服。

针灸治疗同前。

七诊：2015 年 6 月 30 日。诸证改善，已减体重 10 斤，舌淡，脉沉弦细。

处方：上方（2015 年 6 月 9 日）加僵蚕 15g。

共 7 剂，日 1 剂，水煎服。

针灸治疗同前。

【**按语**】《素问·至真要大论》："诸风掉眩，皆属于肝"。《素问·五常政大论》又有"其病动摇""掉眩巅疾""掉振鼓栗"皆阐明了颤证以肢体摇动为其主要症状，属风象，与肝、肾有关。颤证初期，本虚之象并不明显，常见风火相煽、痰热壅阻之标实证，治以清热、化痰、息风为主；日久年老体弱，其肝肾亏虚、气血不足等本虚之象日益突现，当滋补肝肾，益气养血，调补阴阳，兼以息风通络。然消渴基本病机为阴津亏损，燥热偏盛，而以阴虚为本，燥热为标，两者互为因果，阴愈虚则燥热愈盛，燥热愈盛则阴愈虚。消渴病变的脏腑主要在肺、胃、肾，三脏之中，尤以肾最为重要。赖老治疗颤证及消渴皆注重补益肝肾，治病求本。此患者体型肥胖，基础疾病较多，双下肢水肿，素体肝肾亏虚，痰湿内盛，脾虚不能运化水湿，脾虚湿困，壅阻经脉，气血运行不畅，经脉失养，兼夹肝风，故见手抖，水湿下注，故双下肢沉重。脉象可见其细涩尺无力，关寸以上滑，有肝肾亏虚，痰湿内阻，气血不畅之象。一诊时赖老以导痰汤为主方加减，胆南星清热化痰，半夏、橘红燥湿化痰，配以瓜蒌皮加强化痰之功。白术健脾燥湿、益气利水，薏苡仁健脾渗湿，益智仁温脾暖肾，怀山药健脾补肺、固肾益精，此药相配温化痰湿，补肺脾肾，升降有序，痰湿得以温化运化，使其有出路。丹参、赤芍活血化瘀，与川芎行气活血，促进血行。二诊可知其明显减轻，并大量排出痰湿，故加以白芍敛阴柔筋，天竺黄清热化痰，龟板填精补髓，育阴息风。配合针灸，局部可取阳池、养老、内关、神门。阳池为手少阳三焦经之原穴，《经穴解》云"消渴口干，三焦有热积于中。少阳之症，多为寒热也。均宜责此穴，所谓虚实皆拔之也"，故阳池可止痉亦止渴。配合小肠经之郄穴养老，循经上行可止其颤。心包经之络穴内关及心经之原穴神门可疏利局部经络止痉挛，宁神益智。配合肝经合穴曲泉、原穴太冲，补益肝肾，柔筋息风。"少阳经所主者，多为风病，多为目病，为寒热病"，"胆经之风池，为胆经之虚处也……而风池一穴，尤为本经最要之穴"，此穴息风止痉最佳，配合百会引领阳气，使升清降浊，运化有道。三诊改用天麻及虫类如全蝎、蜈蚣加强其息风活络止颤之功，添以泽泻通利水道，熟地黄补血滋阴，补精益髓；党参、茯苓补益脾胃；天冬养阴清热，润肺滋肾。四诊、五诊逐渐加以补气，益肝肾之品，扶正祛邪。六诊、七诊加以强筋骨，补肝肾之品，再加僵蚕增其祛风之效。后经随访，患者诉手抖发作的时间较前明显减少，幅度及频率都较前变小，体重维持在七诊的水平。

【案二】占某，女，63岁，2015年12月18日初诊。

主诉：右侧身体不自主颤动3年余。

现病史：患者 3 年前右侧肢体出现静止性震颤，伴右侧肢体乏力，运动迟缓，至南方医科大学附属南方医院诊断为"帕金森病"，住院治疗症状缓解后出院，具体不详。其后症状反复，一直在南方医院门诊治疗。现右侧肢体震颤加重，肌张力增高，遂至我科门诊治疗。患者身体前倾一年余，面部表情减少，双下肢乏力，双上肢肌张力呈"齿轮样"增高，被动活动肌张力Ⅱ级，肌力正常。症见：口角时有流涎，胃纳一般，睡眠差，入睡困难，每晚睡 4～5 小时，大便稍干，小便正常，舌红苔少，脉弦细。

西医诊断：帕金森病。

中医诊断：颤证。

证型：肝肾亏虚。

治法：滋肝益肾。

处方：盐酸苯海索，每日 2mg，每日 3 次，口服。

针灸：

1.针刺：①百会、四神聪、颞三针（左）、曲池（双）、外关（双）、合谷（双）、神门（双）、天枢（双）、关元、血海（双）、足三里（右）、三阴交（双）、太溪（双）；②百会、四神聪、颞三针（左）、曲池（双）、外关（双）、合谷（双）、肝俞（双）、肾俞（双）、阳陵泉（双）、三阴交（双）。上两组穴位交替选用，所有穴位均平补平泻，留针 30 分钟。

2.电针：使用 G6805-Ⅱ型电针仪，选用 3.3Hz 左右的密波，电流强度 2.0mA，以患者局部肌肉轻微颤动为度。其中颞三针、同侧曲池和外关、同侧足三里和三阴交、同侧肝俞和肾俞分别连接在同一组线的两个电极上。

3.TDP 照腹部。

4.穴位注射：维生素 B_{12}500μg+ 维 D 果糖酸钙注射液 1mL 交替穴注：足三里（双）、曲池（双），隔日 1 次。

5.耳压疗法：取神门、肝、肾、皮质下为主穴。

二诊：2015 年 12 月 25 日。已治疗 3 次，患者诉右侧肢体静止性震颤幅度明显减小，入睡困难已无，但睡眠时长未改变，舌红苔白，脉弦细。

针灸治疗同前。

三诊：2016 年 1 月 18 日。患者诉右侧肢体震颤较前明显减小，持续时间稍有改善，双下肢已无乏力，自身感觉全身肌力增加，睡眠可，时间较前有所延长，二便调，舌淡苔薄白，脉细。

针灸治疗同前。

【按语】《素问·至真要大论》曰："诸风掉眩，皆属于肝。"其"掉"字，即含震颤之义。《素问·脉要精微论》有"骨者，髓之府，不能久立，行则振掉，骨将惫矣"之论，《素问·五常政大论》又有"其病摇动""掉眩巅疾""掉振鼓栗"等描述，阐述了本病以肢体摇动为其主要症状，属风象，与肝、肾有关，为后世对颤证的认识奠定了基础。本病患者属肝肾亏虚证，老年患者，已过《内经》所说的"七七"，"任脉虚，太冲脉衰少"，肝肾之气也已亏虚，肝血不足不能濡养肢体经络，虚则生风，风盛则动，故肢体颤动不能自主。赖教授师承针灸名家靳瑞教授，对"靳三针"掌握的炉火纯青。故对症取穴多选用"手三针""足三针"。结合赖老的"通元针法"及辩证取穴、辩证施针、施药，引气归元、通督调神，使内风得平，阴平阳秘。同时配合西药盐酸苯海索片，属于中西结合疗法的经典案例。临床中，赖老常强调针刺手法的应用，"补虚泻实"是施针用药的原则，重视针刺得气以及气的运行是疗效的关键，只有做到引气归元，阴阳调和才能达到祛邪扶正的目的。

赖新生教授同时也很重视辅助的疗法，如耳穴压豆，强调首先得取穴精准，其次得辩证选穴；对于电针、红外线灯照射疗法等也并不仅仅是每个病人都千篇一律。比如对于电针的选穴时，赖教授常用的穴组为：百会和水沟、外关和合谷、足三里和太冲等等；频率多用3.3Hz，强度多为2mA。赖教授就电针治疗帕金森病患者选用的频率和电流强度问题进行了长期的探索，上述参数是他多年临床心得之一。

头 痛

头痛是患者自觉头部疼痛的一类病症，是临床上常见的自觉症状，可单独出现，亦可见于各种急慢性疾病中。头痛是一类复杂的症候群，可分为：原发性头痛、继发性头痛。常见的头痛有神经性头痛、血管紧张性头痛、高血压头痛、颈椎病头痛、脑外伤后头痛及经期紧张综合征头痛等。头痛属祖国医学"偏头痛""头痛""头风"范畴,《内经》已有"首风""脑风"等记载。其发病机理极其复杂,是由头部血管舒缩功能紊乱引起的症状,具有反复发作性。由于西医学对其发病机制尚不明晰,故在治疗方面存在一定缺陷。早在东汉,张仲景已经提出了六经头痛的论治,经过上千年经验积累,中医治疗头痛有独具特色的手段和优势。头痛的发生常与外感风邪、情志、饮食、体虚久病等因素有关,可分为外感头痛与内伤头痛。本病病位在头,头为"髓海""诸阳之会",手足三阳经、足厥阴肝经、督脉均行至头部,故手足三阳经、足厥阴肝经、督脉与头痛密切相关。其基本病机是气血失和,经络不通或脑络失养。

【案一】 陈某,女,28岁,2015年5月12日初诊。

主诉: 头痛17年。

现病史: 患者17年来顽固性头痛,以颠顶为剧,或前额或太阳穴伴痛感,牵涉至耳后方,伴头晕,时有眼部不适,痛时闭眼稍适,平素怕吹风吹空调,出门戴帽。头颅CT及MRI未见异常。睡眠差,舌淡苔白,脉沉无力而细数、涩。

西医诊断: 头痛查因:神经性头痛?

中医诊断: 头痛。

证型: 风寒阻络,肝肾不足。

治法: 祛风散寒,通络止痛。

处方:

川芎 15g	白芷 10g	元胡 10g	党参 15g
连翘 6g	防风 10g	薄荷_{后下} 4.5g	桃仁 12g
全蝎 6g	荆芥 10g	羌活 10g	红花 6g
甘草 6g	细辛 5g	白附子 12g	北芪 15g

共7剂,日1剂,水煎服。

银杏叶片,每次1粒,每日3次,口服。

针灸:

1.针刺:百会、上星、太阳(双)、人中、风池(双)、曲池(双)、外关（双）、合谷（双）、足三里（双）、三阴交（双）、太冲（双）。头部穴位用泻法，远端穴位用补法，留针30分钟。

2. TDP照腹部

3. 穴位注射：维生素B_{12}500μg+维D果糖酸钙注射液1mL交替穴注：足三里（双）、曲池（双），隔日1次。

二诊：2015年5月13日。诉疼痛减80％，睡眠大好，舌淡边尖红苔润，脉仍弦实。

中药、针灸治疗同前。

三诊：2015年5月19日。现起床不需戴帽，可以睁开眼，无头痛但咽微痛，舌边红，脉细。

处方：

元胡 10g	生地黄 12g	葛根 15g	甘草 6g
赤芍 12g	川芎 6g	牡丹皮 15g	红花 6g
桔梗 15g	女贞子 12g	菊花 6g	元参 6g

旱莲草 15g

共7剂，日1剂，水煎服。

针灸治疗同前。

【按语】自仲景《伤寒论》分列太阳、阳明、少阳、厥阴头痛以来，后世医家于头痛论治多有发挥，李东垣《内外伤辨惑论》提出头痛当辨外感内伤，《丹溪心法》则曰："头风者，本于风寒入于脑络"，故主张"头风用热药多"，并提出分经论治观点。至清代王清任《医林改错》又提出血瘀头痛，主张用血府逐瘀汤治之，叶天士则提出"久病入络"学说，认为初病是气分病，久病则至血分病，总以活血通络为法。

该患者顽固性头痛17年，怕吹风吹空调，舌淡苔白，乃是风寒头痛的表现。颠顶为厥阴所主，老年女性、颠顶痛、脉沉涩，乃是肝肾不足夹血瘀之见证。法当祛风散寒、活血通络止痛为主，佐以扶正之品，方以川芎茶调散加减。《医方集解》"颠顶之上，唯风药可到，所以头痛必用风药"，川芎辛香走窜，善行头目而祛风止痛，故有"头痛不离川芎"之称，善治厥阴、少阳经头痛，用之为君。羌活、白芷、细辛均可祛风止痛，其中羌活善治太阳经头痛（后头痛），白芷善治阳明经头痛（前额），细辛善治少阳经头痛，共为臣药。防风、荆芥辛散上行，善祛风为佐药。久病入络，桃仁、红花活血化瘀，白附子、全蝎搜风通络止痛亦为佐药。北芪、党参补气扶正以防辛散之品耗伤正气，连翘、薄荷少量以清利头目皆同为佐药。甘草调和诸药为使药。以上诸药相合，共奏祛风散寒，通络止痛之功。

　　针灸治疗亦以疏风、清利头目为主，其中风池善散头面之风邪，百会、上星、人中通督脉而散头风，所谓通则不痛；太阳穴为头部泄洪之闸门，所有头目胀痛均可用之；曲池、外关、合谷善散风寒之邪，足三里、三阴交扶正以祛邪，太冲善理肝经之气而止痛，亦相伍而用。

　　二诊时患者诉头痛明显减轻，并睡眠大好，效不更方，继续原方与针灸治疗。三诊时已无头痛，畏风畏冷明显好转，出门不用戴帽，唯咽痛，考虑系上方过于辛燥所致，佐以葛根、生地黄、元参等养阴之品，桔梗、甘草利咽以善后。

【案二】郑某，女，38 岁，2015 年 1 月 20 日初诊。

主诉：头痛 19 年。

现病史：患者 19 年前开始出现头痛，以右侧头痛为甚，痛则打嗝，呕吐，头晕，胸闷，以往一旦熬夜即发，服大量中药、西药 10 余年，从未间断发作。症见：舌淡暗苔薄白，脉沉弦。

西医诊断：头痛查因：血管性头痛？

中医诊断：头痛。

证型：痰瘀阻络，肝肾不足。

治法：祛痰化瘀，通络止痛。

处方：

连翘 10g	生牡蛎^{先煎}30g	川芎 15g	竹茹 30g
生地黄 15g	天竺黄 15g	田七末^{冲服}3g	牡丹皮 15g
甘草 6g			

共 7 剂，日 1 剂，水煎服。

针灸：

1.针刺：颔厌（右）、悬颅（右）、人中、百会、风池（双）、外关

（双）、合谷（双）、足三里（双）、三阴交（双）、太冲（双）。头部穴位用泻法，远端用补法，留针 30 分钟。

2. TDP 照腹部。

二诊：2015 年 3 月 17 日。休息不好时偶有头痛，大便溏而不爽，舌暗苔白，脉沉弦数。

处方：

柴胡 10g	郁金 12g	连翘 10g	白芷 6g
蒲公英 20g	牡丹皮 10g	槟榔 10g	厚朴 10g
当归 10g	黄芩 10g	赤芍 15g	丹参 20g
甘草 6g			

共 7 剂，日 1 剂，水煎服。

针灸治疗同前。

三诊：2015 年 3 月 24 日。近日已无头痛，便溏，纳可，舌淡，脉沉细。

处方：

党参 12g	白术 10g	麦芽 20g	神曲 10g
陈皮 10g	山楂 20g	茯苓 12g	法半夏 6g
甘草 6g	连翘 10g	莱菔子 12g	鸡内金 12g

共 7 剂，日 1 剂，水煎服。

针灸治疗同前。

四诊：2015 年 4 月 2 日。头痛已消失，舌质暗，脉平。

针灸治疗同前。

【按语】本患者诊断为偏头痛，偏头痛是指反复发作的一侧或两侧搏动性头痛，为临床常见的特发性头痛，发病机理与遗传、内分泌、代谢、饮食及精神因素引起血管舒缩有关。

本患者苦偏头痛日久，遇劳加重，兼有胃气上逆，头晕胸闷为痰阻之象，故初诊时予竹茹、天竺黄等降逆化痰，天竺黄现代药理研究，所含竹红菌甲素具有明显阵痛抗炎作用，且对血管有直接扩张作用；日久病邪入络，故用活血之品；偏头痛病位在少阳，连翘味薄，轻清而浮，主升，为阴中阳，合川芎引药入手足少阳。配合针灸治疗，《百症赋》云："悬颅颔厌之中，偏头痛止。"人中、百会通调督脉，配合足三针调理中焦。二诊之时头痛大减，后加减调理中焦不适。

【案三】唐某，女，23岁，2014年3月18日初诊。

主诉：反复左侧颞部疼痛1年余。

现病史：患者1年前无明显诱因出现头部颞侧疼痛，痛而难忍，服用布洛芬后疼痛较前缓解，遇风疼痛症状加重，每次持续时间约1～3小时，疼痛发作时间不规律，间隔3～4个月发作一次，发作每次伴有呕吐，呕吐物均为胃内容物，非喷射状，每次疼痛发作后自觉疲乏无力，易嗜睡，纳眠可，大便质稀，日行3次，舌淡苔白腻，脉弦滑。

西医诊断：神经性头痛。

中医诊断：头痛。

证型：痰浊上蒙。

治法：健脾化湿止痛。

针灸：

1.针刺：发作期（处方一）：丝竹空透率谷（左）、颔厌透悬颅（左）、列缺（双）、合谷（双）、足临泣（双）；静止期（处方二）：风池（双）、百会、天枢（双）、中脘、气海、关元、足三里（双）、三阴交（双）、太冲（双）；发作期穴位用泻法，不留针；静止期穴位用平补平泻，留针30分钟。

2.放血疗法：发作期选取耳尖及率谷；静止期选取脾俞、膈俞。

3.耳压疗法：取神门、皮质下、交感、脑干、颞、肝、肾为主穴。

针刺处方选用静止期的处方，针1次。

二诊：2014年3月25日。经过1次针刺后，患者自诉因偏头痛未发作，针刺后自觉无明显改善。

处方：针刺处方仍选用静止期的处方，配合耳针及放血疗法，针1次。

三诊：2014年4月5日。患者就诊时正值偏头痛发作，寻找牙痛点以率谷穴为中心，沿着耳廓向下至风池穴为一条疼痛主线。

处方：针灸处方选用处方，配合耳针及放血疗法，针1次。

四诊：2014年4月7日。患者自诉疼痛好转，既往疼痛发作后遗留的疲乏无力、嗜睡症状无，大便质硬，日行 1 次，为求根治，遂再次前来就诊。同前继续治疗。

【按语】患者以颞部疼痛为主，按中医经脉循行观点，属于足少阳胆经、手少阳三焦经。《灵枢·经脉》中足少阳胆经的循行："胆足少阳之脉，起于目锐眦，上抵头角，下耳后……下颊合缺盆"。手少阳三焦的循行："三焦手少阳之脉……上项，系耳后直上，出耳角，以屈下颊至𩩯……"不难发现，手足少阳经脉往返数支，密布于头之两侧，所以偏头疼的部位恰是手、足少阳经循行部位。此为"从少阳病论治偏头疼"的依据之一。赖新生教授治疗偏头疼临床多选用丝竹空透率谷、颔厌透悬颅为主穴，通过针刺这些穴位，配以疏密波电刺激，可以直接刺激头侧部的大脑皮层，疏通经络，促进血液循环，使经络通畅，气血和顺，达到立竿见影止头痛的目的。

处方一中的列缺开肺气而化痰湿，合谷"面口合谷收"面部疾病均可以使用合谷以达到调和气机，足临泣为远端取穴、胆经穴位，"经脉所过，主治所及"。虽然在针刺处方中标注急性期使用处方一，静止期使用处方二，只是存在穴位耐受的可能性，因此分列针刺处方分别使用，如病人就诊时间间隔长可以同时配合使用，起到双重作用。在二诊时，因针刺一次后没有任何变化，疼痛未发作，病人无法感觉到针刺的治疗效果，然选用处方二是起到治本之措施，健脾化湿，使湿邪引下而行，祛邪外出，疼痛可以消除。风池、百会二穴，《素问·脉要精微论》指出："头者精明之府"，五脏六腑之精气皆上升于头，头部与人体内的各个脏腑器官的功能有密切联系。头面部是经气汇集的重要部位。二诊选用的处方是以"通督调神，引气归元"为法，患者辨证为痰浊上蒙引起的偏头痛，通过健脾化湿以治本来增加机体正气，以"正气存内，邪不可干"来治疗疾病，因此二诊就诊时无明显改善。三诊，正直发作期，因此使用处方一，配合放血疗法，以活血化瘀，疏通经络，选用脾俞是脾的募穴，健脾化湿以固本，膈俞为活血化瘀，该患者反复一年发作，久病入络，因此选用膈俞相配。针刺后询问患者疼痛情况，病人自诉疼痛明显缓解，治疗效果肯定。四诊时，偏头痛发作后的症状未出现，且二便调和，说明静止期时使用处方二起到调和气血五脏的作用，使脾胃功能旺盛，运化功能正常，邪气外出，阴阳平衡而治病。

【案四】方某，男，2015年4月9日初诊。

主诉：左侧偏头痛6年余。

现病史：患者诉每次头痛伴头晕，呈跳痛，午后发作为主，每次发作2小时左右，寐可，无高血压史，舌尖偏红，左关弦。

西医诊断：血管神经性头痛。

中医诊断：偏头痛。

证型：气郁阳亢。

治法：疏肝解郁，平肝泻火。

处方：

柴胡10g	生白芍12g	川楝子12g	沙参12g
天冬10g	牡丹皮12g	生地黄12g	菊花10g
川芎15g	麦芽30g	夏枯草12g	甘草6g

共12剂，日1剂，水煎服。

针灸：

1.针刺：率谷（左）、悬颅（左）、颔厌（左）、曲池（双）、外关（双）、合谷（双）、足三里（双）、三阴交（双）、太冲（双）、足临泣（双）。头部穴位用泻法，远端用补法，留针30分钟。

2.电针：使用G6805-Ⅱ型电针仪，选用频率为50Hz的密波，电流强度0.1～2.0mA，以患者局部肌肉轻微颤动为度。其中同侧率谷和悬颅、同侧曲池和外关、同侧足三里和三阴交分别连接在同一组线的两个电极上。

3.刺络放血：肝俞（双）。

二诊：2015年5月5日。偏头痛的时间及程度均减轻，大便两天1次（服药时每天1次），干咳少痰，舌边尖红甚，脉沉弦。

处方：上方（2015年4月9日）加干姜6g，山栀子10g，枸杞15g。

共7剂，日1剂，水煎服。

针灸治疗同前。

【按语】在排除其他原因所致头痛基础上，偏头痛多具有下述六个特点：①周期性反复发作，病程在 6 个月以上，或至少有 5 次发作。②疼痛大多限于一侧颞、额及眼眶等区域，少数为双侧，有时波及头顶部；③呈搏动样跳痛、钻痛；④发作前或发作期常伴有植物神经功能紊乱症状，如恶心、呕吐、面色改变、多汗等；⑤每次头痛持续时间由数十分钟至数日不等；⑥发作间歇期完全正常。

　　偏头痛的病因病机主要是虚、痰、瘀、风、火引起的肝肾脾等脏腑功能失调，临床上常常多种病因相兼，虚实夹杂，需细细甄别。

　　本例患者偏头痛应该从肝论治，晋代王叔和《脉经》也指出："足厥阴与少阳气逆，则头目痛，耳聋不聪，颊肿"。《临证指南医案》："郁则气滞，气滞则化热，火性炎上，火邪上扰清宫之窍而致头痛"。肝为风木之脏，主藏血，性喜条达。肝气郁结，易致肝胆火盛，风火上扰清窍，导致经脉阻滞、津血内闭，发为头痛，故在辨证、立法及用药上，应从肝入手。方用柴胡、白芍、川楝子、麦芽行气疏肝解郁；川芎行气止痛，为止头痛圣药，"头痛必用川芎"；夏枯草、菊花平肝泻火；生地黄、牡丹皮清热凉血活血以清久病之血瘀血热；沙参、麦冬滋阴潜阳，防肝胆火盛耗伤肝阴。针灸以率谷、悬颅、颔厌局部循经取穴通经止痛，以手足三针疏通经络，整体调和阴阳，以足临泣疏肝平肝泻火，配合肝俞刺络放血疏肝泻肝。如此，针药合用，使肝气得畅、肝阳得平、肝火得泻、肝阴得滋，则经脉得通，偏头痛自可消除。

　　【案五】蔡某，女，2014 年 11 月 12 初诊。

　　主诉：头痛欲裂 20 余年。

　　现病史：患者 20 多年前无明显诱因出现整个头部疼痛难忍，如爆炸感，或刺痛、跳痛、牵扯痛，伴恶心欲吐，汗出，需口服脑活素，麦角胺咖啡因片等可缓冲一时。近年频发，渐进性加重，每月发作 2～3 次，每次持续 10 余天，现多种止痛片无效。舌淡脉沉弦尺细。

　　西医诊断：神经性头痛。

　　中医诊断：头痛。

　　证型：气滞血瘀证。

　　治法：活血化瘀，通络止痛。

处方：

连翘 10g 生牡蛎 30g 川芎 30g 法半夏 10g

赤芍 15g 桃仁 15g 元胡 15g 田七粉（冲）3g

红花 6g 羌活 10g 甘草 6g

共 7 剂，日 1 剂，水煎服。

针灸：

1. 针刺：天枢（双）、关元、气海、归来（双）、血海（双）、足三里（双）、三阴交（双）、太冲（双）、合谷（双）、百会、颞三针（双）。局部穴位使用泻法，远端平补平泻，留针 30 分钟。

2. 电针：使用 G6805-Ⅱ型电针仪，选用频率为 50Hz 的密波，电流强度 0.1～2.0mA，以患者局部肌肉轻微颤动为度。其中同侧天枢和归来、气海和中极、同侧足三里和三阴交、同侧颞三针分别连接在同一组线的两个电极上。

二诊：2014 年 11 月 19 日。已针 2 次，中药连服。头痛发作，面黑舌淡苔白，脉沉弦。

处方：

生白芍 15g 川芎 10g 元胡 15g 防风 10g

细辛 3g 白芷 10g 黄芩 10g 薄荷 4.5g^{后下}

牡丹皮 15g 钩藤 15g 怀山药 10g 白术 6g

甘草 6g 黄柏 10g

共 7 剂，日 1 剂，水煎服。

正天丸，每次 6g，每日 3 次，口服。

针灸治疗同前。

三诊：2014 年 11 月 26 日。已治疗 3 次，中药连服。头痛已基本痊愈，面色黧黑见消退，纳可，二便调，舌脉如上。

处方：上方去细辛，加生地黄 12g，川天麻 10g。

共 7 剂，日 1 剂，水煎服。

针灸治疗同前。

食疗煲汤处方：怀山药 15g，天麻 15g，川芎 6g，枸杞 20g，瘦肉三两。

【按语】该患者为神经性头痛，疼痛较为剧烈，四诊合参，该患者可辨证为以血瘀为主，瘀血阻滞经脉，局部气血不足，脉络失养，不通则痛；血瘀生风，肝风内动，肝木克土，故见恶心呕吐，舌淡脉沉弦细。故中药以活血化瘀为法，配以平肝息风、清热凉血的药物。针刺以引气归元针法为主，通过调节脐下肾间动气以补肝肾，滋水涵木，使肝气调和，脾土自安。同时，天枢可疏调机体上下气机，气机调和，则达到平降胃气止呕的功效；配以足三针疏肝解郁，补气健脾，血海活血化瘀；远端取合谷，近端取百会、颞三针，以祛风通络，疏通头面部之气血。全方共奏通络止痛之效。

眩　晕

眩晕是普通人群中最常见的症状之一。其伴随症状和体征形式多样，病因复杂，涵盖临床多个学科。眩晕可引起摔倒，甚至导致严重的并发症，影响患者生活质量并使工作能力下降。中医学对眩晕的记载始见于《内经》，有"目眩""目瞑""眩仆""眩冒""掉眩"等不同称谓。眩晕一词的记载，首见于陈无择《三因极一病证方论》。导致眩晕的病因可谓是多种多样的，风、火、痰、虚、瘀，因虚、因实均可导致。《内经》论曰："诸风掉眩，皆属于肝"，将眩晕的病机责之于肝。肝为刚脏，主动主升，肝火易旺，火旺伤阴，肝风易动，因此，《内经》中所论眩晕以阴液亏虚、肝风内动者居多。《伤寒论》则补充了水气病所致眩、郁冒。唐宋以后，治疗眩晕的方药数量急剧增长，增添了祛除外风、化痰理气等治法。辨证体系日益完备。

【案一】张某，男，55岁，2014年12月20日初诊。

主诉：反复头晕7年余，加重1年。

现病史：患者7年前开始出现反复出现头晕，既往高血压病史8年，发作时血压明显升高，具体不详。近1年来发作频繁，几乎天天头晕，伴失眠，心痛，遂来我院针灸科就诊。症见：头晕，昏蒙感，肩颈不适，纳呆，失眠，二便调，舌淡苔白厚腻，脉沉弦。

西医诊断：高血压病。

中医诊断：眩晕。

证型：肝风内动，痰浊上扰。

治法：健脾化痰，活血息风。

处方：

瓜蒌皮 30g	丹参 20g	桃仁 12g	红花 6g
白术 10g	川芎 15g	胆南星 15g	云茯苓 15g
夏枯草 10g	怀山药 12g	甘草 6g	牡丹皮 15g
钩藤 20g			

共 10 剂，日 1 剂，水煎服。

银杏叶片，每次 1 粒，每日 3 次，口服；西比灵，每次 1 粒，每日 3 次，口服。

二诊：2014 年 12 月 30 日。连续服药 10 天，现患者头晕几乎缓解，失眠及肩颈均改善，饭量增加，舌淡，苔厚腻已退，脉沉弦。

处方：上方（2014 年 12 月 20 日）加炒枣仁 25g，川天麻 10g，杜仲 12g。

共 10 剂，日 1 剂，水煎服。

三诊：2015 年 1 月 20 日。续服中药 10 余剂，症状明显好转，头晕大减，睡眠显著改善，但自诉近日偶有咳嗽，纳可，二便调，舌暗淡边有齿印，脉沉滑弦。

处方：上方（2014 年 12 月 30 日）去杜仲，加前胡 10g，连翘 10g，桑叶 12g。

共 10 剂，日 1 剂，水煎服。

【按语】眩晕最早见于《内经》，称之为"眩冒"，多因情志内伤、饮食劳倦及病后体虚，导致气血肾精亏虚，脑髓失养；或肝阳痰火上逆，扰动清窍所致。《丹溪心法·头眩》曰："头眩，痰挟气虚并火，治痰为主，挟补气药及降火药。无痰不作眩，痰因火动，又有湿痰者，有火痰者。"

本案患者年老体虚，血行瘀滞，湿聚成痰，土不载木，致厥阴风木内动，夹痰浊上扰清窍，发为本病。初诊之时痰浊之象尤显，故头晕伴昏蒙感，且症状顽固，难以缓解，亟当清热化痰，健脾运浊，使肝风不得痰浊之助。方中瓜蒌皮、胆南星清热化痰，怀山药、白术、云茯苓、甘草健脾运浊，丹参、桃仁、红花、川芎等活血祛瘀，通利血脉。三管齐下，痰浊得除。有此基础，再予夏枯草、钩藤、牡丹皮清热凉血，平肝息风，则可收事半功倍之效。二诊时患者即诉头晕缓解，结合舌脉。此时痰浊渐除，于方中酌加天麻以加强平肝息风之力，同时注意本病乃本虚标实之证，祛除邪实之余，加杜仲、酸枣仁以补肝肾之虚，并滋阴宁心。如此，则章法有度，诸症缓解，睡眠亦大为改善。

【案二】黄某，男，44 岁，2015 年 6 月 15 日初诊。

主诉：头晕 15 年余。

现病史：患者诉头晕时呈天旋地转，伴有沉重感，服大量中药及西药无明显好转。查 MRI、CT 未见异常。症见：痰多，颈不适，胸闷，心慌，腹胀，憋气感，腰痛，纳可，眠一般，梦多，舌少苔，有瘀斑，左寸弦数，关无力尺细，右尺实弦。

西医诊断：脑供血不足。

中医诊断：眩晕。

证型：脾肾亏虚，心火亢盛，肝血不足。

治法：补脾益肾，清肝泻火。

处方：

川芎 15g	赤芍 15g	僵蚕 15g	熟地黄 15g
当归 12g	法半夏 15g	瓜蒌皮 30g	橘红 15g
柴胡 10g	女贞子 15g	桃仁 12g	红花 6g
夜交藤 30g	炒枣仁 30g	甘草 6g	

共 12 剂，日 1 剂，水煎服。

【按语】眩晕病机，历来诸家认识不一。张介宾云："无虚不能作眩，当以治虚为主。"丹溪："无痰不能作眩，当以治痰为主。"王肯堂认为："眩晕之病，非一邪而可终。"程钟龄提出了明确的分型与治法方药。《医学心悟·眩晕》云："眩，谓眼黑；晕者，头旋也，古称头旋眼花也。""其中有肝火内动者，经云诸风掉眩皆属肝木是也，逍遥散主之；有湿痰壅遏者，书云头旋眼花，非天麻、半夏不除是也，半夏白术天麻汤主之；有气虚挟痰者，书曰清阳不升浊阴不降，则上重下轻也，六君子汤主之；亦有肾水不足，虚火上炎者，六味汤。亦有命门火衰，真阳上泛者，八味汤。此治眩晕之大法也。"

眩晕论治，首先分内外，次辨虚实，随证治之。本患者眩晕多年不愈，痰多胸闷，胸为阳位，胸阳被痰阻，故胸闷心慌，梦多；舌有瘀斑为血瘀之象；寸弦数、关无力，尺细，是上盛下虚，中气不足，既有下焦不足，又有痰阻，既有正虚，又有邪实。故处方以化痰兼养血活血，四物汤活血补血，合二陈汤燥湿化痰；心火上炎是下焦不足，龙雷之火不能潜藏，故当以熟地黄、女贞子培补下焦为先。炒枣仁与夜交藤为赖老常用安眠对药。

血管性痴呆

血管性痴呆（vasculardementia，VD）是指各种脑血管疾病引起的脑功能障碍而产生的获得性智能损害综合征，以遇事善忘、不能定向、理解错误、计算力差、情绪失控等认知、记忆、言语、情感、性格的精神减退或消失为特征。中医关于血管性痴呆的论述散见于"善忘""呆病""痴症""癫证""郁证""类中"等病证的讨论中。中医认为，其病位在脑，与心、肝、脾、肾等脏腑功能失调密切相关，病因多为髓海不足、失充失养，或气郁痰凝，血瘀火炎，清空被扰，清窍被蒙。其治疗大法为补益脑髓、宁心安神、醒脑开窍，治疗重点在于调理脑府和心。VD 的预后与引起血管损害的基础疾病和颅内血管病灶的部位有关，通过改善脑循环、预防脑血管病复发可减轻症状，防止病情进一步恶化。

【案一】马某，女，61 岁，2004 年 6 月 3 日初诊。

主诉：左侧肢体活动无力 3 年，记忆力、反应力低下 1 年半，加重 5 个月。

现病史：患者于 3 年前无明显诱因突然发生左侧肢体痿软无力、活动不利，伴口角歪斜，当时无呕吐、发热、二便失禁等。于当地医院住院治疗，CT 示右侧顶、颞、额部多发性梗死灶，经过静脉注射、口服西药、中成药等方法治疗后，上述症状有所好转，左侧上肢肌力为Ⅲ级，下肢肌力Ⅳ级，肌张力高。近1年半，患者出现明显的智力下降，以近5个月为甚，表现为近事善忘，计算力、记忆力下降，反应迟钝，不能自己安排日常生活，且性情变得烦躁易怒，动则悲伤哭泣，特别追究一些细枝末节，对人挑剔，遇事钻牛角尖，常抱怨生不如死，伴有失眠、多梦、心悸、少气懒言、眼花、口苦等症状，舌质暗苔薄白，脉弦细。患者有高血压病史约15年。其Hachinski缺血量表（HIS）评分为9分，简易智能量表（MMSE）评分为17分。

西医诊断：血管性痴呆。

中医诊断：呆病。

证型：肝肾亏虚。

治法：培补肝肾，益精调神。

针灸：

1.针刺：百会、水沟、神门（双）、曲池（左）、合谷（左）、天枢（双）、关元、归来（双）、足三里（双）、太溪（双）、太冲（双）。所有穴位平补平泻，留针30分钟。

2.电针：使用G6805-Ⅱ型电针仪，选用频率为3.3Hz的疏波，电流强度0.1～2.0mA，以患者局部肌肉轻微颤动为度。其中同侧天枢和归来、同侧曲池和合谷、同侧足三里和太溪分别连接在同一组线的两个电极上。

3.TDP照腹部。

二诊：2014年6月20日。患着烦躁、哭泣等症状明显好转，自述可以控制自己情绪。

针灸治疗同前。

三诊：2014年7月15日。患者的计算力、记忆力、注意力有明显提高，睡眠质量较前改善，心悸、口苦等症状有所好转，且左侧手足肌张力有所降低，动作较前灵活。同时，患者表现出对电视剧有兴趣，且愿意同人交流，能够自己简单地计划用钱，MMSE评分升至26分。

针灸治疗同前。

【按语】赖教授运用针刺的方法进行治疗。针对左侧肢体活动不利，赖教授选用了手足阳明经为主的穴位（左侧），针对痴呆症状，取穴百会、水沟、神门（双）。根据赖新生教授多年临床经验，赖老认为百会、神门偏于调理，一个针对脑府、一个针对心，可以补益髓海、安定心神、维持清窍。水沟偏泻，针对清窍蒙蔽、清空被扰的病机，可以安神定惊、醒脑开窍。患者左侧肢体痿软无力，故选用多气多血的手足阳明经上的穴位来通利经脉，使筋肉荣润。天枢、关元、归来是赖新生"通元针法"的主要取穴，通过针灸发挥引气归元、通督养神的作用，阳气引领阴气，扶正祛邪，从而使肝肾之虚得以调整，髓满精盛。太溪、太冲分别是肾经、肝经的原穴，是对症取穴。

赖新生教授对针灸治疗血管性痴呆做了大量的研究，他认为百会、神门能够改善 VD 患者记忆、定向、反应、固执、恍惚等方面的症状，百会长于帮助患者理解、计算、适应社会；水沟则偏重于针对 VD 患者喜睡嗜卧、反应迟钝、神思恍惚、记忆等症状的改善；百会、水沟、神门 3 穴联合运用，对于 VD 患者的智力水平、社会适应能力有着较为全面的改善。对于百会、水沟、神门 3 穴在改善 VD 患者临床症状和智力水平方面，认为 3 穴各有其相对特异性，3 穴联合运用疗效最佳。《针灸大成》卷八云："呆痴，神门、少商、涌泉、心俞……失志痴呆，神门、鬼眼、百会、鸠尾。"可见赖新生教授治疗血管性痴呆的取穴是源于《针灸大成》的。

血管性痴呆好发于老年人，对轻度认知功能障碍积极进行干预是延缓认知功能进一步衰退的有效措施，但以哪些药物或采用哪种方法进行有效干预目前学术界尚未达成共识。赖新生教授认为针灸可以很大程度地提高患者的认知功能，强调治疗的同时得加强非药物治疗手段，主要是康复认知训练。针灸对血管性痴呆有一定的治疗作用，主要作用在控制和延缓疾病的进展。

【案二】梁某，女，75 岁，2015 年 5 月 21 日初诊。

主诉：双下肢乏力 18 个月，加重 1 年余。

现病史：患者于 1 年半以前出现双下肢乏力，外院 MRI 提示：双侧基底节区、双侧放射冠区、脑桥、左侧丘脑多发腔梗。经治疗（具体不详）后未见明显好转。为求进一步治疗，前来就诊。症见：右下肢疼痛不能行走 1 年，左侧下肢亦疼痛但较轻，夜间遗尿 2～3 次，语言不清，耳聋，舌淡脉沉细。既往多发脑梗死，脑白质疏松症。

西医诊断：血管性痴呆。

中医诊断：呆病。

证型：痰湿阻络，脾肾不足。

治法：健脾化湿，祛痰通络。

处方：

威灵仙 12g	木瓜 15g	土茯苓 15g	生薏苡仁 30g
牡丹皮 10g	白术 10g	泽泻 10g	五加皮 12g
苍术 15g	赤芍 15g	牛膝 15g	黄柏 15g
甘草 3g			

共 14 剂，日 1 剂，水煎服。

针灸：

1. 针刺：四神针、颞三针（双）、智三针、舌三针、手三针（双）、足三针（双）。所有穴位均用补法，留针 30 分钟。

2. TDP 照腹部。

二诊：2015 年 7 月 2 日。已针灸 8 次，服用中药 1 月余，精神改善，反应较前灵敏，可以交流，夜间偶有咳嗽，苔润，脉沉弦。

处方：上方（2015 年 5 月 21 日）加前胡 10g，法半夏 10g，共 14 剂，日 1 剂，水煎服。针灸处方同前，针 8 次。

三诊：2015 年 9 月 15 日。已针灸 16 次，神疲，下肢疼痛，足背肿，嗜睡，不嗜运动，舌暗无华苔白浊，脉沉弦细尺无力。BP 150/105mmHg。

处方：

党参 15g	北芪 30g	菖蒲 10g	法半夏 10g
益智仁 10	桑寄生 15g	川断 15g	桑螵蛸 10g
川牛膝 12g	木瓜 15g	威灵仙 12g	杜仲 15g
赤芍 15g	甘草 6g		

共 10 剂，日 1 剂，水煎服。

针灸治疗同前。

四诊：2015年10月20日。已针灸22次，易流泪，夜尿频已改善，舌淡胖无华苔白，脉沉弦细。

处方：

党参 12g	白术 10g	怀山药 10g	草豆蔻 12g
麦芽 30g	法半夏 10g	云茯苓 12g	白扁豆 15g
生薏苡仁 15g	桑螵蛸 10g	益智仁 10g	川菖蒲 10g
甘草 6g			

共10剂，日1剂，水煎服。

针灸治疗同前。

五诊：2015年12月29日。食少，仍肥胖腹大，不欲运动，下肢行走困难，舌淡无华，脉沉细无力。

处方：

川牛膝 15g	党参 15g	北芪 15g	怀山药 15
云茯苓 20	白术 10g	桑寄生 15g	女贞子 20g
沙参 12g	丹参 30g	山楂 30g	石斛 15g
牡丹皮 12g	甘草 6g		

共10剂，日1剂，水煎服。

针灸治疗同前。

【按语】患者呈神智呆钝，腹型肥胖，纳减，怠惰嗜卧，舌淡无华，脉无力，乃气虚，痰湿盛，神机不用，故予威灵仙、木瓜、生薏苡仁、土茯苓、白术、泽泻、五加皮等利水祛水湿为主，兼以参、苓、术等健脾，总以脾肾气血为治。针灸以颞三针、智三针、四神针醒脑开窍，手足三针调节阴阳，利关节。

患者经过近7个月的针灸、中药治疗，下肢疼痛肿胀、夜尿多的症状明显改善，提示停聚的水湿已化。神志清醒，舌脉未见明显改善，主要考虑患者年纪大，机能退化，存在多发脑梗死、脑白质疏松症这两个不利因素，积极治疗、行运动锻炼有望延缓病程，改善生活质量。

先天愚型

先天愚型即唐氏综合征，又称21三体综合征或Down综合征，是21号染色体异常而导致的疾病，有标准型（即三体型）、易位型及嵌合体型3种核型，其中标准型约占患儿总数的95%。高龄孕妇、卵子老化是导致父母生殖细胞减数分裂期21号染色体不分离的重要原因。该病的临床表现为智力低下、特殊面容、语言发育障碍、多发畸形等，是造成儿童智力低下的主要原因之一。先天愚型典型的特殊面容：头部扁小，眼距宽，眼裂小，两眼外侧高而内侧低，内眦皮明显，鼻根扁平，舌常伸出，高腭弓，流涎，肌力明显低下，手掌短而宽，常见通贯掌，足呈草鞋状等。先天愚型属中医"五迟""五软""痴呆"范畴，是由于先天不足，后天失养，五脏精气不能上荣元神之府所致，其病位在脑，应在四肢。目前国内外对此病尚无特异的治疗方法。最好手段是生产前终止妊娠。已生育下的患儿免疫力多低下，宜注意预防感染，如伴有先天性心脏病、胃肠道或其他畸形，可考虑手术矫治。

【案一】宋某，男，5岁，2013年11月29日初诊。

主诉：发现智力低下4年。

现病史：患儿出生时4.6斤，为第一胎，7个半月早产，生后无发痉、抽搐，但智力发育低于同龄人，20个月始学讲话，现吐字不清，能说个别字，基本上不能讲长句，语言反应差，不能理解一些复杂的语句，2岁行走，但不会跳，二便可以自理。症见：鼻痒，流涕，打呼噜，流涎，舌淡，脉细。曾做CT未见异常，细胞遗传学检查为21三体综合征。

体格检查：外观眼距宽，眼小，鼻梁低平，呈唐氏症面容，双眼斜视。

西医诊断：先天愚型。

中医诊断：小儿痴呆。

证型：痰瘀阻窍。

治法：豁痰开窍，增髓益智。

处方：

柴胡 6g	黄芩 10g	白术 10g	辛夷花 6g
葛根 10g	苍耳子 6g	佩兰 6g	藿香 6g
牡蛎^{先煎} 20g	川菖蒲 6g	益智仁 6g	牡丹皮 6g
甘草 3g			

共 7 剂，日 1 剂，水煎服。

针灸：

1. 针刺：百会、四神针、智三针、颞三针（双）、手智针（双）、手三针（双）、足三针（双）。所有穴位用补法，留针 30 分钟。

2. 穴位注射：维生素 B_{12} 500μg+ 维 D 果糖酸钙注射液 1mL 交替穴注：足三里（双）、曲池（双），隔日 1 次。

二诊： 2013 年 12 月 8 日。吐字不清，只能发个别字，无流涎，舌脉如上，舌红少苔，舌有裂纹。

中药守上方，共 7 剂，日 1 剂，水煎服。

针灸如前方，加脑三针、舌三针、鼻三针，余治疗同前。

三诊： 2013 年 12 月 17 日。鼻部症状改善，已不打呼噜，纳差，指纹淡紫。

处方： 上方（2013 年 11 月 29 日）去佩兰、藿香、川菖蒲、葛根、牡蛎，加生白芍 10g，麦芽 12g。

共 7 剂，日 1 剂，水煎服。

针灸处方去鼻三针，余治疗同前。

三诊： 2014 年 12 月 31 日。坚持治疗 1 年余，现言语较前增多，口齿发音清晰，模仿能力较强，会问"为什么"，思维较前活跃，会数至 10，能认 200 多个字。症见：纳呆，舌淡舌尖红。

处方：

炒枣仁 10g	黄芩 6g	五味子 6g	益智仁 6g
白术 10g	连翘 6g	陈皮 10g	怀山药 10g
佩兰 6g	北芪 6g	甘草 6g	

共 7 剂，日 1 剂，水煎服。服毕，改服以下保健方：

太子参 10g	白术 6g	北芪 6g	谷芽 12g
怀山药 10g	麦芽 12g	五味子 6g	炒枣仁 10g
甘草 3g			

共 7 剂，日 1 剂，水煎服。

传授患儿母亲小儿背部捏脊法，嘱其日捏脊一次。嘱家属增强患儿言语等康复，持之以恒。

针灸治疗同前。

随访：2015 年 12 月 31 日。患儿现已正常上学，进入普通常人的学校，非智障类学校。口齿发音清晰，语文、英语学习能力较强，爱听故事，能认 600 多个字，数学稍差，能数至 100，能做 10 以下的加减法。

【按语】该患儿智力低下、语言发育障碍，且有唐氏症特殊面容，细胞遗传学检查为 21 三体综合征，故"先天愚型"诊断明确。中医诊断为"小儿痴呆"，四诊合参，辨证属"痰瘀阻窍"。

痰阻脑窍，脑髓失养，则见智力低下、发育迟缓，如 20 个月始学讲话，吐字不清，能说个别字，基本上不能讲长句，语言反应差，不能理解一些复杂的语句，2 岁行走，但不会"蹦"（跳高）；痰阻鼻窍，气机不畅，则见鼻塞、流涕、打呼噜。患儿"痰瘀阻窍"为标，其本在于"脾失健运"。脾虚失运，痰湿内生，上阻清窍，脑窍失养，乃病"痴呆"。此外，痰湿壅盛于上，则见流涎；阻遏中焦，则见纳呆。故治疗上早期宜"豁痰开窍，增髓益智"为主，用藿香、佩兰、川菖蒲、益智仁等芳香开窍之物，辅以柴胡、黄芩疏利枢机，牡丹皮活血祛瘀，白术、甘草健脾固本，苍耳子、辛夷花宣通鼻窍。后期宜"健运脾胃，安神益智"为主，方予四君子汤类方（北芪、太子参、白术、怀山药、甘草等）补脾益气，谷芽、麦芽消食健脾，五味子、酸枣仁、益智仁酸收养肝，安神益智，配合小儿捏脊补益脾胃，强身健体，言语康复训练促进康复。

针灸重用靳三针的头针疗法，酌加辨证，随症配穴。《灵枢·邪气脏腑病形》曰："十二经脉，三百六十五络，其血气皆上于面走空窍。"可见诸阳会于头，内藏脑髓，是脏腑经络气血汇聚之所。刺激头部穴位，能醒脑开窍、疏通经络、运行气血、调整阴阳，西医学证明头针能改善脑部的血液循环，促进脑细胞代谢，使患儿智力、运动能力得到改善或恢复。靳三针的头针疗法包括百会、四神针（百会穴前、后、左、右各旁开1.5寸，共四针）、智三针（神庭穴和左右本神穴）、颞三针（耳尖直上2寸为第1针，左右各旁开1寸为第2、3针）、脑三针（脑户穴及两侧脑空穴）。无数临床实践证明靳三针的头针疗法治疗先天愚型疗效甚佳。配穴：心肾虚者，加心俞、肾俞、脾俞；语言障碍者，加舌三针、人中、风府透哑门；行为障碍者，加手三针、足三针；多静少动者，加足智针（涌泉穴为第1针，趾端至足跟后缘连线中点为第2针，平第2针向外旁开0.8寸为第3针；多动激惹，有破坏攻击行为者，加手智针（神门、内关、劳宫）；流涎者，加舌三针（以拇指一、二指骨间横纹平贴于下颌前缘，拇指尖处为第一针，其左右各旁开1寸为第二针、第三针）、地仓、颊车；听力障碍者，加耳三针。

对于先天愚型患儿应审因论治、辨证处方，重用靳三针的头针，配合小儿捏脊、言语训练、康复训练等综合治疗，此例患儿经"针药结合、综合施治"，历时2年，疗效显著，智力明显提高，已近乎常人，正常上学。其中家属持之以恒地配合至关重要。患儿家属要对患儿进行长期耐心的教育和训练，训练其掌握一定的技能，让其生活自理，逐步过渡到普通常人的学校上学。在临床实践中，"针药结合、综合施治"不失为治疗先天愚型的较好方法，值得临床推广应用。

小儿脑瘫

小儿脑性瘫痪（cerebralpalsy，CP），简称脑瘫，是指患儿自出生前后一个月内，因各种原因所致的非进行性脑损伤，主要表现为中枢性运动障碍及姿势异常，同时经常伴有其他智力低下、语言障碍、癫痫等并发障碍。属于中医学"五迟""五软"等范畴，病位在脑，与五脏密切相关，基本病机是脑髓失充，五脏不足。本病治疗加强语言、智力和功能训练，能改善患儿的症状，需长期坚持治疗，预后一般较差。

【案一】秦某，男，8岁，2013年3月6日初诊。

主诉：智力低下，发育迟缓 7 年。

现病史：患儿母亲代诉患儿 3 岁才学会走路，至今仍无法与家人交流。患儿出生时难产，住院治疗后出院，具体不详。父母及家人均无精神遗传史。2 岁开始寻求中医、西医治疗均无明显效果（具体不详）。起病以来，患儿精神一般，口角常流清稀口水，脾气暴躁，易激怒，发育迟缓，食纳一般，小便时有自遗，大便稀溏。症见：舌淡，边有齿痕，苔白腻，脉弱。

西医诊断：小儿脑性瘫痪。

中医诊断：五迟（语迟、行迟）。

证型：脾肾两虚。

治法：健脑益智，培补脾肾。

针灸：

1. 针刺：智三针、颞三针、四神针、脑三针；外关（双）、后溪（双）、劳宫（双）、足三里（双）、太溪（双）、公孙（双）。所有穴位均用补法，留针 30 分钟。

2. 穴位注射：当归注射液 2mL 交替穴注：脾俞（双）、足三里（双）、肾俞（双）、血海（双），隔日 1 次。

二诊：2013 年 6 月 1 日。针灸 20 次之后患者食纳稍改善，小便自遗的次数减少，其他症状依旧存在。

针灸治疗同前。

三诊：2013 年 12 月 15 日。从 6 月到 12 月其间坚持治疗，患儿现口角已不流口水，大便时干时稀，脾气稍改善，舌淡，苔薄白，脉弦。

针灸治疗同前。

随访：2014 年 12 月 1 日。患儿已无流涎，体质增强，纳眠可，二便调。已送往专门学校学习，可以与家人进行简单交流，可以书写简单的字及自己的名字。

【按语】赖新生教授在治疗小儿脑瘫方面有自己的独特经验，以"靳三针"为主穴，提出"通督调神"治疗大法，倡用飞针进针法，注重到位的补泻手法，提倡针药结合来治疗小儿脑瘫。因本患儿不太配合治疗，故针刺手法宜娴熟，达到无痛进针。患儿也不愿配合吃药，且本病预后差，故疗程长。

赖新生教授在脑病治疗方面，提出"通督调神"大法，认为脑窍的开启、神志的调和都与督脉功能密切相关。临床上，赖教授常用督脉百会和水沟配伍，并命名为"通督调神"治法。百会、水沟穴均属于督脉，督脉"并与脊里""入脑""上巅"，与脑髓发生密切联系，以输注气血精华，濡养脑府。督脉总督六阳经，为阳脉之海，调节全身阳经经气，而阳气具有温煦脑府、鼓舞脏器功能、推动并统帅血液和津液循行的作用，能针对脑府失养和脑窍被蒙之病因。赖新生教授认为，督脉与脑府关系密切，故此，取督脉的百会和水沟穴作为治疗一切脑病的基础和核心。赖教授特别擅长中风病、血管性痴呆、小儿脑瘫等脑病的针刺治疗。在"通督调神"的基础上，加用手足三阳经穴位，作为治疗中风病的基础方，加用双侧神门，则是治疗血管性痴呆的基础方，加用颞部腧穴，则是治疗儿童精神智力发育迟滞的基础方。

赖新生教授认为小儿脑病有一个基本诊疗方法，主要从家长代诉病史中获取 1/3 印象，从既往病史、他院诊疗资料中分析得出 1/3，从眼下对小儿望闻问切（硬指标）中得出 1/3。以儿童智力低下为例，以不同发育阶段的智力变化作为考察标准，对性格特点、既往病史、生活史、第几胎、是否足月、是否顺产、产后有无黄疸、癫痫、发热等进行病史收集十分重要；在体检中应注意两个方面：一为语言障碍与否、轻重程度；二为运动功能障碍与否、轻重程度。至于 CT、MRI 等影像资料亦应详加分析以协助诊断。

常以望络脉弥补小儿脉诊的不足，色鲜红为外感，色紫红为内热，色青为风主病，色黑或紫主血分病、郁闭证，色淡白无华为气血不足，浮露主病在表，沉滞主病在里，射关透甲则为病情危重。耳间络脉或见青色加深或见浮起，大多见于夜啼、惊厥、痫证。腹壁青筋暴露多为伴风、伴惊。印堂之处青黑均肝肾郁滞，病在中焦以下。赖教授常强调，耳间、腹壁、印堂三处往往是诊察的关键点，悉心参合、综合判断以搏万全。

经过长期临床实践，在脑病的治疗方面赖新生教授总结如下经验：①取穴，运用督脉的百会配合水沟；②提倡飞针进针；③刺激手法强调基于不同病因、不同穴位的补泻，以及电针的合理运用；④针刺与中药配合，根据病情需要进行具体的斟酌加减。总之，本病的取穴应多选督脉与头针。同时，在治疗期间注意加强肢体功能锻炼、语言和智力培训及保持饮食生活起居的合理性和规律性。

过敏性鼻炎

过敏性鼻炎，也称变态反应性鼻炎，是一种吸入外界变应原而导致的鼻黏膜发生以 I 型变态反应为主的非感染性炎症，可发生于任何年龄，一年四季均可发病，有常年性、季节性之分，一般春夏两季多发。常反复发作，是五官科最常见的多发性、慢性、难治性疾病。本病相当于中医学中的"鼻鼽"。鼻鼽指以突然、反复发作的鼻痒、喷嚏、鼻塞、流清涕等症状为主要表现的鼻病。《素问·金匮真言论》："春善病鼽、衄。"《素问·六元正纪大论》："阳明所至为鼽、嚏。"《素问·玄机原病式》："鼽者，鼻出清涕也。"

【案一】钟某，男，30 岁，2014 年 11 月 26 日初诊。

主诉：鼻炎 17 年。

现病史：自 17 年前开始出现鼻炎，每次发作伴鼻塞、喷嚏、流清涕。既往有慢性扁桃体炎、慢性咽痛，食用辛辣刺激性食物则咽痛，舌暗红脉滑数。

西医诊断：过敏性鼻炎？慢性扁桃体炎。

中医诊断：鼻鼽。

证型：肾虚证。

治法：补肾益精。

处方：

沙参 15g	生地黄 12g	薄荷^{后下}6g	金银花 10g
板蓝根 12g	玉竹 15g	桑叶 15g	牛蒡子 10g
连翘 10g	牡丹皮 10g	菊花 10g	桔梗 10g
黄芩 10g	甘草 6g		

共 7 剂，日 1 剂，水煎服。

针灸：

1.针刺：肺俞（双）、风门（双）、大杼（双）、迎香（双）、上迎香（双）、上星、委中（双）、昆仑（双）。所有穴位均用补法，留针30分钟。

2.放血疗法：少商点刺放血。

3.穴位注射：维生素B₁₂500μg+维D果糖酸钙注射液1mL：足三里（双）、肾俞（双）交替，隔日1次。

4.耳压疗法：取神门、皮质下、肺、风溪为主穴。

二诊：2014年12月24日。流鼻血1天，舌红脉数。

处方：

生地黄 15g	熟地黄 15g	白茅根 15g	牡丹皮 10g
知母 12g	枸杞 15g	陈皮 10g	川牛膝 12g
白芍 15g	玉竹 12g	甘草 6g	元参 6g

共7剂，日1剂，水煎服。

针灸治疗同前。

三诊：2014年12月31日。射精不适，精液量少，易热气，尿频尿急，舌苔黄，脉滑数。

处方：上方去枸杞，加龙胆草10g，车前草20g，沙参15g，玉竹15g。

共7剂，日1剂，水煎服。

头孢克洛缓释片，每次0.315g，每日2次，口服；知柏地黄丸，每次6g，每日3次，口服。

针灸治疗同前。

四诊：2015年1月7日。鼻炎症状较少发作，咽痛已愈，热气已降，尿频尿急已改善，舌尖红而少苔，脉滑数。

处方：

龙胆草 6g	枸杞 12g	北芪 15g	陈皮 12g
甘草 6g	车前草 15g	王不留行 15g	杜仲 12g
玉竹 15g	沙参 12g	山萸肉 15g	生地黄 15g
熟地黄 15g	牡丹皮 10g		

共7剂，日1剂，水煎服。

针灸处方：鼻三针、关元、气海、天枢（双），与肾俞（双）、命门、志室（双）。上述针刺穴位交替使用，均平补平泻，留针30分钟。余治疗同前。

【**按语**】患者鼻炎病史17年，久病属肾精匮乏、阳不制阴，患者长期咽痛，既有鼻炎又兼有慢性扁桃体炎，舌脉象属肾阴亏虚，因此初诊中药多用滋阴药物，同时兼顾鼻、咽，加入利咽之牛蒡子，配合少商穴放血，清肺利咽。二诊出现流鼻血症状考虑阴虚血热迫血妄行。中药以滋阴益肾为主，加入白茅根清热止血，牛膝引火下行。三诊尿频尿急，舌黄脉滑，射精不适考虑湿热蕴结于下焦，中药加龙胆草清肝胆湿热，车前草利尿通淋，沙参、玉竹养阴润燥。西医方面考虑泌尿系感染予口服抗生素抗感染。四诊中鼻三针为治疗鼻炎的主穴，其中迎香穴补虚扶正、固肺健脾通窍，鼻通穴调理肺卫、散邪通窍，印堂穴醒鼻通窍、通督脉。本例病机属本虚标实，在缓解标实症状之后，当以固本扶正为主，"正气内存，邪不可干"。

【**案二**】肖某，女，42岁，2015年3月7日初诊。

主诉：反复流清涕、打喷嚏、鼻塞、鼻痒2年。

现病史：2年前无明显诱因出现反复流清涕、打喷嚏、鼻塞、鼻痒，伴头痛，以前额为主，剧则呕吐。上症常年发作。头颅CT等检查结果未见异常。舌淡红苔薄黄，脉沉弦细。

西医诊断：过敏性鼻炎。

中医诊断：鼻鼽。

证型：肺经湿热，鼻窍不利。

治法：清热燥湿，宣通鼻窍。

处方：

黄芩 15g	乌梅 12g	辛夷花 12g	苍耳子 12g
川芎 10g	防风 10g	露蜂房 10g	白芥子 10g
法半夏 10g	白芷 10g	云茯苓 15g	僵蚕 15g
甘草 6g			

共7剂，日1剂，水煎服。

针灸：

1.针刺：百会、上星、印堂、迎香（双）、上迎香（双）、膻中、曲池（双）、外关（双）、合谷（双）、足三里（双）、三阴交（双）、太冲（双）。迎香、上迎香用泻法，余穴平补平泻法，留针30分钟。

2.TDP照腹部。

3.穴位注射：维生素B_{12}500ug+维D果糖酸钙注射液1mL，足三里（双）、曲池（双）交替，隔日1次。

二诊：2015年4月7日。鼻炎已基本控制。原天天发作，一睁眼鼻水如水一样流。现只打2个喷嚏。舌红脉沉弦。

处方：暂停服中药。

针灸治疗同前。

三诊：2015年4月23日。鼻炎又稍见复发，但只流清涕，时间短而轻。舌淡红脉沉弦细。

处方：中药方3月17日方加北芪30g，桂枝12g，生白芍12g。

共7剂，日1剂，水煎服。

针灸治疗同前。

【按语】《素问·五脏别论》曰："五气入鼻，藏于心肺，心肺有病而鼻为之不利也"，《灵枢·脉度篇》曰："肺气通于鼻，肺和则鼻能知香臭"，《素问·六元正纪大论》曰："阳明所至为鼽、嚏"，《景岳全书·杂证谟》曰："鼻为肺窍，乃宗气之道，则实心肺之门户，然其经络所至，专属阳明，自山根以上，则连太阳、督脉，以通于脑，故此数经之病，皆能及之"。可见鼻病与上焦心肺，足阳明胃经、足太阳膀胱经、督脉等密切相关。该患者鼻塞流大量清涕，《景岳全书·杂证谟》曰："鼻涕多者，多由于火"，此乃肺中有热，上熏于鼻，迫涕外出，而舌淡红苔薄黄亦为之佐证，治宜清热燥湿，宣通鼻窍。故以黄芩苦寒而清肺热，然此热尚不太甚，故只用黄芩一味，若如鼻渊，脓涕多而舌红脉滑数者，石膏、黄连亦可用之。鼻水多乃是水湿痰饮不化，停于局部所致，故用白芥子温肺化饮，法半夏燥湿祛痰，云茯苓运脾渗湿以绝痰饮生成之源。"风甚则痒"，鼻痒多因于风，故用防风、僵蚕以祛风止痒，且风能胜湿，祛风之品亦能减少鼻水量。乌梅酸收亦可减少鼻水量。苍耳子、辛夷花为常用宣通鼻窍药对。患者头痛，前额为主，前额为阳明经所过，白芷入阳明经而善祛风止痛，且能燥湿而收鼻水，故用之宜；头痛不离川芎，川芎善行头目，能载药上达于头面部而发挥疗效。露蜂房能祛风止痒，且能杀虫，赖老亦常用于治疗过敏性鼻炎。甘草调和诸药。以上诸药相合，共同奏功。

针刺取穴则以局部鼻三针（迎香、上迎香、印堂）为主以宣通鼻窍。"山根以上连于督脉"，故督脉穴位百会、上星等能提升清阳之气而宣通鼻窍。过敏性鼻炎患者常年受疾病困扰，多有气郁不舒之症，百会、印堂是赖老百印调神方的主穴，配合膻中宽胸理气，合谷、太冲开四关可调理气机，疏解肝郁，畅达情志。鼻炎日久，容易耗伤肺脾之气，常年流清涕亦会耗伤阴津，故取足三里、三阴交、太溪等补益穴位以益气养阴。西医学证实钙剂和维生素有抗过敏作用，故取之穴位注射以增强疗效。

肺开窍于鼻、主气、主皮毛，赖老认为所有过敏体质之人都有气虚表现，宜补益肺脾之气，宜用参芪补气以固本，故三诊患者稍见复发时，增入北芪30克，佐以通阳之桂枝以补气固本，白芍则既能酸收以减鼻涕量，又能育阴而制约北芪等药过热之患。本病缓解期，赖老则常用补中益气汤等补气药益气固本以善后。

【案三】袁某，女，30岁，2015年9月20日初诊。

主诉：发作性鼻塞、鼻痒、喷嚏、流涕4年。

现病史：自2011年始反复出现上述症状，流黏性甚至脓性涕，曾在某医院诊治，经检查诊断为：过敏性鼻炎，鼻窦炎。予激素类药物雷洛考特粉剂治疗，初始有效，后逐渐失效。今年4月因"鼻中隔偏曲"在该医院行鼻中隔矫正术，术后症状无明显改善。现在症见：阵发性鼻痒、喷嚏、流黏涕，甚时流脓涕，鼻内干燥，鼻塞以左侧为主，夜间尤甚，不闻香臭，头晕头痛，舌红苔白，脉滑数。

西医诊断：过敏性鼻炎；鼻窦炎。

中医诊断：鼻鼽；鼻渊。

证型：气虚邪滞证；湿热阻滞证。

治法：清热祛湿，调理气机。

针灸：

1.针刺：印堂、上星、迎香透鼻通（双）、下关（双）、曲池（双）、外关（双）、合谷（双）、太渊（双）、足三里（双）、三阴交（双）、太冲（双）。所有穴位均平补平泻，留针30分钟。

2.电针：使用G6805-Ⅱ型电针仪，选用2Hz和50Hz交替的疏密波，电流强度0.1～2.0mA，以患者局部肌肉轻微颤动为度。其中双侧迎香、同侧曲池和外关、同侧足三里和三阴交分别连接在同一组线的两个电极上。

3. TDP照射腹部。

二诊：2015年10月24日。除夜间时有鼻塞、嗅觉障碍外，其他症状明显改善。

针灸治疗同前。

三诊：2015年11月10日。

上方加百会穴，余治疗同前。

【按语】患者鼻病日久，迁延不愈，当责之肺气不足，湿热阻滞。鼻为清窍，通过经络与五脏六腑紧密相连，鼻为肺之窍，肺气不足，卫表不固，故鼻窍易被外邪所犯。外邪犯鼻，内伤于肺，正邪相争，祛邪外出，故见鼻痒、喷嚏；胆经热盛，循经上熏，蒸灼鼻窍黏膜，煎熬津液，故见鼻内干燥，舌红；脾经湿困，与胆热相结，湿热郁蒸，湿毒停滞于肺，则鼻流黏涕，甚时流脓涕，鼻塞而不闻香臭，脉滑。因湿邪黏滞，故缠绵难愈。迎香位于鼻旁，通利鼻窍，治一切鼻病；鼻通位于鼻根，是治鼻炎要穴；上星属督脉，印堂也在督脉循行线上，下行鼻柱，可清鼻窍之火；手阳明经原穴合谷善治头面诸疾；外关、曲池、三阴交、太冲清热泻火，活血消滞；太渊补益肺气；足三里健脾益气化湿。龙胆泻肝汤合苍耳子散加减，清胆泻热，利湿通窍，益气活血。针药并用，使顽疾得除。红外线灯照射神阙穴，亦有调补脾胃之功，肺与大肠相表里，胃肠得通，肺气可宣，鼻窍得通。

赖新生教授在治疗鼻炎方面，往往迎香穴及鼻通穴较教材书取得略偏外侧，赖教授通常用30号短毫针，对于新病者迎香穴针尖向鼻翼水平进针约3分，久病向鼻柱方向约进针5分，以泻法为主，使局部有发胀、发热的感觉，可即时缓解鼻塞的症状；鼻通穴针尖向鼻根部方向斜刺约5分至8分，局部得气后可出现胀痛感，实证可用雀啄法，致眼流泪为度，虚证用捻转法；印堂穴针刺向鼻柱方向平刺入针5分，针感向鼻尖方向及鼻翼两侧放射，虚则补之，实则泻之。配合下关穴，这样大大加强了蝶腭神经节及鼻窦周围神经反射效应，往往一两次患者即可鼻窦全通。中药方剂，赖教授常选用"过敏煎"加减，标本兼治，疗效稳固。

赖新生教授主张过敏性鼻炎的治疗以针灸为主，中药为辅的原则。针灸疏通经络，扶正祛邪，直达病所，治法专一，可取得较好疗效。虽然中药可以固本培元，但对症状的改善相比于针灸较弱。对于虚证，赖教授更常加用天枢、归来、关元、气海及百会等穴，这同样是赖氏"通元针法"引气归元的应用。元气得归，正气乃复，即可祛邪外出，通利九窍。

过敏性鼻炎的针灸治疗能够较迅速地改善鼻道的通气功能。对其预防，得经常锻炼身体，适当户外活动，增强抵抗力，积极查找过敏原，避免接触。对于虚寒性质的过敏性鼻炎，"三伏灸"也会有很好的疗效，应尽量做到"未病先防"。饮食方面，赖教授建议慎吃"发物"，忌烟酒，少生冷，平时多吃补益脾肺之品。

慢性荨麻疹

荨麻疹，是一种由于皮肤、黏膜、小血管扩张及渗透性增加而出现的局限性水肿反应，是皮肤科的常见病、多发病，约占皮肤科门诊疾病中的三分之一。临床特征性表现为大小不等的风团伴瘙痒，可伴有血管性水肿，常骤然发生，迅速消退，愈后不留任何痕迹。由于其病因复杂，患者对抗组胺药的依从性差等因素，使该病易迁延反复，缠绵难愈，演变为慢性荨麻疹。慢性荨麻疹，风团每周至少发作2次，持续时间大于6周者。

祖国医学上，荨麻疹属于"瘾疹"范畴，又有"风疹块""风瘙瘾疹""鬼饭疙瘩""赤疹""白疹"等称谓。《素问·四时刺逆从论》中曰："少阴有余，病皮痹瘾疹"，是关于瘾疹最早的记载。《医宗金鉴·外科心法要诀》云："此证俗名鬼饭疙瘩，由汗出受风，或露卧乘凉，风邪多中表虚之人。初起皮肤作痒，次发扁疙瘩，形如豆办，堆累成片，日痒甚者，宜服秦艽牛蒂汤，夜痒重者，宜当归饮子服之。"

【案一】刘某，女，31岁，2014年10月28日初诊。

主诉：反复皮肤红疹半年余。

现病史：近半年来在无明显诱因下，反复出现全身皮肤红疹，伴轻度瘙痒，一时许即消退无踪。刻下：查体可见脸部、躯干及四肢散在大小不等淡红色扁平隆起及不规则抓痕"血痂"，皮肤划痕症（＋）。纳眠可，二便尚调。舌淡无华，脉沉细。

西医诊断：慢性荨麻疹。

中医诊断：瘾疹。

证型：血虚风燥证。

治法：疏风清热，养血止痒。

处方：

当归 10g	生白芍 10g	熟地黄 15g	桂枝 10g
白鲜皮 30g	防风 10g	苦参 10g	苍术 10g
甘草 6g	黄芩 10g	牡丹皮 6g	

共7剂，日1剂，水煎服。

针灸：

1.针刺：曲池（双）、外关（双）、合谷（双）、血海（双）、足三里（双）、三阴交（双）、太冲（双）。所有穴位均用平补平泻法，留针30分钟。

2.TDP照下腹部。

3.穴位注射：将自体静脉血3mL＋醋酸泼尼松龙2mL混合交替注射于肺俞穴（双）及曲池穴（双），各2次。

二诊：2014年11月6日。皮肤瘙痒改善，舌脉如上。

处方：中药予上方加浮萍15g，大枣15g。

共7剂，日1剂，水煎服。

针灸治疗同前。

三诊：2014年11月18日。脉虚浮数，左手臂处有复发，足抽筋。

处方：

防风 10g	蝉衣 8g	火麻仁 30g	苦参 10g
生苡仁 12g	白鲜皮 30g	当归 6g	侧柏叶 12g
白术 10g	怀山药 10g	炒白芍 12g	苍术 10g
甘草 6g			

共 7 剂，日 1 剂，水煎服。

针灸治疗同前。

四诊： 2014 年 12 月 16 日。仍有全身瘙痒，感冒之后明显加重，舌淡脉沉弦。

处方： 穴位注射：泼尼松龙 3mL+ 自体静脉血 2mL 混合交替注射于膈俞穴（双）及曲池穴（双），各 2 次。

针灸治疗同前。

五诊： 2015 年 1 月 8 日。患者皮疹已经控制，未再瘙痒明显，有时仍有小部位出现少许红疹。抽筋，月经淋沥 8～9 天干净，脉弦细。

处方：

当归 10g	苦参 6g	白藓皮 12g	夏枯草 10g
生白芍 12g	牡丹皮 10g	玉竹 12g	沙参 15g
灵芝 15g	侧柏叶 6g	甘草 6g	

共 7 剂，日 1 剂，水煎服。

针灸治疗同前。

【按语】隋朝巢元方所著《诸病源候论》中记载："邪气客于皮肤，复逢风寒相折，则起风瘙瘾疹"。"风为百病之长，善行而数变"，风邪乘虚侵袭，客于肌肤皮毛腠理之间，正邪相搏，"则起风瘙瘾疹"。赖老通过长期的临床观察认为，此病的发生分为急性和慢性两个阶段，急性阶段分为风热犯表型和肝郁血热型，慢性阶段分为血虚风燥型和冲任失调型。患者刘某反复发病已半年许，舌淡无华脉沉细皆为血虚体弱之象，血虚则化燥生风，风胜则痒，风性轻扬而善变，故痒疹时发，淡迹无痕。赖老方用当归饮子加减以和风养血，方中当归、白芍、熟地黄合之取三物养血之义，桂枝调和腠理营卫，黄芩、白鲜皮清热解毒，苦参、苍术、防风清热健脾祛风，牡丹皮和血消斑，甘草调和诸药。肺与大肠相表里，肺主皮毛，曲池穴为手阳明大肠经之合穴，宣通肺气，解肌透表；瘾疹之病多责之手足少阳经，邪犯少阳，弥漫三焦，表里俱病，虚实互见，外关穴为三焦经与阳维脉之交会穴，解表祛风，调和营卫；合谷穴合太冲穴而开四关；三阴交穴调养三阴；足阳明多气多血，胃经之下合穴足三里，益脾胃，补气血，滋后天；足太阴脾经主血分证，血海穴又名血郄穴，为脾经所生之血的聚集之处，养血祛风，为皮肤病之常用穴；左右天枢穴、归来穴均属足阳明胃经，通调气血，疏通经气，以达四端；"治其外必治其内，治其内必先治其根"，气海、关元为任脉穴，位于丹田，为元阴元阳闭藏之处，气海穴为肓之原穴，主一身之气机，关元为足三阴与任脉之交会穴，两穴相配能元气充、冲任调、瘀血去、新血生；百会属督脉而为诸阳之会，督脉与足太阳经循于身之表，为人体卫外之藩篱，既可调节经脉之气祛散外邪，又可调节脏腑功能平衡人体气血阴阳，脏腑调，阴阳和，神安镇静而止痒。"治风先治血，血行风自灭"，自血疗法配合抗组胺药物穴注以提高免疫，选肺俞与曲池均属阳穴，膀胱经之背俞穴，从阳引阴之理，表里阳明之合穴，治内腑之理，肺卫外而主皮毛，血肉有情之品引药入经，又助血通脉，治风必效。二诊症减，加大枣和中扶正，加浮萍助透表之力。三诊患者脉浮数为邪毒由里透表，邪走经脉，足抽筋则为正邪相争，津液耗竭所故，更方予防风、苦参、白鲜皮走表祛风，加侧柏叶、蝉衣以清热透邪，苍术、薏苡仁、白术、怀山药守中固本，火麻仁、当归、白芍润燥养血，甘草调和诸药，以健脾养血，祛风透邪，标本齐治。邪透于表，腠理疏松，复感外邪，邪进症显。因患者年岁青壮，正气尚足，加之方中一众扶正固本之药，正旺邪衰。五诊残邪留恋，则方予苦参、白鲜皮祛风解毒，夏枯草、牡丹皮、侧柏叶则散结凉血消斑。邪已去，而正气衰，故予灵芝、当归、白芍和中养血，玉竹、沙参则滋阴生津以解痉。赖老教诲，虚人瘾疹用当归、北芪，若初感实邪则万万不可用之，犯虚虚实实之戒，而宜山栀子清泻三焦，故临证当辨清寒热虚实，谨守病机，有者求之，无者求之。

【案二】陈彩云，42 岁，2015 年 9 月 15 日初诊。

现病史：日光性皮炎史，现慢性荨麻疹，时有瘙痒，欲作人工授精，卵子值改善，曾怀孕 8 周胎停，易便溏。左关弦滑，右寸数。末次月经 9 月 10 日，刚净，量少。

西医诊断：慢性荨麻疹。

中医诊断：瘾疹。

证型：脾肾两虚，肝气不疏，兼有热郁于肺。

治法：补肾健脾疏肝，清热凉血。

处方：

柴胡 10g	白术 10g	党参 15g	北芪 15g
枸杞 15g	桑葚子 15g	白鲜皮 15g	苦参 6g
肉苁蓉 15g	巴戟天 15g	淫羊藿 10g	当归 15g
黄芩 10g	甘草 6g		

共 7 剂，日 1 剂，水煎服。

针灸：

1. 针刺：曲池（双）、尺泽（双）、肩髃（双）、天枢（双）、气海、关元、归来（双）、风市（双）、曲泉（双）、血海（双）、足三里（双）、太溪（双）、三阴交（双）；所有穴位均平补平泻，留针 30 分钟。

2. 电针：使用 G6805-Ⅱ型电针仪，选用 2Hz 和 50Hz 交替的疏密波，电流强度 0.1～2.0mA，以患者局部肌肉轻微颤动为度。其中同侧曲池和肩髃、气海和关元、同侧足三里和三阴交分别连接在同一组线的两个电极上。

3. TDP 照腹部。

二诊：2015 年 11 月 5 日。患者荨麻疹已基本愈，舌淡，脉沉弦细，尺弱。本月 13 日拟促排卵，下月备孕。

上方标本兼治奏大功，皮肤症状基本痊愈，今当以补气活血滋阴为法，以绝后患。帮助以后备孕。

处方：

熟地黄 15g	山萸肉 15g	白术 10g	五味子 3g
怀山药 15g	川芎 6g	生白芍 12g	北芪 15g
当归 15g	党参 15g	赤芍 15g	甘草 6g

共 12 剂，日 1 剂，水煎服。

针灸治疗同前。

【按语】患者欲备孕，但患者外尚有皮肤瘙痒，而内有腹泻，曾有胎停史，月经量少，左关弦滑提示肝经不利，右寸数提示肺有郁热。故基本病机为脾肾两虚，肝气不疏，兼有热郁于肺，故治以补肾健脾疏肝，清热凉血。以柴胡疏肝，白术、党参、北芪健脾，肉苁蓉、巴戟天、淫羊藿补肾阳，当归活血，枸杞、桑葚子滋肾阴，白鲜皮、苦参、黄芩清热燥湿，甘草调和诸药。共奏扶正祛邪之功。针灸当以"通元针法"引气归元，加用曲池、尺泽、肩髃等活血清热。配合足三针调气血。

过敏性哮喘

哮喘是一种以发作性喉中哮鸣、呼吸困难，甚则喘息不得平卧为特点的过敏性病症，"喘以气息言"，"哮以声响言"，"喘促喉中如水鸡响者，谓之哮也"，"气促而连续不能以息者，谓之喘也"，"喘未必哮"，而"哮必兼喘"，哮病久延可发展成为经常性的痰喘，但一般通称的"哮喘"是指"哮病"。于西医学，是指支气管哮喘、喘息性支气管炎和阻塞性肺气肿等疾病，是当今最常见的慢性肺系疾病之一。张仲景《金匮要略》中提出"膈上病痰，满喘咳吐，发则寒热……必有伏饮"，哮喘病以痰为夙根，宿痰伏肺，外邪引触，痰气交阻，发为哮病。此病可分为以邪实为主的发作期和以正虚为主的缓解期，《丹溪心法》指出"未发以扶正气为主，既发以攻邪气为急"，故"哮证"的治疗可概括为以"化痰"与"补虚"为主。

【案一】周某，男，7岁，2014年11月18日初诊。

主诉：反复咳嗽近2月。

现病史：缘患者9月中旬曾有军团菌感染，自国庆后开始咳嗽至今近2个月，诉痰不多，咳嗽以夜间明显，无伴气促、发绀、皮疹、腹泻等，于广东省妇幼保健院查血常规示血象偏高，胸片示肺纹理增粗，气管镜示支气管炎症，过敏原检测提示螨（++），粉尘（++）。查体：支气管激发试验（+）。舌尖红脉浮数。

西医诊断：变异性哮喘。

中医诊断：哮喘。

证型：肺热证。

治法：清热化痰，止咳平喘。

处方：

百部 6g	黄芩 10g	前胡 10g	炙麻黄 6g
防风 6g	白芍 10g	厚朴 6g	甘草 3g
浙贝 10g	枳壳 6g	法半夏 6g	款冬花 10g

共 7 剂，日 1 剂，水煎服。

针灸：

1. 针刺：孔最（双）、鱼际（双）、尺泽（双）。上穴均用泻法，不留针。

2. 穴位注射：维生素 B_{12}500ug+ 维 D 果糖酸钙注射液 1mL 混合交替注射于双侧足三里穴和曲池穴。

二诊：2014 年 11 月 25 日。患者已施针灸 3 次，服中药 7 剂，诉咳嗽已好转，早上咳十几声有少许黄痰，舌脉如上。

处方：上方加鱼腥草 15g，苇茎 10g。

共 7 剂，日 1 剂，水煎服。

针灸治疗同前。

三诊：2014 年 12 月 9 日。经治疗后，患者家长诉其早上仍咳，舌尖红脉细。

处方：

鱼腥草 15g	苇茎 10g	苏子 6g	法半夏 6g
黄芩 10g	白芍 10g	沙参 10g	厚朴 10g
射干 6g	桔梗 10g	牛蒡子 6g	牡丹皮 6g
甘草 3g	前胡 6g	瓜蒌皮 12g	薄荷^{后下} 6g

共 7 剂，日 1 剂，水煎服。

针灸治疗同前。

【按语】咳嗽变异型哮喘，又名咳型哮喘、隐匿性哮喘或过敏性咳嗽，为一种潜在形式或特殊类型，好发于未成年人，患儿气道仅表现有高度敏感，不产生痉挛、狭窄，故临床表现为持续或反复发作的咳嗽，无典型哮喘的喘息症状，因此而常被误诊导致失治、误治。治疗哮喘，赖老认为同样必须建立在辨证立法的基础上，当辨清标本虚实。患儿周某9月初感外邪，邪毒内侵，迁延不治致咳嗽不止。肺为华盖，清虚之体易感外邪，又"纯阳之体"易热易实，故患儿呈现一派肺热之象。赖老方予百部润养娇脏，麻黄、防风解表祛风，黄芩清解上焦之热，合前胡、厚朴、枳壳、半夏、款冬花、浙贝母等一众化痰止咳药，共奏清热化痰、止咳平喘之效。针灸则精取三穴：鱼际穴、孔最穴和尺泽穴。三穴均属手太阴肺经，循经取穴，鱼际穴为手太阴经荥穴，属性为火，"荥主身热"，故此穴具有清肺泻火，清宣肺气的作用；孔最穴为肺经郄穴，以润肺理气；尺泽穴为手太阴肺经合穴，"合治内腑"，以清肺热。二诊患儿咳嗽缓解，邪聚成痰，加之肺痈要药鱼腥草、苇茎。患儿三诊仍见早起咳嗽，是晨起阳气升发，痰阻气道，肺气上逆所致，故仍须化痰以止咳。而小儿为"稚阴稚阳"之体，脏器清灵，"阴常不足"，故末方在清热降气、化痰止咳之余，加沙参、白芍等益阴之药，以制苦寒劫阴之嫌。

【案二】朱某，男，28岁，2012年11月3日初诊。

主诉：反复咳喘1年余，加重2天。

现病史：1年余前无明显诱因出现咳喘，表现为晨起后咳嗽气喘，伴痰多及呼吸不畅，痰时白时黄，痰吐出后有咽痒感，1年来一直用雾化吸入沙美特罗维持，并间断服用阿斯美、地塞米松等，症状未见明显好转，2天前因天气变化受风而再次发作。舌淡胖，苔白，脉弦滑。既往有过敏性鼻炎病史。

西医诊断：支气管哮喘。

中医诊断：哮证。

分型：痰热阻肺证。

治则：清热化痰，补肺益气。

针灸：

1. 针刺：①天枢（双）、关元、归来（双）、尺泽（双）、鱼际（双）、孔最（双）、足三里（双）、三阴交（双）、太冲（双）；②风门（双）、肺俞（双）、大椎、风池（双）、曲池（双）、外关（双）、合谷（双）、阳陵泉

（双）、阴陵泉（双）、太溪（双）。上两组穴位交替选用，所有穴位均平补平泻，留针 30 分钟。

2. 电针：使用 G6805–Ⅱ型电针仪，选用 2Hz 和 50Hz 交替的疏密波，电流强度 0.1～2.0mA，以患者局部肌肉轻微颤动为度。其中同侧天枢和归来、同侧曲池和外关、气海和关元、同侧足三里和三阴交、同侧阴陵泉和太溪分别连接在同一组线的两个电极上。

3. TDP：选①组穴位时照神阙穴，选②组穴时照肺俞穴附近。

4. 穴位注射：维生素 B_{12} 注射液 500ug+ 维 D 果糖酸钙注射液 1mL 混合交替注射于双侧足三里、双侧曲池，隔日 1 次。

二诊：2012 年 11 月 10 日。诉咳嗽明显减少，偶有少许气喘，舌脉如上。

针灸治疗同前。

三诊：2013 年 1 月 3 日。2 月后咳喘消失，舌脉如上。

处方：嘱其每隔 10 天行 1 次穴位贴敷治疗，选取（肺俞、脾俞、肾俞，均双侧取穴）以固本，随访半年未再复发。

【按语】本例患者属肺气亏虚，痰热阻肺证，"肺主皮毛"，故肺气不足，易受外感之邪而咳嗽；"肺主行水"，肺为金，脾为土，肺病日久，则"子盗母气"，脾气亦不足，运化无力，则痰液聚生，久积化热，故出现黄痰；"喉为肺之门户"，肺受邪则喉咙痛；舌淡胖，苔白，脉弦滑亦为佐证。故治疗上宜清热化痰，补益肺气。取穴多选肺经及其表里经穴，亦配脾胃经穴扶正固本。其中天枢、关元、归来是赖氏"通元针法"的应用，引气归元，祛邪外出。

针灸临床上多见哮喘缓解期的患者，此类患者来诊时虽症状暂不严重，但多反复发作，病势迁延，病程较长，赖教授针灸和中药相结合，必要时配合一些针灸特色的外治法，疗效显著。在中药方面，自拟中药过敏煎，处方为：柴胡、防风、乌梅、五味子、苏梗、杏仁、麻黄、地龙、生甘草，在此基础上根据证型辨证加减。在针灸方面，发作频繁的可在定喘、大椎或尺泽穴放血或刺络拔罐，一般取穴以肺经配合背俞穴为主，常配天突、定喘等经验穴，手法多用平补平泻或补虚泻实法。根据患者不同情况，配合穴位埋线疗法和穴位敷贴疗法以固本，赖教授的穴位敷贴疗法对传统剂型进行了改进，结合西医学的透皮吸收技术和严格的辨证选取方取穴，疗效进一步得到提高。

对于标本缓急，赖教授认为发时治肺，缓时治肾。即发作时以清肺宣肺为主，中药方面多喜用的代表方有：清肺饮、苇茎汤和定喘汤，由于哮喘多数以过敏性哮喘为主，这些方常与过敏煎合用，如为感冒诱发者，必先治表后治里，多善用经方中的桂枝加厚朴杏子汤，去白芍之酸敛；对于典型的实热证哮喘，多采用泻肺平喘或通腑泻下法，如葶苈子常用到30～60克，地龙干可用到15～50克；合并大便秘结不通的多采用承气类，重用大黄。在针灸方面，发作时常以尺泽、孔最、鱼际、列缺、定喘为主穴，其中尺泽为肺经"合"穴，为五腧之"水穴"，而肺在五行中属金，金生水，水为金之子，故为本经之"子穴"，根据"实则泻其子"的子母补泻原则，针尺泽可泻肺之实；孔最为肺经"郄"穴，善治急性发作性疾病；鱼际为肺经荥穴，可泻肺热生津液，列缺为本经络穴，二者相配尤专于治疗干咳少痰者；定喘为治哮平喘的经验穴。在刺灸手法上尺泽强调一定要深刺，达到相应刺激量的提插泻法为主，列缺在实证中针刺方向上要逆经刺，这与在虚证中沿肺经走行方向的顺经刺是相反的。

缓解期以治肾为要，但又经常不限于治肾。在中药方面根据肾阴肾阳的偏胜多选用左归丸、右归丸和金匮肾气丸。后期合并慢阻肺的患者则往往伴牙龈暗红、舌底静脉曲张，口唇紫绀多为瘀血型，则多可配合赤芍、丹参、毛冬青和桃仁等活血化瘀之品；肝火犯肺反复发作者，不论春夏秋冬或南北方炙麻黄均可大胆应用，曾以麻杏石甘汤配合绵茵陈30克治愈一例多年哮喘患者。针灸方面，针对虚寒明显或肾阳亏虚者每可在缓解期加用灸法或行天灸疗法，多以背俞穴为主，如肺俞、膏肓俞、脾俞、肾俞，可用针灸补法或温针灸、隔物灸、悬灸等不同方法。在此基础上，赖教授治疗顽固性哮喘，善于应用任脉穴，如天突、鸠尾、中脘。

古人对本病的治疗除"发时治肺，平时治肾"之外，就针灸方面而言，哮喘往往哮与喘常是同治，针与灸并用也十分重视。"发时以针为主，缓解时以灸为主。"后者是赖新生教授的总结。综观古代针灸方法即可知这一法则出于典籍，如《灵枢·卫气本篇》曰："喘呼逆息者……积于上者，泻人迎、天突、喉中；积于下者，泻三焦与气街；上下皆满者，上下取之，与季胁之下一寸，重者鸡足取之"。赖教授采用比针刺刺激更强的挑刺法：上取天突、中取膻中、下取鸠尾，若是不佳，则加肺俞、风门、大椎前后夹攻，可迅速平喘。至于缓解期可以膻中、关元、气海、足三里灸之。在缓解期照上述可以挑刺的穴位使用灸法一样有显著效果。《神应经》曰："灸啄法，天突、尾骨首尖，又背上一穴（其法以线一条套颈上，垂下至鸠尾尖上，截断；牵往后脊骨上，线头交处是穴），灸七壮，妙"，又《仁斋直指方》云"气短而喘，大椎、肺俞、膻中并宜灸"等，皆是赖新生教授诊治经验的依据。

过敏性皮炎

　　过敏性皮炎是一种由过敏原引起的，与遗传相关的慢性瘙痒性、炎症性皮肤病，属于变态反应性疾病范畴。具体过敏原可分为接触过敏原、吸入过敏原、食入过敏原和注射过敏原，主要的表现为皮肤极度瘙痒，挠抓处会出现皮肤红肿、龟裂、炎性渗出，最后变硬、脱屑。其发病与饮食、环境、生活方式息息相关，容易复发，且持续时间较长。引起过敏性皮炎最常见的原因有食物、动物皮毛、螨、昆虫、花粉、农药、化肥、橡胶鞋、化纤原料以及鲜为人知的真菌过敏等。过敏性皮炎患者一般是由于对某种物质过敏而引发症状，离开过敏原后，症状会逐渐消失。

　　【案一】黄某，女，41岁，2014年12月23日初诊。

　　主诉：面部红斑瘙痒剧烈2月余。

　　现病史：2月前因前往美容院美容1次后出现面部红斑瘙痒，夜间痒甚，后未曾再使用过化妆品。前几日外出旅游，吃海鲜后再次引发面部及躯干少许红斑，成片状，瘙痒难忍，肤温偏高，昨晚发作特别明显。自诉类似发作5～6年，月经之前易发作瘙痒。便干不爽。舌淡暗无华，脉数弦滑。

　　西医诊断：过敏性皮炎。

　　中医诊断：瘾疹。

证型：风热蕴肤。

治法：清热解毒，凉血祛风。

处方：

生地黄 12g	白芍 15g	白鲜皮 30g	黄芩 10g
桔梗 10g	侧柏叶 12g	野菊花 12g	连翘 10g
牡丹皮 15g	乌梅 15g	煅龙骨 30g	煅牡蛎 30g
白蒺藜 15g	甘草 6g		

共 1 剂，日 1 剂，水煎服。

外洗：

白鲜皮 30g	金银花 30g	苦参 30g	百部 30g
生地黄 30g	生石膏 30g		

共 5 剂，日 1 剂，水煎外洗。

氯雷他定片，每次 1 粒，每日 2 次，口服；盐酸左西汀利嗪片，每次 1 粒，每晚 1 次，口服；复方甘草次酸苷片，每次 2 粒，每日 3 次，口服。

针灸：

1.针刺：曲池（双）、外关（双）、血海（双）、三阴交（双）、太冲（双）、面三针（双）。上穴均平补平泻，留针 30 分钟。

2.放血疗法：采用肺俞（双）、胃俞（双）刺络放血以清阳明经内热，活血通络。

3.TDP 照腹部。

4.穴位注射：取维生素 B_{12} 500ug+ 维 D 果糖酸钙注射液 1mL 混合交替穴位注射足三里（双）、曲池（双），隔日 1 次。

二诊：2014 年 12 月 25 日。额部红斑已见消，原色紫黑，已见淡化，但颈部初长，舌淡脉沉弦细。

处方：

黄芩 10g	白鲜皮 30g	夏枯草 15g	生白芍 15g
土茯苓 30g	旱莲草 12g	女贞子 15g	火麻仁 30g
野菊花 20g	苦参 15g	牡丹皮 10g	甘草 3g

共 5 剂，日 1 剂，水煎服。

针灸治疗同前。

三诊：2015 年 1 月 8 日。全面部症见红斑消失。头麻，手指麻木。舌淡，脉沉弱滑。

处方：中药上方加当归 10g，生地黄 12g。

共 7 剂，日 1 剂，水煎服。

针灸治疗同前。

四诊：2015 年 1 月 15 日。感面灼热烘热，舌淡脉沉细。

处方：

青蒿 10g	炒枣仁 25g	五味子 6g	生地黄 12g
牡丹皮 10g	麦冬 6g	淡豆豉 10g	夜交藤 30g
野菊花 6g	甘草 6g	生白芍 15g	

共 7 剂，日 1 剂，水煎服。

针灸治疗同前。

五诊：2015 年 1 月 22 日。口干便结而干，现红不痒，舌脉如上。

处方：中药上方加黄芩 10g，黄连 10g。

共 7 剂，日 1 剂，水煎服。

针灸治疗同前。

【**按语**】《儒门事亲》云："凡胎生血气之属，皆有蕴蓄浊恶热毒之气。有一二岁而发者，有三五岁至七八岁而作者，有老年而发丹毒、瘾疹"。说明了禀赋不足是发病重要原因，加之腠理不密，卫外不固，风邪外袭，或寒或热或湿相兼，再加之情志、疾病等因素，使脏腑功能失调，阴阳偏颇，营卫失和，郁于肌肤而发病。这与赖教授对本病的病因病机的认识不谋而合。赖老认为，本病可分为急性和慢性两个阶段，急性阶段证型多为风热犯表和肝郁血热型，慢性阶段可分为血虚风燥和冲任失调型。二者非一成不变的，急性发病，若治疗不当，迁延日久，可转为慢性；慢性阶段如遇外邪侵袭或饮食不当，也可急性发作。现代医家大多从风热、血热、脏腑失调认识该病，少有从血海空虚和冲任失调去阐述本病的病因病机。赖教授认为，冲脉为血海，久病则血虚，该病的慢性阶段多由血海空虚，同时又受风、热、燥、湿等外邪侵袭，致病情缠绵难愈。许多女性患者的发病时间还与自身的月经周期息息相关，故在治疗前期，赖教授多以清热凉血为法，而后期则以滋阴养血，调理冲任为先。古有"治风先治血，血行风自灭"之说，亦是对后期血虚为基本病机的最好的治疗方法。

针灸治疗穴取赖老的清血抗敏方，即手足三针加血海。《千金翼方》载："瘾疹灸曲池……随年壮，神良。"曲池功擅疏风清热，散邪止痒，为治风热犯表型瘾疹的有效穴。外关为八脉交会穴，通阳维脉。阳维为病苦寒热，故主治病位在表的病证，可疏通经络，解表散邪。合谷为大肠经原穴，阳明经为多气多血之经，合谷可清热解表，调和气血。足三里为足阳明胃经的合穴，也是强壮要穴，可健脾益肾固本，增加机体免疫力。三阴交乃少阴、厥阴、太阴之交会穴，可健脾祛湿止痒。足三里、三阴交，一阴一阳，一表一里，二穴合用，健脾养血以祛风。血海属脾经，为治疗血证之要穴，针血海以补气健脾，养血活血，祛风止痒。太冲为肝之原穴，可平肝息风，镇静安神。配以面三针疏通局部气血，肺俞、胃俞放血以清阳明内热止泻，诸穴合用，共奏益气固表，养血活血，疏风止痒之功。

颈椎病

颈椎病是指颈椎骨质增生、颈项韧带钙化、颈椎间盘萎缩退化等改变，刺激或压迫颈部神经、脊髓、血管而产生的一系列症状和体征的综合征。本病可见于任何年龄，发病缓慢，以头枕、颈项、肩背、上肢等部位疼痛以及进行性肢体感觉和运动功能障碍为主症。轻者头晕、头痛、恶心、颈肩疼痛、上肢疼痛、麻木无力；重者可导致瘫痪，甚至危及生命。西医将颈椎病分为六型，即颈型、神经根型、脊髓型、椎动脉型、交感型和混合型。本病属中医学"眩晕""痹症"等范畴，其发生常与伏案久坐、跌扑损伤、外邪侵袭、或年迈体弱、肝肾不足等有关。

有关此病最早论述见于《内经》。《素问·逆调论》："骨痹，是人当挛节也。人之肉苛者，虽近衣絮，犹留者也，是谓何疾？曰：荣气虚，卫气实也，荣气虚则不仁，卫气虚则不用，荣卫俱虚，则不仁不用，肉如故也。人身与志不相有，曰死"。这些描述与现代颈椎病的临床表现十分类似。其中"肉苛"是指肌肉麻木;"不仁"是指感觉麻木;"不用"是指肢体运动障碍;"肉如故"是指肌肉虽然完好,但已经不仁不用,人的意志不能指挥。针灸疗法治疗颈椎病是比较传统的治疗方法,也是较为常用且行之有效的方法。针灸疗法能够调节颈部经气,激发颈部经气,疏通颈部经络而达到治疗目的,广泛被患者接受。

【案一】何某,男,45 岁,2013 年 9 月 24 日初诊。

主诉:双肩、颈部疼痛放射至前臂 3 年,伴双手麻木。

现病史:3 年前开始双肩、颈部疼痛,放射至前臂,伴手臂尺侧麻木,椎间孔挤压试验(+),臂丛神经牵拉试验(+),扣顶试验(+)。已针灸 3 个月余未效。舌淡暗,苔薄白,脉弦沉。

西医诊断:神经根型颈椎病。

中医诊断:颈痹。

证型:寒湿痹阻,经络不通。

治法:除湿散寒,通络止痛。

处方:

徐长卿 15g	葛根 15g	赤芍 15g	元胡 10g
北芪 30g	生地黄 12g	牡丹皮 10g	升麻 6g
桑枝 30g	桂枝 6g	当归 15g	白术 15g
甘草 3g	秦艽 10g		

共 7 剂,日 1 剂,水煎服。

针灸:

1. 针刺:颈三针(天柱、劲百劳、肩中腧)、阿是穴、肩三针(肩髃、肩髎、肩前)、曲池(双)、外关(双)、合谷(双)手三针(曲池、外关、合谷)。上述穴位均用泻法,留针 30 分钟。

2. 电针:使用 G6805-Ⅱ型电针仪,选用 2Hz 和 50Hz 交替的疏密波,电流强度 0.1~2.0mA,以患者局部肌肉轻微颤动为度。其中同侧颈三针、同侧曲池和外关分别连接在同一组线的两个电极上。

3. TDP 照颈项部。

二诊:2013 年 10 月 10 日。颈部疼痛已大减,仍有右肩关节疼痛、运动受限，涉及腰背部，舌淡红脉沉弦。

处方：上方去升麻，加怀山药 10g。

共 7 剂，日 1 剂，水煎服。

针灸治疗同前。

三诊：2013 年 10 月 24 日。左后枕部疼痛及颈肩背疼痛已显著减轻，肩胛部疲乏，舌淡苔薄黄，脉弦沉细。

处方：上方去桑枝、秦艽，加海风藤 15g。

共 7 剂，日 1 剂，水煎服。

针灸治疗同前。

【按语】颈椎病在中医属于"痹症"范畴。《素问·痹论》曰："风寒湿三气杂至，合而为痹也，其风气胜者为行痹，寒气胜者为痛痹，湿气胜者为着痹。"《景岳全书·风痹》曰："痹本阴邪，故惟寒者多而热者少"。该患者肩颈部痛三年，痛处固定，放射至前臂，伴麻木感，在西医认为其是因椎间盘突出或骨质增生等刺激神经根所引起。在中医方面则属于寒湿痹阻，经络不通所致，故治宜除湿散寒，通络止痛。故用徐长卿以散寒通络，桂枝助阳通络，秦艽祛风除湿，白术补气健脾祛湿，赤芍、牡丹皮活血化瘀，元胡止痛，升麻、葛根载药上行以走于颈项部，桑枝善走上肢而通络止痛。活血通络诸攻邪之品，犹如金刚钻之钻石头，真正要能攻坚破壁，主要还在于后面发动机的动力，北芪补气以鼓动气血运行正犹如发动机之动力，此正是王清任"补阳还五汤"之立法。活血通络之品容易耗血伤阴，故佐以当归养血、生地黄育阴，甘草调和诸药。以上诸药相合，共同奏功。针灸治疗以疏通经络为主，赖老常以颈三针、肩三针、阿是穴、手三针以疏通颈部、上肢经络气血而止痹痛，且强调颈三针要深刺至骨方为显效，《灵枢·九针论》曰："八风伤人，内舍于骨解腰脊节腠理之间，为深痹也。故为治，针必长其身，锋其末，可以取深邪远痹"，正是此理。电针疏密波为抑制电波，有良好的止痛效果，故常用于痹症。

二诊患者颈部疼痛已大减，而肩及背腰部痛，故去升麻之升散而使药物作用部位偏下，增怀山药以顾护脾胃。三诊时患者颈肩部明显改善而以肩胛部疲乏为主，去桑枝、秦艽等性凉之品，增海风藤之辛温走窜、祛风通络以攻逐余邪。

【案二】黎某，女，57岁，2015年11月3日初诊。

主诉：左侧颈部疼痛3年余。

现病史：平素颈部疼痛不明显，天气变化、吹空调后发作头痛，提重物则左侧颈项部疼痛明显，颈项转侧活动尚可。自觉疼痛部位在左侧风池穴。右中指掌指关节腱鞘炎，伴右手麻木，举高久时麻木加重。夜寐易醒。舌淡暗，苔薄白，脉细，左关尺沉而无力。左侧臂丛神经牵拉试验（－），椎间孔挤压试验（－）。

西医诊断：颈型颈椎病。

中医诊断：颈痹。

证型：肝肾亏虚，少阳经络阻滞。

治法：补肝益肾，疏经通络。

处方：

熟地黄20g	赤芍15g	当归12g	元胡12g
徐长卿12g	枸杞15g	炒枣仁30g	夜交藤30g
合欢皮12g	煨葛根15g	川芎10g	女贞子12g
桑葚子15g	甘草3g		

共7剂，日1剂，水煎服。

针灸：

1.针刺：颈夹脊穴、风池（双）、百会、大椎、肝俞（双）、肾俞（双）、心俞（双）、曲池（双）、外关（双）、后溪（双）。颈部穴位均用泻法，余穴平补平泻，留针30分钟。

2.穴位注射：维生素B_{12}500ug+维D2果糖酸钙注射液1mL交替注射双侧足三里和曲池穴，隔日1次。

二诊：2015年11月12日。近期吃寒凉水果之后诱发头痛及颈项部疼痛一次。舌淡，苔白边有齿印，脉沉弦细。

处方：

熟地黄15g	桑寄生15g	徐长卿15g	元胡15g
独活12g	葛根12g	川芎10g	赤芍15g

牡丹皮 10g   当归 12g   炒枣仁 30g   夜交藤 30g

淡豆豉 10g   甘草 6g

共 7 剂，日 1 剂，水煎服。

针灸治疗同前。

三诊： 2015 年 11 月 19 日。原风池穴处疼痛已消失。舌淡胖，脉沉弦细。

处方： 上方去牡丹皮、葛根，加白附子 10g，骨碎补 10g，狗脊 15g，全蝎 6g。

共 7 剂，日 1 剂，水煎服。

针灸治疗同前。

【按语】赖老认为颈椎病多由于肝肾亏虚，气血不足引起。肝肾为气血之根本，肝主筋，肾主骨，人到中年以后，肝肾之气逐渐亏虚，气血逐渐衰少，筋骨懈惰，引起椎间盘退化、颈部韧带肥厚钙化，骨质增生等病变。气血失和，阳气虚衰不足，也为风寒湿三气杂至、外伤劳损等致病创造了条件。程杏轩在《医述卷十一肩背臂痛》中认为："病在肾，则病肩、背、颈项痛。"强调肾虚是造成颈椎病的根本原因，而不良的工作姿势、睡眠姿势、不良的生活习惯及不适当的体育锻炼等慢性损伤，导致骨损筋伤，气血瘀滞，加剧了肝肾亏耗而引发颈椎病。故赖老主要以补肝益肾、活血化瘀止痛为法治疗该患者颈椎病，后期再加以白附子、骨碎补、狗脊等以加强补肝肾强筋骨之力。针灸方面，颈夹脊为经外奇穴，内夹督脉，外邻足太阳膀胱经，是督脉和足太阳经经气重叠覆盖之处，能疏通督脉和膀胱经的气血，具有调控督脉和足太阳膀胱经经气的作用；风池穴可激发阳维脉、阳跷脉与少阳经之气，升发阳经气血，使之上注于清阳；百会能醒脑开窍，祛风止痛，安神定志，升阳举陷；后溪穴是手太阳小肠经的输穴，八脉交会穴，通督脉。主治肩臂疼痛和挛急；大椎穴为手三阳、足太阳、足少阳和督脉的交会穴。具有调节督脉和五阳经经气，疏通经络气血的作用。加以背俞穴可通督脉而鼓舞身之阳气以调节脏腑气机，同时可疏通肝肾之气。配以手足三针以起到全身调理的作用。

腰腿痛证

腰痛又称"腰脊痛"，是以腰部疼痛为主症的病证。腰痛的发生常与感受外邪、跌扑损伤和劳欲过度等因素有关。"腰为肾之府"，足太阳膀胱经"挟脊抵腰中"，"督脉为病，脊强反折"，"带脉之为病，腹满，腰溶溶如坐水中"，故本病与肾、膀胱经、督脉、带脉关系密切。基本病机是腰部经络不通，气血痹阻，或肾精亏虚，腰部失于濡养、温煦。西医学中，腰痛多见于腰部软组织损伤、肌肉风湿、腰椎病变、椎间盘病变以及部分内脏病变中。

【案一】江某，女，42岁，2015年6月18日初诊。

主诉：产后腰痛7年。

现病史：自2008年生完小孩之后出现腰背部疼痛，至今未愈。2014年起如遇风吹，便会鼻塞、怕冷，全身酸痛，胃胀，便溏。舌淡暗无华，脉沉弦细。

西医诊断：腰肌劳损。

中医诊断：腰痛。

证型：督阳不振。

治法：补肾强督，散寒止痛。

处方：

熟地黄 12g	淫羊藿 12g	细辛 3g	肉苁蓉 12g
熟附片^{先煎}15g	防风 10g	怀山药 12g	桂枝 12g
当归 10g	焦白术 10g	干姜 6g	陈皮 15g
甘草 6g			

共7剂，日1剂，水煎服。

针灸：

1.针刺：肾俞（双）、脾俞（双）志室（双）、命门（温针灸）、百会、前顶、后顶、大椎、委中（双）、承山（双）、昆仑（双）。上述穴位均用补法，留针30分钟。

2. TDP 照腰部。

3. 拔火罐：腰部膀胱经，留罐 5 分钟。

二诊：2015 年 6 月 25 日。腰痛改善，诉腹胀便溏。舌淡脉沉弦细。

处方：上方加骨碎补 12g，佩兰 10g，厚朴 12g，法半夏 10g。针灸治疗同前。

三诊：2015 年 7 月 9 日。已无明显腰疼。打嗝，胀气，胃痞，消化不良，完谷不化，大便溏，3～4 天一次，伴黏液。尿频但量少。舌淡胖无华苔薄黄，脉沉弦尺弱。

处方：

熟附片^{先煎}10g	春砂仁 10g	神曲 10g	枸杞 15g
干姜 6g	法半夏 10g	桑螵蛸 10g	厚朴 10g
桂枝 10g	麦芽 30g	益智仁 10g	甘草 6g

共 7 剂，日 1 剂，水煎服。

附子理中丸，每次 6 克，每天 3 次，口服。

针灸治疗同前。

【按语】《景岳全书·杂症谟》论腰痛曰："腰为肾府，肾与膀胱为表里，故在经则属太阳，在脏则属肾气，而又为冲任督带之要会。所以凡病腰痛者，多由真阴之不足，最宜培补肾气为主。"本病患者产后腰痛，绵绵至今，畏风惧冷，舌淡便溏，一派脾肾阳虚之象。乃是孕产期间耗伤气血，或产后调理不当，阴损及阳，阴阳互损，肾中真阴真阳亏虚，不能濡养腰府，不荣则痛。腰无阳气顾护，易为外邪所侵，则又可致不通则痛。正如《医宗必读》所论"假令作强技巧之官，谨其闭蜇封藏之本，则州都之地，真气布护，虽六气苛毒，弗之能害。唯以欲竭其精，以耗散其真，则肾脏虚伤，膀胱之府，安能独足？于是六气乘虚侵犯太阳，故分别施治"。督脉总督一身之阳，为阳脉之海，肾中真阴真阳充足，则化为元气，循督脉而上脑涵养元神。肾中阴阳亏损，则督阳无源以化，督阳不振，则"脊强反折"。治宜补肾强督，散寒止痛。方中熟附子温肾阳、干姜温脾阳共为君药，桂枝、细辛辛温佐之而又能助其阳气宣通于腰府以为臣。肉苁蓉、熟地黄补肾填精，阳得阴助则生化无穷，为佐药。淫羊藿补益督阳，白术、怀山药健脾，当归养血，防风祛风，陈皮行气使补而不滞同为佐药。甘草调和诸药为使。诸药相合，共奏补肾强督，散寒止痛之攻。

针灸治疗亦以温阳通督为主，背俞穴乃是脏腑之气输注于背部之腧穴，是赖老通督调神针法的主要选穴，取之温针灸可温养相应脏腑之气。故取肾俞、脾俞温针灸以温脾肾之阳。志室为膀胱经第二侧线腧穴，取之可辅助肾俞穴温补肾阳。命门之火系一身生命之根本，命门穴又为督脉穴位，故取命门温针灸可温阳通督。大椎为背部诸阳经之会，百会乃一身之至高点，为诸阳之会，更以前顶后顶相佐，均为督脉穴位，共用通督通阳之力强。腰背委中求，取委中、承山、昆仑等膀胱经穴位既可疏通膀胱经，又膀胱经与督脉会于颠顶，故膀胱经穴位亦可助阳通督。更配合腰部热疗以改善局部气血循环，通则不痛。膀胱经拔罐可引邪外出。如此针药结合，相得益彰，故取效捷。

二诊时患者腰痛已明显改善，诉腹胀便溏，乃是脾阳虚，脾虚湿困，予佩兰、厚朴、法半夏醒脾行气化湿，增骨碎补补肾强腰以巩固疗效。三诊时患者已无明显腰痛，唯腹胀便溏未愈，故以桂附理中丸等善后。

【案二】 王某，女，48 岁，2015 年 9 月 17 日初诊。

主诉： 持续腰骶部疼痛 1 年余。

现病史： 近 1 年来常自觉腰骶部持续疼痛不适，日夜不止，坐立不安，近月加剧，双下肢疲乏甚，不愿行走，夜间盗汗。舌淡边有齿印，脉沉尺弱。腰椎正侧位片未见明显异常。

西医诊断： 围绝经期综合征。

中医诊断： 腰痛。

证型： 肾虚腰痛证。

治法： 温补肾阳，滋阴养肝。

处方：

独活 15g	肉苁蓉 15g	巴戟天 10g	淫羊藿 15g
生地黄 12g	百合 30g	牡丹皮 15g	骨碎补 12g
狗脊 15g	女贞子 15g	旱莲草 15g	甘草 6g

共 7 剂，日 1 剂，水煎服。

知柏地黄丸，每次 6 克，每天 3 次，口服。

针灸：

1. 针刺：腰三针（双）、足三里（双）、三阴交（双）、太冲（双）、曲池（双）、外关（双）、合谷（双）。所有穴位平补平泻，留针 30 分钟。

2. TDP 照骶尾部。

3. 穴位注射：维生素 B_{12}500ug+ 维 D 果糖酸钙注射液 1mL 混合液交替注射于双侧足三里穴和双侧曲池穴，隔日 1 次。

4. 拔火罐：腰骶部闪罐 10 分钟。

二诊： 2015 年 9 月 24 日。腰骶疼痛明显缓解，右下肢疲乏不欲行走。舌淡边有齿印，脉沉弦细。

处方：

柴胡 10g	当归 15g	女贞子 20g	百合 30g
狗脊 15g	炒酸枣仁 15	五味子 6g	千斤拔 15g
补骨脂 10g	桑寄生 15g	生白芍 20g	枸杞 15g
合欢皮 12g	甘草 6g		

共 7 剂，日 1 剂，水煎服。

针灸治疗同前。

【按语】 腰痹，多因风、寒、湿邪杂至，闭阻经络，或因年老体虚，肾精不充，筋骨失养而发为疼痛。《素问·上古天真论》载：女子"七七，任脉虚，太冲脉衰少，天癸竭，地道不通，故形坏而无子也。"本案患者年近五十，任脉和太冲脉气血渐衰，天癸渐枯，腰为肾之府，肾精亏虚，筋骨失荣，故腰骶痛甚。若从西医角度分析，则多由围经期激素水平下降所致。初诊方中首用独活，入足少阴，祛风湿，止痹痛，尤擅身半以下，领诸药循经下行；巴戟天、淫羊藿、肉苁蓉温补肾阳；女贞子、旱莲草滋阴；骨碎补、狗脊补肾强骨，祛风活血；百合滋补精血；牡丹皮滋阴降火，活血散瘀；甘草调和诸药，共奏滋补肝肾、壮骨强筋之效。赖师授泽：骨碎补、狗脊与苏木用治骨髓相关病证，效如浮鼓，现代临床椎体术后尤佳；反之，肌炎等相关病证则宜桑寄生与川断，赖老用药之精准，如此可见一斑。足太阳经之循行，上贯颠顶，中循颈背，过腰脊，至下肢，在十四经脉中循行路线最长，与其他脏腑经络联系最广，取其与肾相应之肾俞；《素问·痹论》说："风寒湿三气杂至，合而为痹也。"湿性重着，借风邪的疏泄之力，寒邪的收引之能，入侵筋骨肌肉，而大肠俞为大肠腑中的水湿之气外输膀胱经所在，故可除湿止痹；委中穴，则"腰背委中求"；配合手足三针，起到通阳活血，除湿止痛的功效。湿邪多聚集于阳气最甚之督脉的尾端，故予骶尾部拔罐，若为寒邪入侵则更宜灸。肾虚所致腰骶疼痛，多伴下肢酸胀，二诊症见患者腰痛减轻而右腿不适，予更方轻剂，重在于和。方中柴胡、当归、白芍疏肝养血；女贞子、枸杞子滋阴；狗脊、千斤拔、补骨脂、桑寄生补肾强骨；百合、五味子滋补精血、敛阴生津；酸枣仁、合欢皮安五脏之神明，未病先治，巧夺天工。腰以下之邪多为湿邪，常伴热证，则治当先清热使其无所依。或体虚感邪，则当先祛邪，常取"四花穴"放血治疗，膈俞是八会穴之"血会"，针刺之可起到活血祛瘀通经的作用；胆俞是胆腑之气输注之所，肝与胆相表里，针刺之可疏调气机以行气活血消滞。赖老于临床上还常针用八髎穴，直指病所，配合通元针法，治病疗神。

【案三】陈某，女性，60岁，2014年11月12日初诊。

主诉：腰痛2年加重1月余。

现病史：2年前因无明显诱因后逐渐出现腰痛，呈隐隐作痛，无双下肢放射痛，症状时发时止，因痛可以忍受，未引重视，1月前因搬重物后出现腰痛加重，腰部不能俯仰，转侧不能，曾服用布洛芬止痛药后，疼痛未见明显缓解，腰4、腰5压痛明显。舌暗红，苔薄白，脉沉细。2014年10月3日行腰椎正侧位片示：L4/5、L5/S1唇样增生，骶椎隐裂?

西医诊断：腰椎骨质增生。

中医诊断：腰痛。

证型：肝肾亏虚。

治法：补益肝肾，通络止痛。

处方：

骨碎补 12g	川断 15g	杜仲 15g	肉苁蓉 12g
元胡 10g	桑寄生 15g	熟地黄 20g	赤芍 12g
甘草 3g	独活 15g	川芎 10g	当归 12g

共 7 剂，日 1 剂，水煎服。

针灸：

1.针刺：①腰三针（肾俞、大肠俞、腰眼均取双侧）、阿是穴、委中（双）；②腰夹脊穴（双侧 L4～L5）、志室（双）、秩边（双）、承扶（双）、风市（双）、委中（双）、飞扬（双）、绝骨（双）。上两组穴位交替使用，上述穴位均用泻法，留针 15 分钟。

2.穴位注射：维生素 B_{12}500ug+ 果糖二磷酸钠 1mL 混合液，穴注足三里（双）、肾俞（双）、肝俞（双）三组穴位，每次选取一对，交替使用，隔日 1 次。

3.拔火罐：以足太阳膀胱经、督脉为主线，闪罐 5 分钟。

二诊： 2014 年 11 月 18 日。腰部疼痛明显缓解，可以转侧活动，舌脉如上。

针灸治疗同前。

三诊： 2014 年 11 月 24 日。腰部活动自如，前屈后伸活动均可，无障碍，隐隐作痛消失，舌淡红，苔薄白，脉沉缓。

针灸治疗同前。

【按语】 患者 2 年前出现腰痛，呈隐隐作痛，未引起重视，结合年龄等因素，辨证为肝肾亏虚，故以补益肝肾，通络止痛为法，处方为独活寄生汤加减，去防风、人参，加肉苁蓉、元胡，无外感气虚复发之忧，有补肾通络止痛之效。处方一，针灸以腰三针为主，腰三针以肾俞、大肠俞、腰眼组成，"腰为肾之府""转摇不能，府将坏矣"，腰痛无论新久，无论内伤外感，若有"转侧不利"均可诊为兼有肾虚。因此处方中，使用肾俞尤为重要，起到巩固本源，加强补益肾脏功能。委中为远端取穴，"腰背委中求"以疏通经脉，引气下行。处方二，选择华佗夹脊穴，其选取依据葛洪所著的《肘后备急方》，属于经外取穴范畴。对于腰痛的病人，夹脊穴是赖新生老师最擅长使用的经穴，临床上单独使用其穴，可以收到极好的治疗效果。督脉之别，名约长强，挟膂上项，散头上，下当肩胛左右，别走太阳，入贯膂。"又云："膀胱经太阳之脉……挟脊抵腰中……"督脉之别和膀胱经皆挟脊而行，正是华佗夹脊穴分布的范围，提示了夹脊穴与督脉和膀胱经的密切关系。志室、秩边位于足太阳膀胱经在背部的第二侧线，配合第一条侧线，起到加强疏通经络之气的作用。风市为足少阳胆经穴位，肝肾同源，选取胆经穴位，起到固本求源。飞扬为足太阳膀胱经的穴位，"经脉所过，主治所及"。绝骨为补益肝肾，强健筋骨以止痛。闪罐以疏通经络，通调气血以止痛。配合穴位注射以营养神经以止痛。

臂丛神经损伤

臂丛神经损伤是周围神经损伤的一个常见类型，主要表现以肩胛带肌为主的疼痛、无力和肌萎缩。臂丛神经由第5～8颈神经前支和第1胸神经前支5条神经根组成。发病原因有牵拉伤、对撞伤（如被快速汽车撞击肩部或肩部被飞石所击伤）、切割伤或枪弹伤、挤压伤（如锁骨骨折或肩锁部被挤压）及产伤。一般分为上臂丛损伤（Erb损伤），下臂丛损伤（Klumpke损伤）和全臂丛损伤。

1985年Leffert按臂丛损伤的机制与损伤部位将其分类为：

1. 开放性臂丛损伤。

2. 闭合（牵拉）性臂丛损伤。

（1）锁骨上臂丛损伤：①神经节以上臂丛损伤（节前损伤）；②神经节以下臂丛损伤（节后损伤）。

（2）锁骨下臂丛损伤。

3. 放射性臂丛损伤。

4. 产瘫。

【案一】陈某，男，33岁，2014年11月27日初诊。

主诉：左上肢疼痛乏力3月余。

现病史：3月前因车祸遗留左上肢疼痛乏力，抬举不能。查体见左上肢不能上举、外展、后伸，肱二头肌、三头肌压痛，无肌萎，肌力Ⅲ级，肌张力不变。同时伴有颈强直改变，稍见反弓。有高血压及高血脂病史。

西医诊断：臂丛神经损伤；颈椎原发性先天性强直？（发育不良）。

中医诊断：痹症。

证型：气滞血瘀。

治法：活血化瘀，祛风通络。

处方：

桑枝 30g	丹参 15g	牡丹皮 10g	元胡 10g
红花 3g	甘草 6g	赤芍 15g	秦艽 12g
片姜黄 15g	北芪 30g	徐长卿 15g	

共 7 剂，日 1 剂，水煎服。

针灸：

1. 针刺：颈夹脊（左）、肩三针（左）、手三针（左）、八邪（左）、阿是穴。以上穴位均用泻法，留针 30 分钟。

2. TDP 照左肩臂。

3. 穴位注射：取维生素 B_{12} 500ug+ 维 D 果糖酸钙注射液 1m 混合交替注射足三里（双）、曲池（双），隔日 1 次。

二诊：2014 年 12 月 2 日。症如前述，稍改善，左上臂无力，鱼际肌处麻木，外展角度 15～20°，较前有力，余如旧。舌淡苔白，脉沉弦。

处方：上方加党参 20g，胆南星 15g，云茯苓 15g，白术 10g，白芷 6g，千斤拔 20g，五爪龙 30g。

共 7 剂，日 1 剂，水煎服。

针灸治疗同前。

三诊：2014 年 12 月 9 日。症如前述，继续当前治疗。

四诊：2014 年 12 月 16 日。无明显疼痛，左上肢麻木基本消失仅小鱼际处遗留一点，左上肢肌力已改善，可以放胸前 2～5 秒。舌淡边尖红，脉沉细滑。

处方：

狗脊 20g	骨碎补 12g	赤芍 12g	生苡仁 25g
桑枝 15g	细辛 3g	牡丹皮 10g	桑寄生 12g
北芪 30g	当归 15g	独活 12g	甘草 6g
千斤拔 15g	威灵仙 12g		

共 7 剂，日 1 剂，水煎服。

针灸治疗同前。

五诊： 2014 年 12 月 25 日。疲乏，晨僵，嗜睡。脉弦细涩。

处方：

当归 10g	枸杞 15g	云茯苓 12g	北芪 30g
川芎 10g	赤芍 12g	淫羊藿 10g	桃仁 10g
僵蚕 12g	牡丹皮 10g	甘草 6g	桑枝 30g

共 7 剂，日 1 剂，水煎服。

针灸治疗同前。

六诊： 2015 年 1 月 8 日。有时可以上举，脉细甚。可以做家务。

处方： 上方加党参 15g，杜仲 12g，续断 15g。

共 7 剂，日 1 剂，水煎服。

针灸治疗同前。

【按语】 该患者是因车祸致臂丛神经损伤，主要表现为上臂丛神经损伤所引起的肩胛带肌、三角肌、肱二头肌为主的疼痛、麻木和肌无力，无肌肉萎缩。治疗上，赖老以祛风活血通络为法，用药以独活寄生汤及四物汤为主方加减，配以北芪、党参益气健脾，狗脊、骨碎补、千斤拔温肾壮阳，桑枝、秦艽、徐长卿等祛风通络。针刺以三针疗法为主，配以颈夹脊穴以疏通局部气血，针刺八邪穴以祛风散邪，全方促进气血调和，经脉得养，则肢体自能屈伸活动自如。

强直性脊柱炎

强直性脊柱炎（AS）是一种主要侵犯中轴关节，以骶髂关节炎和脊柱强直为主要特点的自身免疫性疾病。中医将其归在"痹症"之范畴。其发病原因尚不明确，临床症状有腰骶、脊背、肩背、颈项等处的疼痛，伴或不伴有僵直感，足跟痛，疼痛夜间加重，甚则半夜痛醒，翻身困难，晨起或久坐后起立时腰部发僵明显，但活动后减轻；膝、髋、踝、肩等外周关节肿胀、疼痛，跖底筋膜炎、跟腱炎和其他部位的肌腱附着点肿痛，少数还可见眼睛红肿疼痛、流泪、发热等。

【**案一**】杨某，男，40岁，2014年9月4日初诊。

主诉：强直性脊柱炎病史多年。

现病史：强直性脊柱炎，颈部较前不可灵活转动，活动受限，无明显疼痛。下颈部左右可以转动，但上下则极度受限，舌尖红脉沉弦。

西医诊断：强直性脊柱炎。

中医诊断：痹症。

证型：肝肾亏虚。

治法：补肝益肾，痛痹止痛。

处方：

海风藤30g	狗脊15g	木瓜20g	白芍30g
川芎6g	麦芽30g	丹参15g	独活15g
桑寄生20g	当归10g	生地黄12g	杜仲15g
徐长卿15g	葛根20g	甘草6g	

共7剂，日1剂，水煎服。

针灸：

1.针刺：颈夹脊（双）、胸夹脊（双）、大椎、百会、大杼（双）、曲池（双）、外关（双）、合谷（双）、足三里（双）、三阴交（双）、太冲（双）。所有穴位平补平泻。留针30分钟。

2.电针：使用G6805-Ⅱ型电针仪，选用2Hz和50Hz交替的疏密波，电流强度0.1～2.0mA，以患者局部肌肉轻微颤动为度。其中同侧颈夹脊、同侧胸夹脊、同侧曲池和外关、同侧足三里和三阴交分别连接在同一组线的两个电极上。

3.TDP照背部疼痛处。

4.穴位注射：维生素B$_{12}$500ug+维D果糖酸钙注射液1mL混合液交替穴位注射足三里（双）、曲池（双），隔日1次。

二诊：2014年9月11日。诉症状改善，可以点头，转动范围较前大。舌淡脉沉弦细。

处方：上方加女贞子20g，北芪15g。

共7剂，日1剂，水煎服。

针灸治疗同前。

三诊：2014 年 10 月 14 日。天气变化时胸闷，腰以下较前好转，活动灵活，舌脉如上。

处方：上方去北芪，加瓜蒌皮 30g，川天麻 10g。

共 7 剂，日 1 剂，水煎服。

针灸治疗同前。

四诊：2014 年 10 月 30 日。颈左右转动活动范围较前已增大。腰僵硬明显改善，后半部稍紧（靠骶部），上半部改善，活动较前可弯曲。舌光红，脉沉弦尺弱。

处方：2014 年 10 月 14 日方加淡豆豉 10g。

共 10 剂，日 1 剂，水煎服。

针灸治疗同前。

五诊：2014 年 11 月 18 日。善寐，口气甚，舌尖红苔黄，脉数。

处方：

夏枯草 12g	菊花 10g	黄芩 10g	生地黄 12g
丹参 10g	牡丹皮 10g	徐长卿 12g	北芪 15g
桑寄生 20g	川断 15g	知母 15g	元参 10g
甘草 6g			

共 7 剂，日 1 剂，水煎服。

针灸治疗同前。

六诊：2014 年 12 月 9 日。夜卧时蚁行于下肢感，头痛，以后半夜为主，舌淡，脉弦沉，关尺芤。

处方：

川天麻 15g	赤芍 15g	川牛膝 15g	独活 12g
桑寄生 12g	防风 10g	细辛 3g	虎杖 12g
五爪龙 30g	伸筋草 12g	威灵仙 12g	生苡仁 15g
生地黄 12g	牡丹皮 12g	甘草 6g	

共 7 剂，日 1 剂，水煎服。

针灸治疗同前。

七诊：2015 年 1 月 6 日。头颈较前灵活，但久后自然又弯曲不能伸直。舌红苔薄黄，脉弦细。

处方：上方去细辛，加当归 15g，白芍 15g。

共 7 剂，日 1 剂，水煎服。

针灸治疗同前。

【按语】本例患者强直性脊柱炎病史多年，病程日久，肝肾亏虚。针灸选血以督脉穴位及华佗夹脊穴为主，意在通督养神，激发脏腑之元气，补益肝肾，从而改善病情。其中，大杼穴为骨会，可用于治疗全身与骨相关的疾病，《难经》中说"骨会大杼，骨病治此。"刺之可强筋健骨，疏调筋络。大椎穴位于督脉之上，是督脉与手太阳、手阳明、手少阳四经之会，刺之有调益阴阳之效；百会穴在人体至高正中之处，为督脉与足太阳经的交会，如众星拱月，刺之可升调激发阳气。同时佐以颈部夹脊穴与胸部夹脊穴以激发脏腑经气，手三针、足三针相配宜健脾益肾补气。在处方方面主要以益肾填精之品为主，临证辅以健脾、去湿、活血化瘀之品，在补益的同时不忘健脾，只有脾胃强健，后天运化水谷精微源源不断，才能弥补先天之精的亏损。

【病案二】黄某，女，27 岁。2015 年 6 月 25 日初诊。

主诉：脊柱疼痛 2 年。

现病史：患者后背疼痛 2 年，行走尚可，晨僵持续半小时，活动后可缓解。时有月经失调或闭经稀发。脉细尺无力，左关弦右关滑。既往强直性脊柱炎病史 2 年。

西医诊断：强直性脊柱炎。

中医诊断：痹症。

证型：肾虚。

治法：补肾通督。

处方：

熟地黄 12g	山萸肉 12g	骨碎补 10g	木瓜 12g
赤芍 12g	牡丹皮 12g	玉竹 12g	独活 15g
桑寄生 15g	防风 10g	细辛 3g	川芎 12g

当归 12g   杜仲 12g   甘草 6g

共 10 剂，日 1 剂，水煎服。

针灸：

1. 针刺：华佗夹脊（双）、合谷（双）、曲池（双）、内关（双）、足三里（双）、三阴交（双）、太冲（双）。上述穴位平补平泻，留针 30 分钟。

2. 电针：使用 G6805-Ⅱ型电针仪，选用 2Hz 和 50Hz 交替的疏密波，电流强度 0.1～2.0mA，以患者局部肌肉轻微颤动为度。其中同侧夹脊穴、同侧曲池和合谷、同侧足三里和三阴交分别连接在同一组线的两个电极上。

3. TDP 照射背部。

4. 穴位注射：维生素 B_{12} 500ug+ 维 D 果糖酸钙注射液 1mL 混合液交替注射于足三里（双），曲池（双），隔日 1 次。

二诊： 2015 年 7 月 7 日。已针灸 3 次，症状基本同前，强直性脊柱炎和月经稀发，舌淡脉弦细。

处方：

当归 15g   川芎 6g   熟地黄 15g   赤芍 15g

独活 12g   桑寄生 15g   牡丹皮 12g   元胡 10g

千斤拔 30g   苍术 15g   丹参 15g   炒枣仁 15g

鸡血藤 30g   甘草 6g

共 7 剂，日 1 剂，水煎服。

针灸治疗同前。

三诊： 2015 年 7 月 14 日。已针灸 6 次，月经未到，舌淡脉沉弦细。

处方：

柴胡 10g   茺蔚子 15g   泽兰 10g   赤芍 15g

牡丹皮 12g   红花 3g   川牛膝 12g   当归 15g

川芎 5g   熟地黄 15g   生地黄 15g   党参 15g

甘草 6g

共 7 剂，日 1 剂，水煎服。

针灸治疗同前。

四诊： 2015 年 9 月 17 日。已针灸 9 次，7 月份月底来月经，10 天净，舌边红苔薄白，脉沉弦细。

处方：

当归 12g	赤芍 12g	川芎 6g	生地黄 15g
熟地黄 15g	制香附 10g	百合 15g	党参 15g
北芪 15g	黄芩 10g	牡丹皮 15g	女贞子 15g
旱莲草 15g	益母草 15g	甘草 6g	

共 7 剂，日 1 剂，水煎服。

益母草膏，10mL，每日 3 次，口服。

针灸治疗同前。

五诊：2015 年 9 月 24 日。已针灸 12 次，咳嗽无痰，咽部不适，寐差，舌红脉沉细。

处方：

沙参 12g	女贞子 15g	当归 12g	百合 15g
桑寄生 15g	川断 12g	炒枣仁 25g	五味子 6g
桑葚子 15g	山萸肉 15g	怀山药 15g	甘草 6g

共 10 剂，日 1 剂，水煎服。

针灸治疗同前。

六诊：2015 年 10 月 13 日。已针灸 15 次，脊柱疼痛，寐时严重，咳已止，舌淡红脉细。

处方：

半枫荷 15g	当归 12g	川芎 6g	防风 10g
赤芍 15g	细辛 3g	独活 15g	桑寄生 15g
熟地黄 15g	杜仲 15g	川牛膝 12g	党参 15g
炒枣仁 25g	甘草 3g		

共 10 剂，日 1 剂，水煎服。

针灸治疗同前。

七诊：2015 年 10 月 22 日。已针灸 15 次，仍脊柱疼痛，不寐，舌淡苔白脉沉细弦。

处方：

独活 15g	桑寄生 12g	防风 10g	川芎 10g
当归 15g	生地黄 12g	赤芍 15g	杜仲 12g
狗脊 20g	川牛膝 12g	骨碎补 12g	生薏苡仁 30g
云茯苓 15g	甘草 6g		

共 10 剂，日 1 剂，水煎服。

通痹灵片，每次 4 片，每日 3 次，口服。

针灸治疗同前。

八诊： 2015 年 11 月 3 日。已针灸 18 次，睡觉时明显疼痛，舌淡苔白脉沉细。

处方： 上方去生地黄、薏苡仁，加羌活 10g，豨莶草 12g，熟地黄 20g。

共 10 剂，日 1 剂，水煎服。

针灸治疗同前。

九诊： 2015 年 11 月 19 日。已针灸 18 次，脉细无力尺弱，寸关略弦滑，腰痛已改善。

处方：

独活 12g	秦艽 12g	防风 10g	细辛 3g
当归 15g	川芎 10g	熟地黄 15g	赤芍 15g
杜仲 12g	川牛膝 12g	狗脊 12g	骨碎补 10g
桑枝 15g	海风藤 15g	甘草 6g	

共 10 剂，日 1 剂，水煎服。

针灸治疗同前。

十诊： 2015 年 12 月 1 日。已针灸 21 次，疼痛改善，可以入睡，舌淡红脉弦细。

处方： 上方去细辛，加女贞子 20g。

共 10 剂，日 1 剂，水煎服。

针灸治疗同前。

十一诊： 2015 年 12 月 10 日。已针灸 24 次，左尺脉已明显有力，疼痛症状已缓解，但近日嗳气，胃疼痛，原有胃炎史。

处方：

柴胡 10g	白术 10g	独活 10g	骨碎补 10g
狗脊 10g	怀山药 10g	厚朴 10g	牡丹皮 10g
陈皮 10g	枳壳 10g	枸杞 15g	桑寄生 10g
防风 10g	甘草 6g		

共 10 剂，日 1 剂，水煎服。

针灸治疗同前。

十二诊：2015 年 12 月 29 日。已针灸 28 次，现每月均有月经，或延期一周，现腰脊柱疼痛已缓解，于颈及手足偶尔疼痛，舌淡脉沉弦细。

处方：上方加葛根 15g，徐长卿 15g，当归 6g。

共 10 剂，日 1 剂，水煎服。

针灸治疗同前。

十三诊：2016 年 1 月 12 日。已针灸 31 次，咽干，颈不适或紧痛，余无不适，舌淡脉弦细数。

处方：

独活 15g	桑寄生 15g	杜仲 15g	川牛膝 15g
党参 15g	细辛 3g	当归 6g	川芎 10g
葛根 12g	怀山药 10g	防风 10g	熟地黄 15g
陈皮 15g	徐长卿 15g	甘草 6g	

共 10 剂，日 1 剂，水煎服。

针灸治疗同前。

【按语】患者形体消瘦，禀赋不足。女子月事以肝肾为本，资于后天脾胃气血，尺以候肾，脉细无力提示肝肾精血不足且阳气不足，脊背疼痛伴有晨僵亦是肝肾精血不荣筋脉，阳气失于温煦筋脉的表现，按《难经》治损之法：损其肾者益其精，以独活寄生汤为主方，予熟地黄、山萸肉、玉竹补精血，杜仲、桑寄生、骨碎补强肝肾壮筋骨，当归、川芎、赤芍养血活血，独活、木瓜、防风祛风湿，细辛通阳。针灸取华佗夹脊穴以通督阳。华佗夹脊位于脊柱棘突旁肌肉肌腱处，针灸局部刺激相应感受器，发挥改善局部棘突旁肌肉的血气供应。以足三里（胃合穴）、曲池（大肠合穴），三焦络穴外关通三焦气机，开四关（双合谷、双太冲）调整胃肠道功能，三阴交调理肝脾肾。配合电针加红外线照射温和刺激调节督脉功能。穴位注射足三里、曲池持续长久刺激，调节大肠、脾胃功能。

患者以后背疼痛伴晨僵和月经稀发来诊，经过治疗，疼痛减轻，晨僵消失，提示强直性脊柱炎病症已控制住。月经每月都有，提示冲任血海的逐渐充溢，气血的逐渐恢复。坚持治疗有望经调痛愈。"妇人之生，有余于气，不足于血，以其数脱血也""气为血之帅，血为气之母"。女性由于存在周期性的子宫内膜剥脱出血，易造成气血的相对不足，易受外邪。存在经带胎产生理特点，治疗疾病须保护其正常的生理功能，经调则身安，调经目标在帮助其恢复正常规律。

面　瘫

面瘫是以口眼向一侧歪斜为主症的病证，又称为口眼歪斜。本病可发生于任何年龄，无明显季节性，多发病迅速，以一侧面部发病多见。在《灵枢》中称"口歪""僻""卒口僻"。本病相当于西医的周围性面神经炎，发病病因不清，主要认为是因风寒导致面神经血管痉挛，局部缺血、水肿，使面神经受压，神经营养缺乏，甚至引起神经变性而发病。按其发病时间可大体分为3期，急性期：发病1周以内。此期为面神经炎水肿进展期。恢复期：发病1周至1个月以内。后遗症期：发病3个月至半年以上。临床症状表现不一，根据受累的解剖位置不同，临床表现也不同，病程及预后均存在差异。预后：单纯性面神经炎预后良好，一般不留后遗症；贝尔面瘫本型症状进度快，疗程较第一型要长，预后较好，少数患者可能遗留后遗症。亨氏面瘫，神经受累部位较高，功能受损范围较大，疗程较长，疗效较慢，后遗症较常见。

【案一】陈某，女，38岁。2014年12月23日初诊。

主诉：头痛10天，右侧口角歪斜8天。

现病史：患者10天前开始出现右后头痛，8天前晨起时发现右侧口角歪斜，右额纹消失，人中沟歪斜变浅，鼓腮吹气漏气，伴头晕，右后头痛，今日转移至头顶。舌前 1/3 味觉减退，舌质无华而暗，边尖红，脉沉弦细。

个人史：几个月前曾带小孩去过带状疱疹门诊。

西医诊断：右侧周围性面瘫；带状疱疹感染。

中医诊断：面瘫病。

证型：郁热上袭阳明少阳。

治法：清解少阳阳明郁热，祛风通络止痛。

处方：

柴胡 10g	川芎 12g	白芷 10g	连翘 10g
菊花 10g	元胡 10g	板蓝根 20g	大青叶 15g
黄芩 10g	云茯苓 15g	虎杖 15g	僵蚕 15g
甘草 10g			

共 7 剂，日 1 剂，水煎服。

针灸：

1.针刺：翳风（右）、牵正（右）、阳白透鱼腰（右）、太阳（右）、颧髎（右）、地仓透颊车（右）、合谷（左）、太冲（双）。上述穴位用泻法，留针 15 分钟。

2.TDP 照患侧耳后。

3.穴位注射：维生素 B_{12}500ug+ 维 D 果糖酸钙注射液 1mL 混合液交替注射于足三里（双）、曲池（双），隔日 1 次。

二诊：2014 年 12 月 31 日。已针药治疗 3 次，口角歪斜较前改善，头痛较前减轻，舌淡脉沉细。

处方：

白附子 10g	僵蚕 10g	川芎 10g	全蝎 6g
防风 10g	蜈蚣 1 条	生白芍 15g	菊花 10g
北芪 20g	川天麻 10g	甘草 6g	

共 7 剂，日 1 剂，水煎服。

针灸治疗同前。

三诊：2015 年 1 月 6 日。已针药治疗 6 次。现面肌可以运动，额纹见明显，疲乏。舌脉如上。

处方：上方加黄芩 10g。

共 7 剂，日 1 剂，水煎服。

针灸治疗同前。

四诊：2015 年 1 月 13 日。已针药治疗 9 次。近日感冒，头痛。口角歪斜较前改善。舌淡脉数。

处方：2015 年 1 月 6 日方去蜈蚣，加板蓝根 15g。

共 7 剂，日 1 剂，水煎服。

针灸治疗同前。

五诊：2015 年 1 月 20 日。已针药结合治疗 12 次。面瘫改善明显，已基本恢复外观。偶尔头痛。舌脉如上。

处方：2015 年 1 月 6 日方加板蓝根 12g。

共 7 剂，日 1 剂，水煎服。

针灸治疗同前。

【按语】该患者面瘫 8 天，属于面瘫早期，是面瘫治疗的关键时期。几个月前有带状疱疹接触史，10 天前开始出现右后头痛（右乳突区），继而面瘫。后乳突区乃是少阳经所过，现头痛转移至颠顶，颠顶为厥阴肝经所主，颜面为阳明胃经所主，故辨证属风热之邪侵袭少阳、阳明经络，气血阻滞不通，因而口眼歪斜。治宜清解少阳阳明郁热，祛风通络止痛。

对于这种发病不久，正气未虚的面瘫，赖老处方治疗常以蓝青牵正散加减。初诊火热之邪较甚，故以板蓝根、大青叶气清向上，清解头面热毒，虎杖清热祛湿，菊花、连翘均轻清向上，可清利上焦头目热邪，柴胡、黄芩可疏解少阳郁热，白芷善祛阳明之风而止痛，川芎善祛厥阴、少阳之风而止痛；僵蚕咸平质润，且虫类之品搜风通络力强，故选用。此期患者火热较甚，赖老常不用白附子、全蝎、蜈蚣等辛温燥烈之品，以免助热而更添火势；元胡止痛效佳，云茯苓健脾渗湿且能安神。甘草调和诸药。诸药合用，共奏清解少阳阳明郁热，祛风通络止痛之功。

面瘫针灸治疗方面，赖老亦有独到见解。取穴上虽以面部常用腧穴为主，但针法操作上有独特讲究。仲景《金匮要略》"络脉空虚，贼邪不泻，或左或右，邪气反缓，正气即急，正气引邪，歪僻不遂"，是面瘫发病的基本病机，故面瘫针刺治疗宜泻其健侧而补其患侧。赖老地仓颊车透刺时，患侧常向面肌收缩方向（即下关方向）透刺，用补法单方向捻紧针身，且常以地仓、颊车、口禾髎为进针点三针并刺以加强疗效，拉起下垂无力之肌肉，然后在下关穴处直刺一针。而健侧则地仓往颊车方向透刺（与患侧针向刚好相反），针用泻法。"面口合谷收"，赖老亦常取合谷穴治疗面瘫，但只取健侧合谷单穴，因手阳明经络在头面部走向"左之右，右之左"，健侧合谷穴方能疏通患侧面部经络气血。需要强调的是赖老临床上治疗面瘫反对加电针，这是赖老多年来在临床上积累的宝贵经验，电针很容易引起面肌痉挛或抽动，甚至损伤肌肉，影响患者预后，故不用。红外线照射患侧面部能温通局部气血经络，以"血得热则行"，但当注意用棉花遮住患者眼睛，以免热气灼伤眼球引起晶状体变性。如此细致讲究，诸法结合，故常疗效显著。

二诊时患者口角歪斜已较前改善，头痛减轻，舌淡脉沉细。火热之邪已得到控制，此时用药则宜加强搜风通络力度，以牵正散为主方，白附子、僵蚕、全蝎、蜈蚣搜风通络，解痉止痛，北芪补气以改善肌肉无力，防风、川芎、天麻祛风行气活血，稍佐以白芍育阴以防辛散之品耗散太过，菊花以清利头目。针法同前。三诊时患者面瘫已明显改善，患侧面肌可以运动，故守原方而稍加黄芩以制上方之燥热。四诊时患者口角歪斜又见改善，但感冒头痛，舌淡脉数，属风热之邪侵袭，故去蜈蚣之辛燥而加板蓝根以清热解毒。五诊时患者已基本恢复面部外观，感冒已得到控制，故减板蓝根用量，续服 7 剂以善后。

【案二】陈某，女，28 岁。2013 年 6 月 18 日初诊。

主诉：左眼闭合不全 3 天。

现病史：患者 3 天前因连续加班 1 周，睡眠时间每日不足 4 小时，次日早晨出现左眼闭合不全，伴流泪，遂来我院针灸科就诊治疗。症见：左侧眼睑闭合不全，眼裂 1.2cm，左额纹消失，左侧鼻唇沟变浅，口角歪斜偏向右侧，左侧面部麻木，感觉减退，无耳鸣、听力下降，味觉正常，纳差，眠可。舌红，苔薄白，脉浮数。

西医诊断：面神经麻痹。

中医诊断：面瘫病。

证型：风热袭络证。

治法：清热祛风，通经活络。

处方：

板蓝根 30g	大青叶 15g	川芎 10g	牡丹皮 10g
连翘 10g	甘草 10g	僵蚕 15g	生地黄 10g
防风 10g	荆芥 15g	黄芩 10g	

共 7 剂，日 1 剂，水煎服。

针灸：

1. 针刺：风池（双）、翳风（左）、攒竹（左）、阳白（左）、太阳（左）、颧髎（左）、地仓（左）、颊车（左）、迎香（左）、合谷（右）、太冲（双）。上述穴位均选泻法，留针 20 分钟。

2. 放血疗法：采用大椎、耳尖血治疗，以清热活血通络。

3. TDP 照患侧耳后。

4. 拔火罐：按足阳明胃经在面部的循行区域闪罐。

5. 耳压疗法：取肺、面颊、神门、皮质下、胃为主穴。

二诊：2013 年 6 月 23 日。症状明显好转，症见：左侧眼睑闭合不全，眼裂 0.8cm，耳后乳突部疼痛减轻，饮食正常，精神良好。

中药守上方，共 7 剂，日 1 剂，水煎服。

针灸治疗同前。

续针 5 次恢复如常。

【按语】此患者因连续加班 1 周，睡眠时间每日为 4 小时，由于过度劳累，机体正气亏虚，邪气袭络而发病。面瘫 3 天，属于面瘫急性期，风热之邪侵袭经络造成气血瘀滞经络，出现患侧左眼闭合不全，面部麻木，感觉减退等症状。远道取穴只取对侧合谷穴，而不是双侧，赖教授认为手阳明大肠经是交接到对侧面部的。地仓透颊车"左歪泻右，右歪泻左"。在针刺的基础上加上大椎、耳尖放血以加强清热活血通络的作用。针药结合，将脏腑气血辨证与经络辨证密切结合，相互促进，针药互补，早期主张以板蓝根、大青叶等清热抗病毒药抗炎抗病毒。

【案三】汤某，男，35岁，2013年9月12日初诊。

主诉： 右面部口角歪斜3天。

现病史： 16天前因"右桥脑小脑脚肿瘤"于广东省人民医院行全麻下"经枕骨乙状窦后入路肿物切除术"，术后恢复可，3天前开始出现右眼闭合不全及无力，口角向左歪斜，右面部肌肉麻木感，吃饭藏食，偶有头晕，行走活动时加重，非天旋地转感，无流泪流涎，无耳鸣耳痛，无饮水呛咳，无言语不清。刻下症见：右侧额纹消失，右眼闭合不全，右侧鼻唇沟变浅，口角下垂，鼓腮漏气，面部痛触觉对称存在，眼轮匝肌放射减弱。纳眠可，二便调，舌淡，苔薄白，脉弦涩。

西医诊断： 右桥脑小脑脚肿瘤切除术后面神经损伤。

中医诊断： 面瘫。

证候： 气血亏虚。

治法： 补益气血，活血通络。

针灸：

1. 针刺：翳风（右）、迎香（右）、地仓透颊车（右）、阳白（右）、四白（右）、太阳（右）、牵正（右）、合谷（双）、百会、血海（双）、足三里（双）。上述穴位均选用泻法，留针30分钟。

2. 电针：使用G6805–Ⅱ型电针仪，选用2Hz和50Hz交替的疏密波，电流强度0.1～2.0mA，以患者局部肌肉轻微颤动为度。其中地仓和颊车、阳白和太阳、迎香和牵正分别连接在同一组线的两个电极上。

3. TDP照耳后。

4. 面部闪罐5分钟。

5. 穴位注射：复方丹参注射液2mL交替穴位注射足三里（双）、肾俞（双），隔日1次。

6. 甲钴胺片，每次1片，每天3次，口服。

二诊： 2013年9月16日。本周右侧面部肌肉麻木感较前减退，但右眼仍闭合不全及无力。舌淡，苔薄白，脉弦涩。

处方：

| 黄芪30g | 五指毛桃30g | 当归15g | 升麻10g |

| 陈皮 10g | 炙甘草 10g | 川芎 10g | 地龙 10g |

牛大力 20g

共 7 剂，日 1 剂，水煎服。

针灸治疗同前。

随访针药治疗 1 月后，面部麻木感已无，右眼闭合不全及无力稍存在。

【按语】该案因手术后 13 天致口眼歪斜，应在中枢性面瘫与周围性面瘫上详加辨析，以得出准确诊断。中枢性面瘫可因脑血管疾病、脑内肿瘤、炎症波及等所致，该患者因右桥脑小脑脚肿瘤并行手术，也没有交叉性出现在左侧，尤其是右额纹消失，说明属周围性面瘫，属面神经管（茎乳孔）内组织急性水肿，面神经受压或面神经急性非化脓性炎所致的面神经继发性损害，与手术面部有细菌病毒潜在感染有关，手术对于某些病人会诱发，可确诊为贝尔氏麻痹。针灸治疗以连续波中的密波，有较强的疏通经络，行气止痛作用，不用消炎药也可减轻面神经的水肿渗出和炎症。

面瘫多由脉络空虚，外邪乘虚而入，致经气阻塞，经脉失养而成。但亦有如此类者，术后体虚、气血失和，筋脉本已濡养不足，稍有调摄不慎，即感邪而发，邪微而正虚，故不特重用祛风通络之品，以耗伤其阴血，而于补虚处入手，针药结合，扶正以祛邪。结合患者的舌脉象，为瘀血阻滞于阳明经，经气不能上充于清窍，用补阳还五汤加牛大力、五指毛桃、陈皮，又用升麻载药上行，可益气活血通络，切中病因病机。

【案四】赖某，女，33 岁。2015 年 4 月 14 日初诊。

主诉：左侧口眼歪斜 2 月余。

现病史：患者 2 月余前在无明显诱因下，于晨起洗漱时照镜发现面部不对称，见左侧眼睑闭合不全，伴视力下降，诉有口腔溃疡。查体可见眼睑闭合不全，眼裂 1.3cm，左额纹消失，左侧鼻唇沟变浅，口角歪斜偏向右侧，左侧面部麻木，感觉减退，无耳鸣、听力下降，味觉正常。舌淡，脉沉细无力，纳眠可，小便偏黄，大便尚调。

西医诊断：面神经麻痹。

中医诊断：面瘫病。

证型：风热证。

治法：清热解毒，祛风活络。

处方：

连翘 12g	板蓝根 15g	大青叶 12g	防风 10g
僵蚕 15g	生地黄 12g	沙参 15g	生白芍 15g
甘草 6g	大枣 12g	牡丹皮 12g	

共 7 剂，日 1 剂，水煎服。

针灸：

1.针刺：阳白透鱼腰（左）、地仓透颊车（左）、翳风（左）、太阳（左）、颧髎（左）、风池（双）、曲池（双）、外关（双）、合谷（双）、足三里（双）、太冲（双）。其中地仓、翳风、太阳、合谷、太冲均用泻法，余穴平补平泻，留针 30 分钟。

2.穴位注射：将维生素 B_{12} 500ug+ 维 D 果糖酸钙 1mL 混合注射液交替注射于双侧足三里穴、双侧曲池穴，隔日 1 次。

3.TDP 患侧耳后。

二诊：2015 年 4 月 21 日。患者已针灸治疗 3 次，服处方 7 剂，现症见面肌瞤动，自诉腰胀不适感，舌淡苔白，脉沉弦细。

处方：

防风 10g	女贞子 12g	旱莲草 12g	生白芍 12g
当归 10g	川芎 10g	玉竹 12g	乌梅 12g
桑寄生 12g	川断 15g	甘草 6g	川菖蒲 6g

共 7 剂，日 1 剂，水煎服。

针灸治疗同前。

三诊：2015 年 4 月 28 日。患者已针灸治疗 5 次，再服处方 7 剂，症状明显好转，躺下后可以闭合，舌淡脉沉弦。

处方：上方加北芪 15g。

共 7 剂，日 1 剂，水煎服。

针灸治疗同前。

【按语】面瘫病多由卫阳不固，脉络空虚，外邪乘虚侵袭阳明、少阳脉络，以致经气阻滞，气血运行迟涩，经筋失养，筋肌纵缓不收而发病。赖老认为，外邪侵袭经络而致气血瘀滞，则当先行患侧翳风穴放血以祛邪祛瘀，翳风穴为足少阳三焦经之腧穴，三焦经循行面部双颞侧，经脉所过，主治所及，且翳风穴邻近三叉神经起始点解剖之位，择此要穴以直击要害，关门捉贼，甚一网打尽。而该患者发病2月余，已非发病之急性期，逐邪未果，正气渐损，不宜刺血强祛，以免正气并损，得不偿失，宜处方使之缓之，逼除达邪。赖老初诊方用"蓝青牵正散"，以一众清热药合搜风祛风之僵蚕、防风，固本守中之沙参、白芍、大枣，活血之牡丹皮，甘草调和，扶正祛邪并驾齐驱。"蓝青"为赖老经验用药，即板蓝根、大青叶，药出同源，均有清热解百毒之功，用治腮腺炎尤见抗炎抗病毒之效。针灸取穴则以辨证取穴和局部取穴为主，凡因风治病，当取风池，而取合谷穴为"面口合谷收"之理，重泻健侧则源"左取右，右取左"。二诊患者见面肌瞤动，为风邪由里复表，从经走络，赖老上方之药效可见一斑。然而患者自感腰胀不适，"有气虚不能裹血，血散作胀"，故胀者多虚，腰为肾之府，先天之本乃正气宗源，可见正气大损，急当转锋扶正，祛邪则当点到即止。面瘫主病风邪，防风为君散风护卫，为帜为旨，首当其冲，责效风病。二至滋肾养肝，为病机所在，桑寄川断力辅之，以扶正固本。川芎为治头痛要药，赖老以为用量30g则其针对脑、子宫等血管性疼痛药效而佳，用量6～12g则恰可提升面部血运，置之方中有点睛之义，而合白芍、当归，亦四物之意。乌梅收敛生津，敛其泪涎，津生不渗，且将经络肌肉复生之源籀敛于此，力专效佳。加以少量石菖蒲通九窍，明耳目，并以甘草调诸药。赖老强调，瘫者后期治疗当辨寒热虚实，但均须疏散以防贼邪逗留，热者可药用大青叶、板蓝根、葛根、独活、生地黄、牡丹皮、赤芍等，以酒制为佳，引药上行，祛风通络；寒者可药用防风、荆芥、藿香、佩兰、草豆蔻等，是取阳明之清透。赖老常教导吾等学生子弟，治病当谨守病机，不可局限于舌、脉等表证，是故瘫者后期亦当防其肌僵、肌痉及肌痿，治以通脉、养脉，营养则中药以川芎、红花、桃仁、赤芍等活血养血，西药以甲钴胺营养神经。若以感觉症状明显者，药以北芪补气固表；若以运动症状明显者，药以乌梅、沙参、玉竹、白芍、蜈蚣、僵蚕等酸甘养阴、搜风通络。切忌大辛大热之品，而常合山药、白术、陈皮类以调中。

【病案五】林某，女，21岁。2013年11月26日初诊。

主诉：左侧口眼歪斜3月余。

现病史：左面瘫已3个月余，曾于外地行听神经瘤术，术后出现左口眼歪斜，左额纹消失，左眼闭合不全，鼓腮鼓气漏气，人中沟歪向健侧。手术后耳鸣音大，好像磁共振声感并会多种混合变化，现听力下降。舌淡暗，苔薄，脉细。

西医诊断：左面神经麻痹。

中医诊断：面瘫病。

证型：气虚血瘀。

治法：补气活血，舒筋通络。

针灸：

1.针刺：阳白透鱼腰（左）、牵正（左）、地仓透颊车（左）、翳风（左）、合谷（右）、耳三针（左）。上述穴位用泻法，留针15分钟。

2.TDP照左侧耳后。

3.穴位注射：维生素B_{12}500ug+维D果糖酸钙注射液1mL混合液交替注射于足三里（双）、曲池（双），隔日1次。

二诊：2013年12月01日。耳鸣现已变小，但仍持续不止，面部症状如前。舌尖红，脉细、尺无力、重按涩。

处方：

山萸肉15g	云茯苓15g	泽泻10g	牡丹皮10g
生地黄15g	熟地黄15g	益智仁6g	川芎10g
炒酸枣仁15g	百合15g	五味子6g	石菖蒲6g
甘草6g			

共7剂，日1剂，水煎服。

针灸治疗同前。

三诊：2013 年 12 月 11 日。耳鸣基本消失，症状稍好转。舌红，脉细数。

处方：

山萸肉 15g	牡丹皮 10g	川芎 10g	百合 15g
生地黄 15g	熟地黄 15g	丹参 15g	鸡血藤 30g
泽泻 10g	玉竹 15g	五味子 6g	甘草 6g

共 7 剂，日 1 剂，水煎服。

针灸治疗同前。

四诊：2013 年 12 月 16 日。咀嚼肌较前有力，喷水现象较前好转，舌淡脉弦细。患者面瘫症状好转，气血有所恢复，治以清热凉血滋阴。

处方：

板蓝根 12g	大青叶 6g	桔梗 10g	女贞子 12g
旱莲草 12g	菊花 6g	金银花 15g	生地黄 12g
牡丹皮 10g	知母 15g	沙参 15g	玉竹 15g
甘草 6g			

共 7 剂，日 1 剂，水煎服。

针灸治疗同前。

五诊：2013 年 12 月 19 日。病史前述，眼闭合不全。稍健脾益气祛风，处方如下：

生北芪 15g	白术 6g	陈皮 10g	牡丹皮 6g
赤芍 15g	僵蚕 10g	川芎 10g	甘草 6g
沙参 15g	生白芍 10g		

共 3 剂，日 1 剂，水煎服。

针灸治疗同前。

六诊：2013 年 12 月 31 日。患侧口角咀嚼肌稍可活动，梦多易惊醒，眼疲乏，脉细。

处方：上方加当归 10g，元肉 10g，先煎珍珠母 24g。

共 7 剂，日 1 剂，水煎服。

针灸治疗同前。

七诊：2014 年 1 月 7 日。病史前述，口面部稍可活动，舌淡红。

处方：

北芪 20g	白术 6g	赤芍 15g	川芎 6g
白芍 15g	僵蚕 10g	女贞子 15g	素馨花 15g
玉竹 15g	沙参 20g	淡豆豉 15g	牡丹皮 6g

共 7 剂，日 1 剂，水煎服。

针灸治疗同前。

八诊：2015 年 3 月 19 日。左面瘫 1 年余，口角仍微见不正，眼闭合好，左眼无泪，有联动，舌淡红脉沉弦细。

西医诊断：陈旧性面神经麻痹病。

中医诊断：陈旧性面瘫病。

证型：气血亏虚。

治法：补气健脾，养血祛风。

处方：

党参 12g	北芪 15g	白芍 15g	川芎 10g
玉竹 12g	丹参 12g	当归 10g	防风 10g
僵蚕 12g	甘草 6g		

共 7 剂，日 1 剂，水煎服。

针灸：

1. 针灸：阳白透鱼腰（左）、颊车（左）、翳风（左）、曲池（双）、外关（双）、合谷（双）、足三里（双）、气海、关元；面部穴位平补平泻，余穴用补法，留针 30 分钟。

2. TDP 照射腹部。

3. 穴位注射：维生素 B_{12} 500ug + 维 D 果糖酸钙 1mL 混合注射液交替注射足三里（双）、曲池（双）。隔日一次。

九诊：2015 年 5 月 7 日。患侧面部肌肉发紧，笑容见稍歪，余无异常，舌尖红，脉濡细偏数。

处方：

北芪 15g	生白芍 15g	川芎 6g	怀山药 10g
土茯苓 20g	僵蚕 15g	防风 10g	黄芩 10g
连翘 10g	金银花 15g	甘草 6g	

共 7 剂，日 1 剂，水煎服。

针灸治疗同前。

十诊：2015 年 11 月 24 日。患侧面肌不够力，漱口时明显，有痰，舌淡红，苔薄黄，脉沉弦细。

处方：

北芪 20g	白术 10g	乌梅 15g	五味子 6g
丹参 6g	当归 10g	川芎 10g	僵蚕 15g
生白芍 20g	桑寄生 12g	甘草 6g	

共 7 剂，日 1 剂，水煎服。

针灸治疗同前。

【按语】患者正气亏虚，邪气犯于头面，引起面瘫，整个治疗过程都以扶正为主，但患者治疗有所中断，故效果稍差，十诊后仅遗留面肌稍无力，效果仍可接受。

赖新生教授对面瘫的治疗有独到见解，现总结如下：

1.针刺方面注意泻法为主，将局部选穴与循经远端取穴相结合，在门诊中，面瘫急性期过后多习惯以电针刺激，但赖老治疗面瘫有至愈而未用电针，疗效亦可。

2.面瘫急性期治疗中提倡使用刺络放血，《素问·血气形志篇》云："血实者宜决之，凡病必先去其血"，张从正认为"出血与发汗，名虽异而实同"且"出血即泻邪，邪出则正安。"刺络放血可以达到活血化瘀，祛邪扶正的作用。"痛点"刺络放穴，活血通络，祛瘀生新，促进血液循环，恢复面部肌肉正常活动。大椎、耳尖亦可。

3.面瘫初期，面神经处于炎性水肿期，应避免再次强烈刺激水肿的神经干，局部应浅刺，少刺为主，配合远端重刺。恢复期取穴应增多，加强补益机体正气，增强祛邪能力，重刺激配合电针，多用补法。后期取穴宜少，刺激宜轻，同时健侧与患侧同治，以防"倒错""肌肉痉挛"等后遗症的发生。

4. 一般取对侧合谷穴泻之，《针经摘英集》曾言"左取右，右取左，宜频针灸以取尽风气，口眼正为度"。

5. 顽固性面瘫，病程一般在 3 个月以上，其病因由于早期失治、误治，或邪气过剩，正气太虚，导致面瘫患者经久不愈，出现可出现如"倒错""联带动作""面肌痉挛"等后遗症，采用泻健侧的手法，地仓透颊车"左歪泻右，右歪泻左"。善用针药结合，"本虚表实，邪气深入，阻于经络"故赖老师在治疗时除了给予大青叶，板蓝根等清热解毒之品外，还常加全蝎、蜈蚣、白僵蚕等虫药以活血通络；面部紧感或面肌痉挛者常加白芍、甘草，取其酸甘化阴，养阴柔筋之效。隔姜灸于颜面诸穴，借生姜辛温走窜之力，令温和而持久的热力徐入缓进，由"神气之游行出入之门户"透达深部，直驱病所。且火性炎上，振奋人体阳气，恢复机体正气，使正胜邪退，经脉通畅，气血调和，而达到治疗效果。对于病程时间长，神经肌肉损害严重，患者针刺时间不规律，常规治疗效果不佳的顽固性面瘫患者，可以建议配合针灸埋线治疗，可以选取局部穴位进行操作，因为面部肌肉较薄，血管丰富，因此羊肠线的长度有特别要求，长度一般为0.5～1cm，易于吸收而达到治疗效果；出针后使用消毒棉棒进行按压，按压力度及时间可以延长，防止出血、肿胀等不良情况发生。

6. 面瘫治疗的过程中患者可以自行面部推拿以疏通经络，促进血液循环。沿着足阳明胃经面部循行路线进行推拿，具体操作，以患侧口角向耳后方向推擦，以增强肌肉力量。注意饮食起居，忌辛辣香燥、发物等饮食。

7. 临床诊治中，治疗取效甚微，逾月难愈，要考虑患者体质、性格特点等因素，如性急，多忧思则气机不畅，血涩结络而无法痊愈。一般年轻人，气血较盛者病程短、恢复快，老年人病程长、恢复慢。

慢性萎缩性胃炎

萎缩性胃炎也称慢性萎缩性胃炎，以胃黏膜上皮和腺体萎缩，数目减少，胃黏膜变薄，黏膜基层增厚，或伴幽门腺化生和肠腺化生，或有不典型增生为特征的慢性消化系统疾病。常表现为上腹部隐痛、胀满、嗳气，食欲不振，或消瘦、贫血等，无特异性。是一种多致病因素性疾病及癌前病变。中医方面，慢性胃炎无此病名，但其临床表现可见于心下痛、痞满、嘈杂、反酸等。痞满是由于饮食不节、情志失调、药物所伤等导致中焦气机阻滞，脾胃升降失职，出现以脘腹满闷不舒为主症的病证。以自觉胀满，触之无形，按之柔软，压之无痛为临床特点。其病性有虚实之分，初期多为实证，实痞日久，可致虚痞。心下即胃脘部，见《伤寒论·辨太阳病脉证并治》："伤寒六七日，结胸热实，脉沉而紧，心下痛……"。因其疼痛基本病位在胃，此病与肺、肝、脾关系密切。

【案一】阮某，2015 年 1 月 6 日初诊。

主诉：胃脘疼痛不适 5 年。

现病史：患者诉其长期胃脘疼痛不适，平素喜吃豆腐，既往有慢性萎缩性胃炎病史 5 年。近来经常咳嗽。舌淡，脉沉细滑。

西医诊断：慢性萎缩性胃炎。

中医诊断：胃痛；咳嗽。

证型：肺胃阴虚。

治法：补益肺胃。

处方：

柴胡 10g	枳壳 10g	法半夏 10g	怀山药 10g
白术 10g	炒枣仁 25g	白果 10g	前胡 10g
款冬花 10g	苏子 10g	沙参 15g	石斛 12g
玉竹 12g	百合 30g	甘草 6g	

共 7 剂，日 1 剂，水煎服。

针灸：

1.针刺：关元、气海、天枢（双）、归来（双）、曲池（双）、合谷（双）、外关（双）、足三里（双）、三阴交（双）、太冲（双）。上述穴位均选平补平泻法，留针30分钟。

2.电针：使用G6805-Ⅱ型电针仪，选用2Hz和50Hz交替的疏密波，电流强度0.1～2.0mA，以患者局部肌肉轻微颤动为度。其中同侧天枢和归来、气海和关元、同侧足三里和三阴交、同侧曲池和外关分别连接在同一组线的两个电极上。

3.TDP照腹部。

4.穴位注射：维生素B_{12}500ug+维D果糖酸钙注射液1mL混合液交替注射于曲池（双）、足三里（双），隔日1次。

二诊：2015年1月13日。夜间胃胀不适，无疼痛，大约10分钟左右。干咳有时又作。感冒3～4天。舌淡苔白，脉沉细。

处方：

沙参12g	枳壳12g	丹参10g	生白芍15g
春砂仁10g	陈皮15g	厚朴12g	打白果10g
柴胡10g	炙麻黄10g	前胡10g	黄芩10g
苇茎15g	甘草3g		

共12剂，日1剂，水煎服。

吗丁啉，每次1粒，每天3次，口服。

针灸治疗同前。

三诊：2015年1月20日。胃脘疼痛及痞胀基本好，巩固疗效续治。舌脉如上。

处方：

柴胡10g	郁金12g	元胡10g	炒白芍15g
麦芽15g	白术10g	怀山药10g	春砂仁[后下]12g
枳壳12g	乌贼骨30g	蒲公英15g	生甘草10g
法半夏10g			

共 12 剂，日 1 剂，水煎服。

兰索拉唑肠溶片，每次 1 粒，每天 3 次，口服。

针灸治疗同前。

四诊：2015 年 3 月 19 日。胃已无不适。查胃镜示：糜烂性胃炎，舌边尖红，脉沉细弦。

处方：

柴胡 10g	法半夏 10g	春砂仁 10g	佛手 10g
乌贼骨 15g	黄芩 15g	川楝子 6g	厚朴 10g
枳壳 12g	蒲公英 15g	白芷 6g	甘草 6g

共 12 剂，日 1 剂，水煎服。

针灸治疗同前。

【按语】患者有胃炎病史，日久胃阴亏耗，失于濡养，不荣则痛，故见胃脘疼痛不适。《医学真传·心腹痛》指出："夫通者不痛，理也。但通之之法，各有不同。调气以和血，调血以和气，通也；下逆者使之上行，中结者使之旁达，亦通也；虚者助之使通，寒者温之使通，无非通之之法也"。脾胃失荣，水谷精微之气随之留滞，气机不畅，不通则痛。然脾与胃相表里，肺与大肠相表里，大肠与胃同为阳明经，脾与肺同为太阴经，脾胃失调，肺与之同病，肺宣降失司，气机上逆，故见咳嗽。肺胃以降为顺，赖老以四逆散合定喘汤为主方加减，取其苏子、半夏、款冬花降气止咳平喘，前胡下气祛痰，白果敛肺止咳，沙参、玉竹补肺胃之阴，百合滋阴润肺，酸枣仁与甘草酸甘化阴，石斛滋阴清热，柴胡、枳壳理气宽中，怀山药、白术、甘草补益脾胃。脾虚则易困痰湿，脾为生痰之源，肺为贮痰之器，二诊加以炙麻黄平喘，黄芩清热燥湿。去酸枣仁、加白芍缓急止痛，敛阴和中，与甘草酸甘化阴。砂仁行气养胃，去半夏、加陈皮燥湿健脾，茅茎清热生津，丹参清心除烦。三诊以乌贼骨除湿敛酸，蒲公英清热解毒，麦芽健脾消食。四诊以枳壳半夏汤为主方，清热化痰，下气宽中，加佛手疏肝解郁，川楝子清肝除湿止痛，白芷燥湿，主入阳明经。针灸以手足阳明经、任脉为主，赖老主张配合五腧穴治此病。中脘于《甲乙经》中载："一名太仓，胃募也"，《针灸大成》云："手太阳少阳，足阳明经、任脉之会"，亦为腑会。《医宗金鉴·刺灸心法要诀》中论其主治，"中脘主治脾胃伤，兼治脾痛疟痰晕，痞满翻胃尽安康"，故可得知中脘乃治胃炎诸症之良穴。配以胃经之天枢，三焦经之外关，任脉之膻中、气海，沟通上下，调节全身气机。足阳明经郄穴梁丘为治急性胃痛之要穴。五腧穴中，荥输治外经，合治内腑，故取合穴足三里，其为土穴，虚则补其母，配以大肠经之合谷、曲池通经行气止痛，肺胃同治；荥穴内庭则泻其本经之热，解胃脘之痛，配以三阴交滋阴清热。此方精妙，疗效甚佳。

慢性浅表性胃炎

慢性浅表性胃炎是胃黏膜呈慢性浅表性炎症的疾病，为消化系统常见病，属慢性胃炎中的一种。可因嗜酒、喝浓咖啡、胆汁反流，或因幽门螺杆菌感染等引起。患者可有不同程度的消化不良症状，如进食后上腹部不适、隐痛，伴嗳气、恶心、泛酸，偶有呕吐。中医属胃脘痛范畴，病位在胃，与肝、脾关系密切。基本病机是胃气失和、胃络不通或胃失温养。多数慢性浅表性胃炎症状可自行消失，经过数月或数年病变也可完全恢复。

【病案】李某，女，32岁，2014年12月3日初诊。

主诉：胃脘部疼痛5年余。

现病史：患者于5年前因熬夜出现胃脘部胀痛，经休息后有所缓解，未予重视及治疗。后胃痛症状反复出现，多因熬夜、发怒而发作或加重，遂至我院针灸科就诊。症见：声嘶，胃脘部疼痛，以胀痛为主，压之不减，痤疮，自诉平素烦躁易怒，易发痤疮，曾用克林霉素无效，失眠，舌淡红苔薄黄，脉沉弦细。

西医诊断：慢性浅表性胃炎。

中医诊断：胃脘痛。

证型：肝火犯胃证。

治法：滋阴泻火，平肝和胃。

处方：

1. 内服：

柴胡 10g	生白芍 10g	川黄连 10g	牡丹皮 10g
桔梗 10g	合欢皮 15g	夜交藤 30g	炒枣仁 25g
百合 30g	山楂 15g	枇杷叶 15g	黄芩 10g
紫花地丁 12g	菊花 6g	怀山药 10g	甘草 6g

共 7 剂，日 1 剂，水煎服。

2. 外洗：百部 30g，白鲜皮 30g，黄芩 15g，金银花 30g。

共 7 剂，日 1 剂，水煎外洗。

针灸：

1. 针刺：印堂、阳白（双）、四白（双）、天枢（双）、关元、气海、归来（双）、曲池（双）、外关（双）、合谷（双）、足三里（双）、三阴交（双）、太冲（双）。上述穴位均选平补平泻法，留针 30 分钟。

2. 刺络放血：选取肝俞、膈俞，两穴交替。

3. TDP 照腹部。

二诊：2014 年 12 月 10 日。患者面部痤疮已不长，额部仍有，胃脘不适，腹胀，舌淡苔白，脉沉弦。

处方：内服拟上方去桔梗，加大腹皮 15g，草决明 10g，龙胆草 6g。

针灸治疗同前，外洗同前。

三诊：2014 年 12 月 24 日。腹胀已消，胃脘不适稍缓解，咽不适，声嘶，痤疮未消。舌淡脉沉滑，关弦甚。

处方：

黄芩 10g	金银花 10g	牡丹皮 6g	白术 10g
怀山药 10g	升麻 6g	乌贼骨 30g	北芪 15g
生白芍 10g	半枝莲 10g		

共 7 剂，日 1 剂，水煎服。

针灸治疗同前，停刺络放血。

四诊：2014 年 12 月 31 日。胃脘症状改善，已无明显泛酸胃痛，痤疮见消，舌脉同前。

处方：上方加蒲公英 15g，神曲 10g。

共 7 剂，日 1 剂，水煎服。

针灸治疗同前。

五诊：2015 年 1 月 7 日。胃脘疼痛明显减轻，舌暗瘀苔白，脉沉弦。

处方：

柴胡 10g	川楝子 12g	白芍 12g	麦冬 10g
百合 15g	怀山药 15g	白术 15g	春砂仁 6g
蒲公英 12g	法半夏 10g	陈皮 12g	云茯苓 15g
甘草 6g			

共 7 剂，日 1 剂，水煎服。

针灸治疗同前。

六诊：2015 年 1 月 14 日。患者经针刺 8 次，服药 30 余剂，现胃脘部舒适，额部痤疮已愈，脉沉弦滑。

处方：2015 年 1 月 7 日方去川楝子、蒲公英，加野菊花 6g。

共 7 剂，日 1 剂，水煎服。

针灸治疗同前。

【**按语**】胃痛之名首载于《内经》，《灵枢·邪气脏腑病形》言："胃痛者，腹䐜胀，胃脘当心而痛。"《素问·六元正纪大论》曰："木郁之发，民病胃脘当心而痛。"本病病位在胃，与肝脾关系密切。胃为阳土，主受纳、腐熟水谷，为五脏六腑之大源，性喜润而恶燥，其气以和降为顺。肝属木喜条达，肝与胃，木土相克，若忧思恼怒，气郁伤肝，肝气横逆，势必克脾犯胃，致气机阻滞，胃失和降而为痛。脾与胃同居中焦，互为表里，共主升降，故脾病常涉于胃，胃病亦可及脾。

本案患者平素烦躁易怒，胃痛多因熬夜、郁怒而发，肝气郁结，郁久化热，肝火犯胃，则发胃痛，肝火上炎，则易痤疮、失眠。治以滋阴泻火，平肝和胃止痛。方中予柴胡、黄芩疏肝解郁，菊花、紫花地丁、黄连、枇杷叶等清热平肝，百合、合欢皮、夜交藤、酸枣仁等滋阴养血，宁心安神，白芍柔肝养肝，怀山药、甘草培补中土。诸药配伍，使肝气条达，胃土和降。

针刺取穴以腹部天枢、气海、关元、归来为主穴以引气归元，配伍曲池、外关、合谷以泻热，足三里、三阴交、太冲以滋阴健胃，行气疏肝。同时配合肝俞、膈俞交替放血以疏肝泻热，行气活血。

前期治以疏肝清实热为主，后期症状改善，实证渐消，则须注意固护中土，酌减紫花地丁、黄连等苦寒直折之属，而逐渐加入北芪、白术、麦冬等益气养阴入中焦之品，中土健运，方可长久。

慢性结肠炎

广义而言，凡是导致结肠的慢性炎症均可称为慢性结肠炎。狭义而言指溃疡性结肠炎。发病原因尚不十分清楚，病变局限于黏膜及黏膜下层，常见部位为乙状结肠、直肠，甚至整个结肠。本病特征是病程长，慢性反复发作，以腹痛、腹泻为主要特征，可见于任何年龄，但以20～30岁青壮年多见。中医古代文献中有"飧泄""濡泄""洞泄""溏泄"等记载，基本病机属脾虚湿盛，肠道分清泌浊、传导功能失司。本病应积极寻找致病原因，对症治疗。慢性期以保守治疗为主，爆发型或内科治疗效果不佳的病例可采取外科手术治疗。随病程的进展可出现各种并发症。各种内科治疗方法能缓解症状，达到临床治愈和好转，完全治愈者少。

【病历一】刘某，女，33岁，已婚。2015年6月11日初诊。

主诉：大便不成形，酸酵味2年，月经不调3年。

现病史：大便不成形，酸酵味2年，月经提前7天，第1～2天量多，此后4天，有血块，黑色，点滴十几天不净3年。末次月经5月24日，舌边尖红苔白厚，脉沉细无力。

西医诊断：慢性结肠炎；月经紊乱查因？

中医诊断：泄泻；漏证。

证型：脾肾亏虚。

治法：温脾益肾。

处方：

党参 15g	白术 10g	云茯苓 12g	陈皮 10g
煨葛根 15g	佩兰 10g	藿香 10g	黑荆芥 12g
地榆 12g	女贞子 20g	旱莲草 12g	甘草 6g

共 7 剂，日 1 剂，水煎服。

针灸：

1. 针刺：百会、天枢（双）、气海、关元、归来（双）、曲池（双）、外关（双）、足三里（双）、三阴交（双）、内庭（双）。腹部穴位用补法，其余穴位平补平泻，留针 30 分钟。

2. 电针：使用 G6805-Ⅱ型电针仪，选用 2Hz 和 50Hz 交替的疏密波，电流强度 0.1～2.0mA，以患者局部肌肉轻微颤动为度。其中同侧天枢和归来、气海和关元、同侧足三里和三阴交、同侧曲池和外关分别连接在同一组线的两个电极上。

3. TDP 照腹部。

二诊： 2015 年 6 月 18 日。已针灸 2 次，大便已成形，无异味，足底发热，需凉水冲才入睡，舌淡边有齿痕，脉弦细。

处方：

桑葚子 15g	知母 12g	生地黄 12g	山萸肉 12g
牡丹皮 12g	生白芍 15g	五味子 6g	当归 10g
旱莲草 12g	甘草 6g	肉苁蓉 12g	女贞子 20g

共 7 剂，日 1 剂，水煎服。

知柏地黄丸，每次 6 克，每天 3 次，口服。

针灸治疗同前。

三诊： 2015 年 7 月 14 日。已针灸 4 次，月经未提前，但持续 7～8 天，酸味已减轻，足底心发热，舌淡脉沉弱。

处方：

柴胡 10g	陈皮 12g	金钱草 15g	桑寄生 12g
川断 12g	熟地黄 15g	怀山药 12g	白术 10g

制香附 10g　　　　益母草 15g　　　　当归 5g　　　　薄荷 4.5g

甘草 6g

共 7 剂，日 1 剂，水煎服。

针灸治疗同前。

四诊： 2015 年 9 月 8 日。已针灸 6 次，便溏，颈部不适，月经提前 5～6 天，量少，舌边尖红，脉沉弦细尺弱。

处方：

柴胡 10g　　　　生白芍 15g　　　　黄芩 10g　　　　百合 30g

女贞子 15g　　　桑葚子 10g　　　地骨皮 12g　　　当归 12g

制香附 10g　　　生地黄 12g　　　青蒿 10g　　　珍珠母^{先煎}24g

煅龙骨 30g　　　煅牡蛎 30g　　　炒枣仁 15g　　　合欢皮 10g

甘草 6g

共 7 剂，日 1 剂，水煎服。

针灸治疗同前。

2016 年 1 月 14 日电话随访，晚上做噩梦，近来胃脘部疼痛，月经提前了 7 天，上次月经 2015 年 12 月 19 日，末次月经 2016 年 1 月 12 日，量很少，呈暗红色，带血块，月经前三天感觉很疲惫，两腿发软、发酸，背痛。

【按语】 女子以血为本，而血化源于饮食，藏于肝，统于脾。脾失健则木克之，血乏源失统摄。故从脾胃治。脾胃易损难于速建，缓慢建工。损其脾胃，调饮食，适寒温，药治为辅，庶其平复。追问病人，知其喜食海鲜，近来食螃蟹而胃脘疼痛发。故需病人米粥自养，食易化营养之物，避刺激难消大寒大热，则损者易复。脾胃健，饮食进，则寐安经调。治疗上针灸百会为诸阳之会，取百会以升提阳气，前顶、后顶助之。颈夹脊、风池可改善大脑供血，增强神明的功能。心俞、肝俞、肾俞以发挥心、肝、肾功能。手足三针调节阴阳。如此则神调督通，脏腑功能理。

处方方剂以健脾益肾为法。因脾统血，患者大便稀不成形，酸馊味，月经点滴，属脾失固摄，予四君子汤健脾益气，葛根升清，佩兰、藿香芳香祛湿醒脾，女贞子、旱莲草益肾阴，地榆、黑荆芥凉血止血，甘草和诸药。

腹　痛

腹痛是指多种因素引起的腹腔内外脏器的病变而表现为腹部疼痛的一类疾病。按照发病机理，包括内脏性腹痛、躯体性腹痛及感应性腹痛。腹痛一般还分急性和慢性两大类型。祖国医学认为腹痛是指以胃脘以下耻骨联合以上部位发生疼痛为主要表现的一种病证。其病机包括"不通则痛""不荣则痛"两方面。无论何种原因致使脏腑气机不利、气血运行不畅或经脉失养均可导致腹痛。

【案一】段小玲，女，41岁，2015年5月20日初诊。

主诉：左下腹及腹股沟疼痛10年余，如痉挛状，服大量西药效果均不明显，仍发作频繁。服生姜及红糖水1年之后好转，现30分钟后缓解。曾针灸一个月未效。舌淡红，脉沉弦紧。

西医诊断：慢性腹痛。

中医诊断：腹痛。

证型：寒凝肝脉。

治法：温经散寒，通络止痛。

处方：

柴胡 10g	干姜 15g	春砂仁 15g	炒白芍 30g
熟附片^{先煎} 15g	佩兰 10g	藿香 15g	防风 10g
肉苁蓉 12g	甘草 6g	熟地黄 15g	薤白 15g

共7剂，日1剂，水煎服。

针灸：

1. 针刺：天枢（双）、气海、关元、归来（双）、足三里（双）、三阴交（双）、太冲（双）。所有穴位用补法，留针30分钟。

2. 电针：使用G6805-Ⅱ型电针仪，选用2Hz和50Hz交替的疏密波，电流强度0.1～2.0mA，以患者局部肌肉轻微颤动为度。其中同侧天枢和归来、气海和关元、同侧足三里和三阴交分别连接在同一组线的两个电极上。

3. 温针灸：选取双侧天枢、关元穴，将长约 2cm 点燃的艾条插于相应穴位针柄上。

4. 拔火罐：腰骶部留罐 5～10 分钟。

二诊：2015 年 6 月 3 日现已无明显疼痛，白带多色白，舌脉如上。

处方：上方去肉苁蓉，加白果 12g，车前子 15g。

共 7 剂，日 1 剂，水煎服。

针灸治疗同前。

【按语】阴寒痼结，经脉挛急而腹痛。《诸病源候论·腹痛诸候》指出："腹痛者，多腑脏虚，寒冷之气客于肠胃葬原之间，结聚不散，正气与邪气相交争，相击故痛"。《金匮要略》篇云："寒疝绕脐痛，若发则白汗出，手足厥冷，其脉沉紧者，大乌头煎主之"。《灵枢·经脉》："肝足厥阴之脉……循股阴，入毛中，过阴器，抵小腹"。本例患者左下腹及腹股沟疼痛，病位属厥阴；疼痛属痉挛状，服生姜及红糖水 1 年之后好转，脉沉弦紧，四诊合参，辨证属寒凝肝脉。

治疗上处方予附片辛热之品配伍柴胡以温经散肝寒、通络止痛，以干姜、薤白、砂仁、藿香、佩兰温中散结；熟地黄、肉苁蓉补肾壮元阳、散滞气；芍药、甘草缓急止痛。患者疼痛呈阵发性痉挛，起病急，缓解也相对较快（30 分钟可缓解），符合风邪数变的致病特点，故酌加防风疏风散寒。针灸重用温针灸赖氏"引气归元"穴组，取其温通气机、祛风散寒止痛、疏通经络、调整阴阳之功效，实现"通则不痛"，且具有简便、效验、病人舒适，乐于接受，无副作用等优点，不失为治疗胃肠痉挛腹痛的一种优选疗法。

本病属肠痉挛引起的慢性腹痛，以阵发性痉挛性疼痛为特点，可反复发作达数年之久，西医学以解痉、镇静等对症治疗为主，无根治方法，病情易于复发且药物副作用较明显。赖教授针对本病的病因病机，审证求因，审因论治，针药结合，辨证施治，双管齐下，获奇效，免除了患者 10 年来左下腹和腹股沟之痛。

便 秘

便秘是指粪便在肠内滞留过久，秘结不通，排便周期延长；或周期不长，但粪质干结，排出艰难；或粪质不硬，虽有便意，但便而不畅的病证。本病可发生于任何年龄。《伤寒杂病论》提出阴结和阳结之分，如《伤寒论》载"其脉浮而数，能食，不大便者，此为实，名曰阳结也。其脉沉而迟，不能食，身体重，大便反硬，名曰阴结也。"《重订严氏济生方·秘结论治》："夫五秘者，风秘、气秘、湿秘、寒秘、热秘是也。更有发汗利小便，及妇人新产亡血，走耗津液，往往皆令人秘结。"便秘外责之于六淫之邪，以燥、热、湿为主；内责之于饮食不节、情志失调、年老体虚等，总属大肠传导失司，同时和肺、脾、胃、肝、肾等脏腑的功能失调有关。本病类似于西医学的功能性便秘，生活习惯、精神因素、内分泌疾病、代谢类疾病、神经系统疾病、药物滥用、遗传因素均可导致该病的发生。

【病案一】许某，女，26 岁，2015 年 11 月 26 日初诊。

主诉：大便干结不通 3 年余。

现病史：患者于 3 年前开始出现大便干结，7 日一行，或欲解不得出，或呈羊屎状，时有腹胀腹痛。舌淡，苔薄白，脉沉弦数。

西医诊断：功能性便秘。

中医诊断：便秘。

证型：热秘。

治法：泻热导滞，润肠通便。

处方：

火麻仁 30g	厚朴 12g	桑白皮 12g	牡丹皮 10g
生地黄 20g	槟榔 12g	玄参 30g	麦冬 20g
枳实 20g	甘草 3g		

共 7 剂，日 1 剂，水煎服。

予苁蓉通便口服液，1 支，一日 3 次，口服。

针灸：

1.针刺：关元、气海、天枢（双）、归来（双）、曲池（双）、合谷（双）、支沟（双）、足三里（双）、三阴交（双）、太冲（双）。上述穴位均用泻法，留针30分钟。

2.电针：使用G6805-Ⅱ型电针仪，选用2Hz和50Hz交替的疏密波，电流强度0.1～2.0mA，以患者局部肌肉轻微颤动为度。其中同侧天枢和归来、气海和关元、同侧足三里和三阴交、同侧支沟和曲池分别连接在同一组线的两个电极上。

3.TDP照腹部。

二诊：2015年12月10日。患者诉在服药期间未解大便，停药后2～3天可解一次大便，较硬，量少。舌红，苔黄厚而干，脉滑数。

处方：上方加郁李仁30g，杏仁10g，肉苁蓉25g，大黄6g。

共7剂，日1剂，水煎服。

针灸治疗同前。

三诊：2015年12月24日。现大便基本每日一行，质中，量可，小便调。舌红，苔薄黄，脉沉弦细。

处方：

生地黄 30g	牡丹皮 15g	枳实 15g	玄参 20g
白术 60g	党参 30g	沙参 20g	知母 20g
柴胡 10g	槟榔 10g	甘草 6g	

共7剂，日1剂，水煎服。

针灸治疗同前。

【按语】赖老在几十年的针灸临床经验基础上创立了一种新的治疗体系，该体系以脏腑神气为治疗中心，以任督二脉为调节全身阴阳的关键环节，精选督脉上的腧穴、背俞穴及五腧穴，结合俞募配穴，合理地施以针刺补泻或艾灸以调养五脏之神。关元为小肠之募穴，又称"下纪""三结交""次门""丹田"等，《类经图翼》载道此穴为"足三阴、阳明、任脉之会"；《古法新解会元针灸学》记载"小肠之募，募结通阴之募，因此泻心火能利水，小肠与心表里相通，肾与心包络相交，小肠名赤肠，属阳所化之阴而结关元，使心肾相交也，足三阴任脉之会"。关元穴与任脉、足三阴经、足阳明经、冲脉及督脉联系密切，可谓一穴聚集多经之功能，为生命之所系，一身元气之所在。气海穴属任脉之穴，为肓之原穴，主一身气疾，有疏导任脉、调一身之气功效。天枢穴、归来穴均属足阳明经，前者乃大肠之募穴，位处人身之中点，是升降清泌浊之枢纽，具有双向调节作用，既可治疗便秘，又善治腹泻，乃历代医家治疗胃肠疾患之要穴。后者可行滞通腑。足三里穴属足阳明胃经，为脉气所入之处，为合穴，《古法新解会元针灸学》认为："此穴治病万端，有白术之强，有桂附之热，有参茸之功，有硝黄之力。"《四总穴歌》用"肚腹三里留"高度概括了其调理脾胃、宽肠消滞的作用。支沟穴属三焦之穴，具有宣通三焦气机之功，气行则肠腑通调，该穴乃治疗便秘之特效穴。赖老认为本例患者所患之疾属便秘范畴，主要为大肠传导功能失常，与脾、胃、肺、肝、肾关系密切，先施以枳实、厚朴、槟榔行气通腑；肺与大肠相表里，佐以桑白皮泻肺热以通便；玄参、麦冬、生地黄三者合用，含增液汤之义，滋阴通便。经针药结合治疗后，诉大便已由七日一行调至两到三日一行，临床疗效由此可彰，遂在原方基础上加郁李仁、杏仁、大黄等以加强润肠、通便之功，续服七剂，现大便基本一日一行，质中，量可，考虑患者为青年女性，平素工作、生活压力甚大，固以健脾、疏肝、行气导滞为法以调理五脏功能，尤脾、胃、肝三脏，巩固疗效。

【病案二】姚小莉，16 岁，2015 年 9 月 8 日。

一诊：味觉消失 1 周，便秘，4～5 天一行，月经不正常，胃不适感，舌苔黄腻边红，脉滑数。

西医诊断：功能性便秘；味觉消失待查。

中医诊断：便秘。

病机：脾胃湿热，肝胆火盛。

治法：清热燥湿，泻火通便。

浅析：味觉为脾所主，湿热阻滞脾胃致脾不升清，致味觉消失，湿热阻滞，气机不畅，致大便不通。舌苔为佐证。以茵陈蒿汤加减。

处方：

绵茵陈 30g	山栀子 6g	大黄^{后下} 10g	厚朴 10g

大黄^{后下} 10g

绵茵陈 30g	山栀子 6g	大黄 10g	厚朴 10g
枳实 10g	草豆蔻 12g	云茯苓 15g	法半夏 10g
藿香 10g	佩兰 10g	黄芩 10g	牡丹皮 10g
甘草 3g			

共 7 剂，日 1 剂，水煎服。

针灸：

1. 针刺：天枢（双）、关元、气海、归来（双）、曲池（双）、外关（双）、合谷（双）、足三里（双）、三阴交（双）、太冲（双）、舌三针。上述穴位均用泻法，留针 30 分钟。

2. 电针：使用 G6805-Ⅱ 型电针仪，选用 2Hz 和 50Hz 交替的疏密波，电流强度 0.1～2.0mA，以患者局部肌肉轻微颤动为度。其中同侧天枢和归来、气海和关元、同侧足三里和三阴交、同侧曲池和外关分别连接在同一组线的两个电极上。

3. TDP 照射腹部。

二诊：2015 年 9 月 15 日。味觉见恢复，但时间短，大便日一次，臭甚，舌苔厚腻渐退，脉滑数。

处方：上方去草豆蔻、藿香，加生薏苡仁 30g，生地黄 15g，川菖蒲 10g，淡竹叶 12g。

共 7 剂，日 1 剂，水煎服。

针灸治疗同前。

三诊：2015 年 9 月 22 日味觉已基本恢复，嗅觉不灵敏，舌苔黄厚已见消，脉数滑。

处方：

绵茵陈 15g	淡竹叶 12g	灯芯草 12g	钩藤 10g
法半夏 10g	厚朴 10	草豆蔻 12g	沙参 12g
佩兰 10g	杏仁 10g	鱼腥草 15g	甘草 6g

共 7 剂，日 1 剂，水煎服。

针灸治疗同前。

【按语】患者湿热火盛引起肝胆、脾胃失常，致气机不利，大肠传导失常，脾气不升故味觉消失，湿热一去，气机通利，则味觉恢复，大便通畅，配合赖老"通元针法"引气归元，使气机得以更快通利，配合舌三针改善味觉，手足三针调理气血，使病情得以恢复。

失 眠

失眠是睡眠的质和量都不满意的一种主观状态。主要表现为睡眠时间、深度的不足，轻者入睡困难，或寐而不酣，时寐时醒，或醒后不能再寐，重则彻夜不寐，常影响人们的正常工作、生活、学习和健康。《素问·逆调论》记载有"胃不和则卧不安。"《伤寒论》及《金匮要略》认为其病因分为外感和内伤两类，提出"虚劳虚烦不得眠"的论述。《景岳全书》中将不寐病机概括为有邪、无邪两种类型。明代李中梓提出："不寐之故，大约有五：一曰气虚，一曰阴虚，一曰痰滞，一曰水停，一曰胃不和。"戴元礼《证治要诀》又提出"年高人阳衰不寐"之论。西医学中，不寐多见于焦虑症、抑郁症、围绝经期综合征等疾病中。不寐的病位主要在心，与肝、脾、肾有关。基本病机为阳盛阴衰，阳不入阴。治疗当以补虚泻实，调整脏腑阴阳为原则。本病的预后，一般较好。但因病情不一，预后亦各异。病程短，病情单纯者，治疗收效较快外，病程较长，病情复杂者，治疗难以速效。且病因不除或治疗失当，易使病情更加复杂，治疗难度增加。

【病案一】侯某，男，42 岁，2014 年 8 月 31 初诊。

主诉：失眠 3 年余，加重 1 月。

现病史：3 年来一直睡眠欠佳，近 1 月来加重，夜间难以入睡，平均每晚睡 3～4 小时，时睡时醒，头面部自觉发热，伴有较多汗出，偶有头晕，时有腰酸，夜间及晨起口干苦，纳可，夜尿频，3～4 次／晚，大便正常。舌暗红，苔白腻，脉弦缓。既往史：2012 年 6 月行胃癌大部分切除术。后行 6 个疗程替古奥化疗。辅助检查：2014 年 7 月 3 日胸部、上腹部 CT：未见肿瘤复发。胃镜示：1. 胃大部分切除术；2. 吻合口炎症；3. 胃炎伴胆汁反流；4. 反流性食管炎。

西医诊断：失眠；胃癌术后。

中医诊断：不寐。

证型：痰火扰心。

治法：清热化痰，宁心安神。

处方：

法半夏 10g	龙骨 30g	化橘红 10g	甘草 6g
丹参 15g	石决明 20g	枳实 15g	竹茹 15g
茯苓 15g	炒酸枣仁 30g	龙眼肉 15g	黄连 5g
肉桂 3g			

共 7 剂，日 1 剂，水煎服。

针灸：

1. 针刺：四神聪、安眠（双）、中脘、天枢（双）、气海、关元、内关（双）、神门（双）、丰隆（双）、足三里（双）、三阴交（双）、太溪（双）、公孙（双）。上述穴位均选平补平泻法，留针 30 分钟。

2. 耳压疗法：心、神门、内分泌、皮质下、肾为主穴。

二诊：2014 年 9 月 4 日。睡眠明显改善，每晚可睡 6～7 小时，夜尿减少为 2 次/晚，口干苦，头面部汗出较前明显减少。

【按语】不寐的病机总属阳盛阴衰，阳不入阴。阳盛阴衰则邪火内盛，灼液成痰。不寐日久，痰热渐甚，扰乱心神。治疗当以清热化痰，宁心安神，处方内服以温胆汤为主方加减，此方中半夏为君药，有燥湿化痰，降逆止呕之效；竹茹为臣药，有清热化痰、除烦止呕之效；君臣相伍，倍增化痰除烦之功效；化橘红可理气健脾、燥湿化痰；枳壳长于理气宽胸、消胀除痞；二者相合，力加理气化痰之效；茯苓健脾渗湿，可绝生痰之源，亦可健脾安神。半夏、化橘红偏温，竹茹、枳壳偏凉，此方温凉兼顾，可达理气化痰、宁心安神之效。患者头面部汗出较多、夜尿频，加入龙骨、石决明不仅重镇安神，亦可收敛固涩。酸枣仁、龙眼肉宁心安神，黄连苦寒，入少阴心经，降心火，肉桂温热，长于和心血，补命火，二药相合泻南补北，交通心肾。针灸方面选用赖老师通元针法，取穴多选任脉、督脉穴，以任督两脉为调节全身阴阳的关键环节，以脏腑神气为治疗中心，处方特点在于调整脏腑经络，效应特点是平衡阴阳。患者既往胃癌病史，胃大部分切除，胃失和降，痰湿内生，针灸在调和阴阳的同时要固护脾胃，选用脾胃经穴，理气健脾，杜绝生痰之源。

赖新生教授善于应用针药结合治疗失眠症，对于兴奋型难入睡偏阴虚体质者多用归脾丸与交泰丸加减，针刺以四神聪、安眠、内关、神门为主穴；对于阴虚火旺、心肾不交型患者多以二至丸配酸枣仁汤加减；部分合并抑郁症前期患者还配合心理疏导等方法；对于顽固性失眠，自创安神验方：山楂 15g、葛根 12g、酸枣仁 15g、五味子 6g、黄芩 10g、元肉 6g、夏枯草 12g、牡丹皮 10g、夜交藤 30g、川芎 10g、甘草 6g。此方可调五脏安神魂，其中，黄芩入肺，元肉、山楂入脾，五味子入心，川芎、夏枯草、酸枣仁入肝，丹皮入肾，共奏调和五脏、交通心神、宁心安神之效。此方治疗失眠屡获良效，其次可配合穴位注射，首选维生素 B_{12} 加维 D 果糖酸钙注射液，穴选心俞、肝俞、足三里等，还有配合耳穴，多选神门、心、肾、肝、脾、交感，火罐以游走罐或推罐法，取督脉和膀胱经效果佳，但对于严重抑郁症或焦虑症患者不可立即停药，多采用针灸中药联合治疗，并缓慢撤药的策略，逐渐将西药减量直至完全停药。症状缓解后，中药针灸仍需维持一定疗程方能彻底痊愈。此方为赖老师多年临床上使用的安神方，常治虚烦不寐之失眠。该证源于五脏不安和，立方之意每脏有一归经入脏之药。如上所分析，全方可以宁心安神，使肝热得清，脾思得解，心火得降，肾水上济，若需加强疗效，可加重酸枣仁（炒）至 25～30g，甚至 45g，加川黄连泻心火，加生地黄、知母、桑葚为养肾阴，多梦则可加柴胡、龟板、牡蛎、珍珠母，甚则加琥珀 3g 冲服。

针灸治疗失眠从部位上说：①以五脏背俞穴为主的取穴；②以颈部、后头部为主的取穴，如：风池、风府、颈夹脊、颈三针；③以心经、心包经、肝脾、肾经为主的五腧穴中的荥穴、原穴；④常用有镇静安神特异性的腧穴：百会、上星、印堂、风池、神门、内关、三阴交、太溪、太冲；交通阴阳的四花穴、心俞。均可以选用。一般来说：背俞穴、颈部、头部以电针为主，四花穴以灸法为主。

【病案二】蓝某，女，51岁，2014年12月24日初诊。

主诉：反复失眠3年。

现病史：患者于3年前开始出现入睡困难，未经诊治，后失眠症状反复出现，严重时曾彻夜不眠，伴胁痛。自诉胃肠功能较差，既往有胆囊炎、脂肪肝病史，血脂偏高。舌淡脉沉弦，右尺无力。

西医诊断：失眠。

中医诊断：不寐。

证型：肝火扰心。

治法：疏肝解郁，宁心安神。

处方：

炒酸枣仁30g	夜交藤30g	合欢皮10g	法半夏10g
苍术10g	柴胡10g	生白芍15g	川楝子10g
元胡10g	郁金12g	枸杞15g	五味子6g
淡豆豉10g	炙甘草6g		

共7剂，日1剂，水煎服。

逍遥丸，每次6g，每日3次，口服；七叶神安片，每次1粒，每日3次，口服。

针灸：

1.针刺：百会、太阳（双）、印堂、天枢（双）、关元、气海、归来（双）、神门（双）、内关（双）、足三里（双）、太溪（双）。上述穴位均选平补平泻法，留针30分钟。

2.TDP照腹部。

二诊：2015年1月7日。睡眠及胁痛改善，近几日觉腰背疼痛无力，尤以劳累后明显，小便不畅通并见短少，舌淡，脉弦细。

处方：

桑寄生 15g	川断 12g	熟地黄 15g	山萸肉 15g
白术 10g	牡丹皮 15g	金钱草 15g	王不留行 30g
车前草 20g	甘草 6g	云茯苓 15g	海金沙 15g

共 7 剂，日 1 剂，水煎服。

针灸治疗同前。

三诊： 2015 年 4 月 29 日。服上方 7 剂后，疼痛明显缓解，睡眠亦进一步好转，小便恢复如常。停药半月余，曾出现几天入睡困难，后自取一诊方服用 1 月，至今睡眠基本正常。近日因劳动后颈、腰疼痛复发，恐因疼痛再度影响睡眠，遂于今日来诊。舌淡苔白，脉弦细。

处方：

生地黄 15g	熟地黄 15g	山萸肉 15g	元胡 12g
怀山药 12g	杜仲 12g	白术 10g	炒枣仁 30g
葛根 15g	徐长卿 12g	白芍 15g	陈皮 12g
川芎 6g	甘草 6g		

共 7 剂，日 1 剂，水煎服。

针灸：

1. 针刺：天柱（双）、百劳（双）、大杼（双）、百会、内关（双）、神门（双）、足三里（双）、三阴交（双）、太冲（双）；上述穴位除天柱、百劳、大杼用泻法，余穴用平补平泻法，留针 30 分钟。

2. TDP 照颈部。

【按语】 不寐之病机，总属阳盛阴衰，阴阳失交。其病位在心，与肝脾肾密切相关。夫心主神明，神安则寐，神不安则不寐。起病不外虚实两端，实者或肝郁化火，或痰热内扰，而动摇心神，神不安宅；虚者或心脾两虚，或心胆气虚，或心肾不交，而心神失养，神不安宁，发为本病。

本案患者更年期肝肾亏虚，肝郁气滞，化火扰心，故见胁痛、失眠等症及胆囊炎、脂肪肝等既往史。治当以疏肝解郁，宁心安神为法，处方予柴胡、川楝子、淡豆豉以疏肝清热，解郁除烦；白芍、酸枣仁、枸杞、五味子养肝敛阴，补肾宁心；夜交藤、合欢皮养血安神、通络开郁；元胡、郁金行气解郁，活血止痛；法半夏、苍术燥湿健脾，和中降逆。

针灸方面，本病病位在心，取心经原穴神门、心包经之络穴内关以宁心安神。百会位于颠顶，入络于脑，与印堂同属督脉，配合太阳穴，可清头目宁神志，通督养神；腹部取天枢、关元、气海、归来以引气归元；配合远端足三里、太溪共奏调和阴阳之功。

二诊患者症状改善，然见腰背痛及小便不利，结合舌脉，当责之于肝肾亏虚，水液代谢失常，调整方剂以治本虚。方中予桑寄生、川断、山萸肉、熟地黄等补肝肾，强筋骨；金钱草、海金沙、王不留行、车前草等清热利尿通淋；白术、云茯苓、甘草益气健脾，利水渗湿。肝脾肾得补，湿热得除，则小便自调，夜卧如常。

【案三】刘某，女，50岁，2014年12月16日初诊。

主诉：眠差2月。

现病史：眠差2个月，睡眠易中断，凌晨2～3点醒后不能再入睡，舌淡，脉沉、左关无力，之前闭经5～6个月，近3个月月经又恢复正常，月经量少，听力下降。舌淡暗苔薄白，脉弦细。

西医诊断：失眠。

中医诊断：不寐。

证型：肝肾不足。

治法：补益肝肾，宁心安神。

处方：

桑葚子 15g	当归 10g	枸杞 15g	山萸肉 15g
百合 30g	炒枣仁 30g	夜交藤 30g	合欢皮 12g
珍珠母^{先煎}24g	生白芍 15g	甘草 3g	

共7剂，日1剂，水煎服。

归脾丸，每次6克，每日3次，口服。

二诊：2015年1月20日。服上方后当天即可入睡，睡眠可持续6小时以上。至今月经未行。舌淡脉细而沉，尺尤甚。

处方：上方去当归、白芍，加赤芍 15g，柏子仁 12g。

共 12 剂，日 1 剂，水煎服。

知柏地黄丸，每次 1 粒，每日 2 次，口服。

针灸：

1.针刺：天枢（双）、关元、气海、百会、印堂、神门（双）、内关（双）、足三里（双）、三阴交（双）；上述穴位均选用平补平泻法，留针 30 分钟。

2.穴位注射：维生素 B_{12}500ug+ 维 D2 果糖酸钙注射液 1mL 混合液交替注射双侧足三里、曲池穴，隔日 1 次。

三诊：2015 年 3 月 17 日。针药治疗后失眠已完全改善，针后月经已行。舌淡脉沉细。

处方：

柴胡 10g	白芍 12g	当归 10g	云茯苓 12g
白术 10g	女贞子 12g	旱莲草 12g	地骨皮 12g
炒枣仁 15g	百合 30g	五味子 6g	甘草 6g

共 7 剂，日 1 剂，水煎服。

针灸治疗同前。

【按语】赖教授认为现代人经常熬夜、精神压力大，多耗伤心血、肝肾亏虚。患者肝肾亏虚，故见眠差、听力下降、月经量少。赖老首诊采用补益肝肾、宁心安神之法调理。"胃不和则卧不安"，故赖老加以归脾丸补益脾胃、养血安神，患者服药后见效明显。二诊时去当归、白芍，加赤芍，以加强活血通经之力，因阳不入阴则不眠，故加以知柏地黄丸滋阴潜阳。三诊时患者失眠已愈，月经已行，故以滋阴健脾为法固本强体。赖教授在辨证论治基础上酌情加用炒酸枣仁、夜交藤两味药。其认为夜交藤可诱导进入睡眠，炒酸枣仁可提高睡眠深度，两者配合使用无往而不利。

赖教授对不寐的针灸治疗主要使用其所创立的"通元针法"，即通督养神、引气归元针法。以腹部关元、气海、归来为主穴以引气归元，同时依据病情可配合开四关或配合五腧穴。赖教授治疗不寐亦常使用"百印调神方"，内含神门、内关、百会、印堂、足三里、三阴交等穴位。教授认为神门为手少阴心经之原穴、输穴，可开心气而散郁结；内关系心包经之络穴，别走三焦经，又是八脉交会穴之一，通阴维脉，具宁心安神之功；百会能醒脑开窍，祛风止痛，安神定志，升阳举陷；印堂具有镇静安神的作用。再加以足三里和三阴交调理脾胃，足三里为胃经之合穴，是调整消化系统功能的要穴，有补益脾胃之气、扶后天之本的正常功能，加以足太阴脾经要穴三阴交，以健脾运中、和胃安眠。

抑郁症

抑郁症是指以情绪低落、思维迟缓并伴有兴趣减低、主动性下降等精神运动性迟滞症状为主要表现的一类心境障碍综合征。其发病原因涉及生理、心理和社会因素多方面。随着人类疾病谱的变化和生活规律的改变，抑郁症的发病率逐年升高。郁证是由于情志不舒、气机郁滞所致，以心情抑郁、情绪不宁、胸部满闷、胁肋胀痛，易怒喜哭，咽中如有异物梗塞等症为主要临床表现的一类病证。《内经》无郁证病名，但有关于五气之郁的论述。《诸病源候论·结气候》云："结气病者，忧思所生也。心有所存，神有所止，气留而不行，故结于内"。明代《医学正传》首次采用"郁证"这一病名。郁证有广义狭义之分。广义的郁，包括外邪、情志等因素所致的郁在内。狭义的郁，即单指情志不舒为病因的郁。根据其临床表现，主要见于西医学的神经衰弱、癔症及焦虑症等，也可见于更年期综合征及反应性精神病。郁证的病因总属情志所伤，发病与肝的联系最密切，其次为心脾，其基本病机为肝失疏泄、脾失健运、心失所养、脏腑阴阳气血失调。

【案一】王某，2014年12月10日初诊。

主诉：长期失眠，肘、指关节疼痛1月。

现病史：患者诉近1月肘、指关节疼痛缠绵不休且剧烈，长期失眠，心悸，无汗出，欲呕。既往有抗抑郁药服用史，曾服用布洛芬、氢溴酸西酞普兰片、苁蓉益肾颗粒、五苓散、醋氯酚酸、芪参胶囊、左洛复、安定、奥氮平等共 10 年。颈椎 X 片提示：骨质增生。有慢性胃炎病史。舌淡苔黄，脉细。查肝功：GPT、GOT 升高。

西医诊断：抑郁症；慢性浅表性胃炎。

中医诊断：郁证。

证型：肝气郁结，心肾两虚。

治法：疏肝解郁，补肾宁心。

处方：

柴胡 10g	元胡 12g	郁金 12g	五味子 6g
百合 30g	白术 10g	生薏苡仁 20g	丹参 12g
白芷 10g	佛手 10g	牡丹皮 10g	狗脊 20g
骨碎补 10g	甘草 6g		

处方 7 剂，日 1 剂，水煎服。

针灸：

1. 针刺：华佗夹脊、合谷（双）、曲池（双）、内关（双）、神门（双）、太冲（双）、三阴交（双）、足三里（双）。以上穴位均平补平泻，留针 30 分钟。

2. TDP 照患侧。

3. 穴位注射：维生素 B_{12} 500ug+ 维 D 果糖酸钙注射液 1ml 混合液交替注射于取肝俞（双）、膈俞（双），隔日 1 次。

4. 耳压治疗：取内分泌、脑、神门、肾为主穴。

二诊：2014 年 12 月 17 日。抑郁症，腰酸痛，手无力，寐差，舌淡而暗，脉弦，关尺滑，重按弱，白带多。

处方：上方加白鲜皮 30g，炒枣仁 30g，合欢皮 12g。

共 7 剂，日 1 剂，水煎服。

针灸治疗同前。

三诊：2014 年 12 月 24 日。失眠，查 HP（幽门螺旋杆菌）（＋），双肩、腰酸痛，舌淡脉沉弦。

处方：

枸杞 15g	白芍 15g	柴胡 10g	白术 10g

| 远志 10g | 圆肉 15g | 淡豆豉 10g | 怀山药 10g |
| 党参 15g | 北芪 15g | 甘草 6g | 大枣 10g |

共 7 剂，日 1 剂，水煎服。

针灸治疗同前。

四诊：2015 年 1 月 7 日。上半身疼痛，双侧膈俞处钻刺疼痛，双肘关节疼痛，似不能屈伸上肢，僵硬状态，流鼻涕，色青或黄，心悸。偶有失眠，较前好转。舌苔薄黄，脉沉细。

处方：2015 年 12 月 24 日方去党参加羌活 12g，桑叶 10g，黄芩 10g。

共 7 剂，日 1 剂，水煎服。

良济宁心宝，每次 2 粒，每日 3 次，口服。

针灸治疗同前。

患者五诊以后疼痛较前缓解，失眠较前好转，改为针灸调理，针灸处方加关元、气海、天枢、归来。

【案二】张某，男，2014 年 12 月 24 日初诊。

主诉：全身不适数年。

现病史：患者诉其一身净痛，咽喉肿痛，口腔溃疡，舌麻木，手麻木，未作感觉检查，手不能端腕，左手臂及食中无名指麻木尤为明显，不缓解，全身如蚁咬，火灼感然后即冒汗，汗出后人舒服，睡眠极差，服抗抑郁焦虑药，来普适、奥氮平、黛力新、氯硝西泮，帕罗西汀、盐酸曲唑酮等，有胃炎史，曾自己哭，欲自杀感。脉滑数而弦，尺弱尤甚。

西医诊断：抑郁症；慢性胃肠炎。

中医诊断：郁证。

证型：肝气郁结，肝胃不和。

治法：疏肝解郁，清肝养胃。

处方：

柴胡 15g	素馨花 15g	橘皮 15g	白芍 15g
百合 30g	牡丹皮 10g	川芎 6g	桔梗 15g
知母 15g	生薏苡仁 30g	丹参 10g	五味子 6g

炒枣仁 30g 甘草 6g

共 7 剂，日 1 剂，水煎服。

知柏地黄丸，每次 6g，每日 3 次，口服。

针灸：

1. 针刺：四神针、百会、太阳（双）、神庭，本神（双），舌三针，合谷（双）、曲池（双）、内关（双）、神门（双）、太冲（双）、三阴交（双）、足三里（双）。上述穴位用平补平泻法，留针 30 分钟。

2. TDP 照腹部。

3. 穴位注射：维生素 B_{12}500ug+ 维 D 果糖酸钙注射液 1ml 混合液交替注射双侧足三里穴、曲池穴，隔日 1 次。

4. 耳压疗法：取内分泌、脑、神门为主穴。

二诊： 2014 年 12 月 31 日。肩周疼痛缓解，仍乏力，肠鸣，矢气多，大便时抽痛，舌脉如上。

处方： 上方去川芎，加远志 10g。

共 7 剂，日 1 剂，水煎服。

针灸治疗同前。

三诊： 续服处方加以针灸调理，患者自觉心境较前放宽，身上痛减。

【按语】《素问·六元正纪大论》云："郁之甚者，治之奈何"，"木郁达之，火郁发之，土郁夺之，金郁泄之，水郁折之"。《素问·举痛论》曰："思则心有所存，神有所归，正气留而不行，故气结矣"。患者长期情志不舒，肝郁不解，肝失疏泄，条达不畅，日久郁而化火，火郁伤阴，心失所养，肾阴亏耗，心肾阴虚继而出现心悸无汗，阴虚则无以制阳，故而心肝火旺致失眠、关节疼痛。忧思伤脾，思则气结，肝气易横逆乘土，脾失健运，食滞不消而蕴湿生痰，阻遏中焦，故欲呕。赖老自拟五脏安和方加减，方中柴胡、元胡、郁金、佛手疏肝解郁，以五味子、百合敛阴宁心，丹参宁心安神，白术、薏苡仁补益脾胃，白芷祛风燥湿，主入阳明经。狗脊、骨碎补补益肝肾，牡丹皮凉血清热。甘草缓急止痛，调和诸药。针灸以通督养神为主，合谷、曲池通经活络，内关、神门定志安神，足三里健脾开运，三阴交滋补肺脾肾之阴，太冲疏肝解郁，清肝火。二诊去川芎，加远志养心安神。针药结合，辨证施治疗效尚佳。

【案三】黄某，女，31岁，2015年5月12日初诊。

主诉：胸闷、烦躁5年余。

现病史：患者5年前开始自觉胸闷、烦躁，有窒息感，诉似神经被绑架，对数字反复，时常欲哭，情绪低落，抑郁，纳可，眠一般，二便调。月经失调。舌红，边尖尤甚，脉弦滑细。

西医诊断：抑郁症。

中医诊断：郁证。

证型：肝郁化火，心脾两虚。

治法：疏肝清热、补益心脾。

处方：

柴胡10g	当归12g	云茯苓12g	白术10g
女贞子12g	淡豆豉12g	生白芍15g	川黄连6g
素馨花12g	玫瑰花6g	百合30g	牡丹皮10g
炙甘草6g			

共7剂，日1剂，水煎服。

逍遥丸，每次6g，每日3次，口服；归脾丸，每次6g，每日3次，口服。

针灸：

1.针刺：百会、人中、印堂、膻中、神门（双）、内关（双）、太溪（双）、三阴交（双）、太冲（双）。上述穴位平补平泻，留针30分钟。

2.TDP照腹部。

3.刺络放血：心俞（双）、膈腧（双）交替进行。

二诊：2015年5月19日。自觉后背阻塞住，右手指胀麻，夜间怕黑。舌尖边红，脉沉弦细。

处方：上方加山萸肉15g，五味子12g，怀山药10g，乌梅12g。

共7剂，日1剂，水煎服。

针灸治疗同前。

三诊： 2015 年 6 月 23 日。既往过敏性鼻炎史，现有鼻塞、打喷嚏，无流涕，诉气堵在胸口，自觉脊柱不直。舌淡，脉沉弦数。

处方：

柴胡 10g	百合 30g	赤芍 12g	女贞子 15g
牡丹皮 10g	炒枣仁 15g	素馨花 15g	玫瑰花 6g
淡豆豉 12g	川楝子 6g	远志 10g	甘草 6g
辛夷花 10g	防风 10g		

共 7 剂，日 1 剂，水煎服。

针灸治疗同前。

四诊： 2015 年 11 月 19 日。前述诸症均明显好转，无口干，无明显鼻塞、打喷嚏等，偶尔抑郁。舌淡，脉沉细。

处方：

柴胡 10g	玫瑰花 10g	素馨花 12g	白芍 15g
淡豆豉 10g	浮小麦 30g	夏枯草 10g	合欢皮 10g
玄参 6g	龙眼肉 15g	钩藤 10g	远志 10g
甘草 6g			

共 7 剂，日 1 剂，水煎服。

针灸治疗同前。

【按语】抑郁症临床表现繁多，病程绵长，临床治疗困难。目前西医抗抑郁的药物多达几十种，这些药物虽能取得一定的效果，但均有不同程度的毒副作用、成瘾性及禁忌证等缺陷。中医处方、针灸疗法对抑郁症的治疗较西医疗效相当，具有提高患者生活质量，毒副作用小、预后不易复发等明显的优势。

抑郁症的病机以情志不遂、气机郁滞为主，肝脾气郁、气血不和、心神失养在本病演变中起着重要的作用。其病因可概括为虚证与实证两大类，虚证主要包括脏腑亏虚、气血亏虚，实证可见气郁、痰湿、瘀血等，且与心、肝、脾、肾密切相关。本病实证多虚证少，临床应当强调全面辨证，从整体理念出发，综合临床各种证候表现，通过由表及里、由此及彼、去伪存真的分析对抑郁症进行辨证施治。首先辨心、肝、脾、肾四脏病位，然后辨气、血、痰、火、瘀及虚、实病性，两者相结合。抑郁症临床证候的复杂性和顽固性，因人制宜、灵活用药，是中医辨证论治的精神所在。

本例患者以肝郁化火为主，兼有心脾两虚。肝气郁结，肝失疏泄，则见情志抑郁、想哭、月经失调；肝气郁结，气机不畅，则见胸闷、有股气堵在胸口、后背堵塞住、神经被绑架了等；肝气郁结，郁而化火，则见烦躁、焦虑、舌红边尖明显、脉弦滑为其佐证。心脾两虚，心神失养，则见焦虑抑郁、眠差；心虚胆怯，则见半夜怕黑、对数字反复，脉细无力为心脾虚之佐证。处方以丹栀逍遥丸为基础方加减，其中以柴胡、白芍常用对药疏肝解郁，加用素馨花、玫瑰花之植物类花香沁心疏肝，畅达情志，以黄连、牡丹皮、淡豆豉化解郁火，百合养心安神，以云茯苓、白术、甘草、当归补益气血、健脾养心。配合中成药逍遥丸、归脾丸以增强疏肝解郁、补益心脾之功效。针灸以调气安神为主，以赖老"百印调神方"（百会、印堂、神门、内关）安神定志，其中"百会、印堂"为调神对穴，神气充足，脏腑功能旺盛而协调，乃可"阴平阳秘，精神乃治"，郁证可去也；以气会膻中穴条畅周身气机，以人中穴调和阴阳，太冲穴疏肝解郁，太溪、三阴交补益肝脾肾；配合心俞双或膈俞双刺络放血。针药结合，辨证施治，取得良好疗效。

癫 痫

癫痫是以意识丧失的抽搐发作为主症的病证。本病发病年龄以儿童和青少年多发，患者多长年不愈，严重影响学习和工作。发作时极易引起外伤或招致意外，直接危及患者生命。在《难经》中称"狂疾""癫疾"。本病相当于西医的癫痫，发病病因清楚，发病机理尚未完全明确。临床表现形式多样，可表现为躯体和内脏方面的感觉或运动失常，也可表现为情感或意识方面的活动异常。预后与年龄，临床类型，发作频度，能否早期、充分、长期的治疗,脑部损害程度等有密切关系。一般预后较好。

【病案一】刘子圣,男,13岁。2015年9月12日初诊。

主诉:癫痫12年。

现病史:患者为第一胎,足月剖腹产,9个月时抽筋,后诊断为癫痫,服德巴金,2011年减药后不到1周即发。从2011年始未见大发作。症见:语言不清,记忆力下降,注意力不集中。现服德巴金半片/次,一日两次;妥泰胶囊25mg/次,一日两次。舌红苔少,脉滑数。辅助检查:2015年8月3日脑电图示:广泛多发多灶性棘波,多棘慢波发放,双侧对称同步。

西医诊断:癫痫。

中医诊断:痫病。

证型:痰热风盛,肝肾不足。

治法:涤痰清热息风,滋补肝肾。

处方:

僵蚕 12g	生白芍 15g	橘红 12g	淡豆豉 10g
天冬 10g	龟板^{先煎}30	绵茵陈 12g	川楝子 10g
生地黄 12g	蜈蚣 1 条	全蝎 6g	牡丹皮 10g
甘草 6g			

共7剂,日1剂,水煎服。

针灸:

1.针刺:内关(双)、间使(双)、大陵(双)、丰隆(双)、神门(双)、足三里(双)、太冲(双)、太溪(双)、侠溪(双)。上述穴位平补平泻,留针30分钟。

2.穴位注射:维生素B₁₂500ug+维D果糖酸钙注射液1mL混合液交替注射于肾俞(双)、肝俞(双)、曲池(双),隔日1次。

二诊:2015年9月15日。睡眠改善,较为安静,偶便溏,舌淡红,脉数。

处方:上方去蜈蚣,加钩藤15g。

共7剂,日1剂,水煎服。

针灸治疗同前。

三诊：2015 年 9 月 22 日。已针灸 4 次，睡眠改善，烦躁已除，长期纳呆，舌尖红少苔，脉细数。

中医诊断：纳呆证型。

治法：滋阴、消食、涤痰、息风。

处方：

沙参 10g	元参 3g	石斛 12g	玉竹 12g
生地黄 12g	钩藤 6g	生白芍 12g	僵蚕 10g
菊花 6g	麦芽 15g	神曲 10g	山楂 15g
炒枣仁 12g	甘草 6g		

共 7 剂，日 1 剂，水煎服。

针灸治疗同前。

四诊：2015 年 10 月 8 日。以针灸 6 次，舌淡胖苔薄白，脉数。纳呆，矢气多。

处方：上方去麦芽、山楂、神曲，加防风 10g，葛根 10g。

共 7 剂，日 1 剂，水煎服。

针灸治疗同前。

五诊：2015 年 10 月 20 日。已针灸 15 次，纳食增加，寐不安，舌红苔润，脉滑。

处方：

炒枣仁 10g	五味子 6g	僵蚕 15g	炒白芍 15g
熟地黄 12g	怀山药 10g	柴胡 6g	煅龙骨 30g
煅牡蛎 30g	桂枝 10g	甘草 3g	

共 12 剂，日 1 剂，水煎服。

针灸治疗同前。

六诊：2015 年 10 月 29 日。已针灸 21 次，诉右下肢大踇指及右手鱼际疼痛，脉数。

处方：

独活 10g	桑寄生 12g	防风 10g	山楂 15g

麦芽 15g	牡丹皮 10g	布渣叶 12g	僵蚕 15g
白术 10g	云茯苓 12g	法半夏 10g	炒枣仁 10g
甘草 3g			

共 12 剂，日 1 剂，水煎服。

针灸治疗同前。

七诊：2015 年 11 月 17 日已针灸 27 次，鱼际等疼痛已消失，无不适，舌淡苔薄白，脉数。

处方：上方去布渣叶，加天冬 10g，煅龙牡各 20g。

共 12 剂，日 1 剂，水煎服。

针灸治疗同前。

八诊：2015 年 11 月 26 日。已针灸 33 次，好转，无明显发作，舌淡暗，脉沉细。

处方：

柴胡 10g	桂枝 10g	赤芍 10g	当归 10g
煅龙骨 15g	煅牡蛎 15g	僵蚕 15g	法半夏 6g
橘红 12g	甘草 3g	麦芽 15g	

共 10 剂，日 1 剂，水煎服。

针灸治疗同前。

九诊：2015 年 12 月 8 日。已针灸 39 次，无发作无症状，精神好转，舌红少苔，脉细数。

处方：上方去桂枝，加菊花 10g，黄芩 10g，牡丹皮 10g。

共 10 剂，日 1 剂，水煎服。

针灸治疗同前。

十诊：2015 年 12 月 17 日。已针灸 45 次，未见发作，面色佳，舌淡红脉滑。

处方：

柴胡 10g	煅龙骨 15g	煅牡蛎 15g	桂枝 10g
僵蚕 12g	赤芍 10g	麦冬 10g	熟地黄 15g

怀山药 10g	麦芽 15g	白术 10g	元参 10g
龟板^{先煎}30g	沙参 10g	枸杞 10g	甘草 6g

共 12 剂，日 1 剂，水煎服。

针灸治疗同前。

十一诊： 2015 年 12 月 31 日。已针灸 48 次，舌淡苔少，脉细滑，无明显症状发作，较安静。

处方：

僵蚕 15g	白芍 15g	蝉衣 6g	玉竹 12g
女贞子 15g	牡丹皮 6g	浮小麦 15g	百合 10g
生地黄 10g	炒枣仁 10g	五味子 5g	陈皮 10g
远志 10g	胆南星 10g	竹茹 10g	甘草 3g

共 14 剂，日 1 剂，水煎服。

针灸治疗同前。

【按语】患者脑部无明显病理改变，主要由于患者脑功能的不稳定，在大脑皮质受强烈刺激后发病。因体内外环境在生理范围内的各种改变都可能诱发，所以宜避免急剧的精神刺激、环境的剧烈变化，这样有助于保持病情的稳定。从中医《丹溪心法》"痰涎壅塞，迷闷孔窍"发病机理上考虑，药以祛除已有的痰涎为主。饮食清淡，避免鱼、韭菜等生痰动气之物，加以读书致理，修身养性，预防痰涎再生，可致安康。

"诸暴强直，皆属于风。诸风掉眩，皆属于肝。"肝体阴而用阳，肝肾乙癸同源。患者抽筋，属肝肾阴血不足生风。故予天冬、龟板、生地黄、白芍益肝血，绵茵陈、川楝子、橘红清热祛湿，淡豆豉清宣，僵蚕、全蝎、蜈蚣息风解痉化痰散结。

内关为治心要穴。神门为心经输穴，大陵为心包经输土穴，间使为手厥阴心包经经穴。足三里为胃经合穴，为强壮要穴，丰隆为治痰要穴，太溪为足少阴输金穴，太冲为足厥阴肝经输穴，侠溪为足厥阴经荥火穴。经主喘咳寒热，输主体重节痛，合主逆气而泄。间使畅利心包经气血，与神门、内关合用而通利心包。太溪滋肾阴，与太冲、侠溪合用补益肝肾。恢复期取穴较多，以培固正气。

带状疱疹

带状疱疹是以皮肤上出现成簇水疱，多成带状分布，痛如火燎为主症的病证，好发于成人，老年人病情尤重。其发生常与情志不畅、过食辛辣厚味、感受火热时毒等因素有关。本病病位主要在皮肤，与肝、脾相关，基本病机是火毒湿热蕴蒸于肌肤、经络。相当于西医学的带状疱疹，是由水痘带状疱疹病毒所致，累及神经和皮肤的急性疱疹性皮肤病，其病毒往往长期潜伏于机体神经细胞中。

一般先有轻度发热，疲倦无力，全身不适，食欲不振以及患部皮肤灼热感或神经痛等前趋症状。临床主要表现为初起患处出现红斑，继而出现成群簇集的粟粒与绿豆大的丘疱疹，很快变发水疱。皮损多出现于身体一侧，沿外周神经走向呈带状分布，一般不超过身体的前后正中线，自觉灼热疼痛。一部分病人初起无皮疹，仅阵发性刺痛。本病常发生于胁肋部和胸背部，其次为头面部，也有发生于外阴、四肢。严重者，可有发热，头痛，倦怠等全身症状。病程约3～4周，疼痛程度往往随年龄增大而加剧。

当机体免疫机能低下时，则病毒复制活跃，导致相应节段神经系统损伤、功能异常，在疱疹消失后可遗留顽固性神经痛，称为带状疱疹后遗神经痛，是带状疱疹最常见的并发症，为临床难治性疾病，好发于中老年人及免疫力低下者，其发生率随年龄的增大而升高。此时，部分患者会有色素沉着或疤痕增生，多出现持续的灼痛、刺痛或带有撕裂样、压榨样疼痛，病情严重的患者甚至连宽松的衣服都拒穿，可持续数月，甚至更长时间。

【案一】邓某，男，71岁，2013年5月9日初诊。

主诉：左侧头部及额颞部疼痛半年。

现病史：患者半年前患头面部带状疱疹，于外院治疗后好转，原患处皮疹消退，但仍遗留左前额阵发性针刺样疼痛、伴瘙痒，呈紧缩性、烧灼样痛，左眼眶周围放射至枕后部，每日发作10余次，每次约10分钟，入夜尤甚，影响睡眠。2012年12月至今多次在我院针灸科住院及门诊治疗，经营养神经及激素治疗后，现疼痛症状稍有缓解。症见：神清，精神稍疲倦，左前额针刺样疼痛，灼痛拒按，伴瘙痒，口干口苦，心烦易怒，大便秘结，3～4日一行，小便黄，彻夜难眠，胃纳差，舌质红，苔黄腻，脉弦滑数。既往双耳失聪5年余，2008年于我院耳鼻喉科确诊为"双耳神经性耳聋（中重度）"，双眼白内障病史10余年，双眼视物模糊。

西医诊断：带状疱疹后遗神经痛；双耳神经性耳聋；双眼老年性白内障。

中医诊断：蛇串疮。

证型：邪毒外犯少阳，里实热结。

治法：外解少阳，内泻热结。

处方：

柴胡 10g	白芍 15g	牡丹皮 10g	石菖蒲 10g
延胡索 15g	枳实 15g	陈皮 10g	法半夏 10g
芒硝 6g	茯苓 15g	白芷 10g	羌活 10g
生甘草 10g	地肤子 5g		

共7剂，日1剂，水煎服。

普瑞巴林胶囊，每次75mg，一日2次，口服。

针灸：

1.针刺：局部阿是穴、阳白（左）、攒竹（左）、太阳（左）、听会（双）、风池（双）、外关（双）、合谷（双）、阳陵泉（双）、足临泣（双）、行间（双）。上述穴位均用泻法，留针30分钟。

2.TDP照患处。

3.梅花针叩刺：患处皮肤严格消毒后，用梅花针循患侧疱疹后疼痛部位的一端沿放射区边缘，取阿是穴向心性快速均匀轻叩，将病灶围叩后稍用力重扣疼痛部位，以皮肤微见渗血为度，每日1次。

4.刺络拔罐：至阳以三棱针如梅花状点刺5下，然后拔罐留10分钟。

5.穴位注射：维生素B_{12}500ug交替注射于肝俞（双）、脾俞（双）、肾俞（双），隔日1次。

二诊：2013年5月15日。已针药治疗三次，患者诉疼痛症状稍缓解，瘙痒已有减轻，昨日灼热疼痛出现3次，每次持续5分钟，范围由左眶周放射至额部，其紧缩感同前。症见：神清，精神较前好转，口干口苦较前减轻，夜间少许烦躁，睡眠质量亦有改善，便溏，小便调，胃纳差，舌红苔黄稍腻，脉弦滑。

处方：上方去芒硝，加酒大黄6g，栀子5g，龙骨10g，牡蛎10g。

共7剂，日1剂，水煎服。

停刺络拔罐，予患侧上眼睑内侧面点刺放血2～3滴；针灸处方于上方基础上加针足三里（双）、太溪（双），余治疗同前。

三诊：2013年5月27日。患者自诉患处疼痛大减，仍有轻微瘙痒，色素沉着带变淡，睡眠质量有进一步改善，听力有所上升，二便调，舌质红苔白，脉弦滑。

处方：上方去酒大黄、栀子。

共7剂，日1剂，水煎服。

停梅花针，余治疗同前。

四诊：2013年6月10日。继服上方7剂及针灸治疗5次后，患者自诉疼痛、瘙痒症状消失，色素沉着带消失，睡眠正常，出现善太息，予逍遥散疏肝健脾善后。

随访半年至2013年12月，病情未再反复。

【按语】带状疱疹，中医学称之为"蛇丹""缠腰火丹""蛇串疮""缠腰火龙"等，多由肝胆火盛，湿热内蕴，外感毒邪而致，赖老治疗初起者"以火制火"，以火针断根去尾，减少神经痛后遗症状。患者迁延日久，形成带状疱疹后遗神经痛，祖国医学称之为"蛇丹愈后痛"，其病因病机为早期肝失疏泄，脾失健运，气血运行不畅，阻塞气机，致湿热余邪化瘀入络，不通则痛，且毒邪、瘀热在里，则心烦、疼痛、瘙痒入夜尤甚，治法当泻，以使邪有出路。

针灸治疗有通络止痛、活血祛瘀、调和气血的作用，通过调节脏腑功能，提高体内免疫力，同时又能激发体内内啡肽类物质的释放，达到针刺镇痛的效果，以达到治愈带状疱疹后遗神经痛的目的。赖老重视经络辨证，本案患者左前额阵发性针刺样疼痛，由左眶周放射至枕后，为胆经所过之处，应为肝胆感受湿热疫毒、肝胆实火上攻头面，故取左侧少阳经穴位为主穴，阳白、太阳、听会为局部取穴；病位在上，取太阳穴、足临泣，将肝胆湿热之毒下引；阳陵泉疏肝利胆，泻肝胆湿热；外关穴最早见于《灵枢·经脉》，为手少阳之络，八脉交会穴之一，通阳维脉及三焦经，有清热解毒、解痉止痛、通经活络之功；行间为足厥阴肝经荥穴，具有疏肝泻热之功；合谷、太冲合称四关穴，调一身之气血，理阴阳之失调，具有疏肝解郁、行气活血、通络止痛之效。诸穴相伍，可清热泻火，通络止痛。配合电针，选用连续波型，患者感到有温和而舒适的刺激感，起针后即觉头面部疼痛减轻。

久病邪客络脉，邪气深入，一般药力难快速达到。由于皮部是经脉功能活动反映于体表的部位，也是络脉之气散布之所在，与经络气血相通，《素问·皮部论》指出："欲知皮部，以经脉为纪者，诸经皆然"。研究认为，经络与神经系统有密切联系，根据经络理论，皮部是十二经脉在皮肤的分区，对外界的变异具有调节和适应的功能，起到保卫机体、抵御外邪的作用。故予围刺阿是穴并沿疼痛、瘙痒循行区域平刺及梅花针叩刺，主要作用于患处皮部、孙脉、络脉，直捣病灶，疏通经脉，活血通络，致瘀血毒邪外泄，以通为补，邪去瘀散而脉络通，营血顺达，通则不痛。围刺时应根据皮损范围大小决定针数，不宜过密或过疏，并注意向中心斜刺，以应围刺之意；梅花针叩刺至局部皮肤潮红，通过皮部、孙脉、络脉和经脉，泻热祛邪，活血化瘀，通经活络，可使留恋之余毒随血而去，腠理开宣；络脉交通经脉，纵横交错，通表达里。《灵枢·寿夭刚柔》曰："久痹不去身者，视其血络，尽出其血。"毫针点刺放血可引邪外出，同时清肝泻胆，故中后期出现紧缩麻木感后，局部放血可使热随血泄，旧血去则新血生，起到清肝通络、活血化瘀之功。《素问·针解》曰："菀陈则除之，出恶血也。"针刺结合刺络拔罐既可使热毒之邪随恶血而泄，又能促进局部的血液循环，通瘀阻，调畅气机，加速疾病的治愈。督脉主一身之阳，至阳穴为督脉之要穴，"至阳"有阳气至极之意。刺血拔罐至阳穴可直泻热毒阳邪，疏通经络，利湿热，活血止痛，使瘀血行，经络通。

患者年老体弱，素体虚弱，正气不足，气血运行鼓动无力，经络失养，不荣则痛，并因久病伤阴，血虚肝旺，肌肤失养，不荣则痛。故二诊时热邪已清，中病即止，停刺络拔罐，治疗宜健脾补肾，针刺肾经太溪穴以补肾阴，足阳明胃经合穴足三里以健运脾胃，扶助正气，培补气血。

带状疱疹多发病在肝胆经循行部位，六经辨证属少阳病范畴，发展至后遗症期，因疼痛持续不愈，必然影响患者情绪，出现疼痛性焦虑抑郁。少阳升发之令不行，肝气郁结日益加重，气郁生内热，气机升降失常，大便不通，出现少阳阳明合病，治疗当以和解少阳，通腑泻热为主。大柴胡汤出自《伤寒杂病论》，为小柴胡汤合小承气汤加减而成，有和解少阳、泻下阳明之功。本例患者既有疼痛部位在左胁、脉弦滑之少阳见证，又有纳谷不香、大便干结之阳明里实证，属少阳阳明合病，故选大柴胡汤甚为合拍。方中柴胡疏肝，白芍柔肝，牡丹皮清热，法半夏祛湿，茯苓燥湿，菖蒲开窍，延胡索、枳实理气止痛，加白芷、羌活等引药上行，酌加地肤子以利水渗湿，合芒硝泻腹中之实，并进一步使邪毒湿热从前后二阴分清。二诊患者便溏，芒硝改酒大黄以缓泻热、破癥瘕积聚、祛瘀止痛；失眠则加龙骨、牡蛎潜阳，烦躁则加栀子清心热。三诊患者善太息为肝脾不和之象，方选逍遥散调和肝脾善后，起调肝健脾之功。

整个诊疗过程医者辨证明确，分期用药方略合宜，针药合用，相辅相成，治疗带状疱疹后神经痛疗效显著。

湿 疹

湿疹是以皮肤表皮及真皮浅层皮损呈丘疹、疱疹、渗出、肥厚等多形性损害为临床表现的过敏性炎症性皮肤病，其皮损具有对称分布，多样损害，瘙痒剧烈，渗出倾向，反复发作，易成慢性等特点。在各种症状中，瘙痒对患者的健康生活困扰最为严重，好发于头面、耳后、小腿、手、足、肘窝、外阴、肛门等处，是皮肤科常见病之一。根据病程可分为急性、亚急性、慢性三类。本病属中医学"湿疮"范畴，《内经》云："诸湿肿满，皆属于脾。"由于素体脾胃虚弱，或饮食失节，伤及脾胃，脾失健运，致湿热内蕴，浸淫肌肤，更兼腠理不密，久居湿地或经常涉水淋雨，外受风湿之邪，内外之邪相搏，泛于肌肤，发为本病。湿邪是其主要因素，湿邪黏腻、重浊，故病多迁延，缠绵难愈；久病入络或耗伤阴血、化燥生风，故缠绵不已，反复发作。

【案一】王某，女，35岁，2014年3月30日初诊。

主诉：下肢近踝关节处出现丘疹，伴瘙痒1周余。

现病史：患者自诉1周前因饮食过度，适逢阴雨连绵，下肢右侧近踝关节处出现丘疹，瘙痒难忍，常不自觉抓破渗液流水，自用外涂软膏，未见好转，遂至外院门诊服用处方汤剂及外用药治疗，均无明显疗效，症状时重时轻，患者非常痛苦，影响正常生活和工作。症见：神清，精神疲倦，四肢困倦乏力，情绪低落，食纳无味，夜寐欠安，小便调，大便黏滞，舌暗苔厚腻，脉沉滑。患者既往慢性胃炎病史。查体见皮损位于三阴交穴位处，周围有静脉曲张，呈散在分布细小丘疹，伴有抓痕、渗液、血痂，范围1mm×2mm，局部皮色如常。

西医诊断：湿疹；慢性胃炎。

中医诊断：湿疮。

证候诊断：脾虚湿盛。

治法：健脾利湿，祛风止痒。

处方：

苦参20g	蛇床子20g	防风20g	蝉蜕20g
扁豆15g	党参20g	炒白术20g	茯苓20g
薏苡仁15g	陈皮15g	莲子肉15g	山药20g
黄芪10g	砂仁10g	焦三仙10g	甘草10g

共3剂，日1剂，水煎服。

针灸：

1. 针刺：曲池（双）、阳陵泉（双）、血海（双）、风市（双）、中脘、足三里（双）、丰隆（双）。上述穴位均选平补平泻法，留针30分钟。

2. 围刺：局部皮肤消毒，取40mm毫针沿皮损区域边缘向瘙痒中心与皮肤呈15°角围刺，围刺针数和深度视皮损范围的大小而定。

3. 电针：围针处行针至得气后接G6805-Ⅱ型电针仪，选用2Hz和50Hz交替的疏密波，电流强度0.1～2.0mA，强度以患者耐受为度，30分钟。针灸后在皮损上方用艾条悬灸20分钟。

4. 刺络拔罐：委中以三棱针如梅花状点刺5下，然后拔罐，留10分钟。

5. 穴位注射：当归注射液1mL交替穴注：①肺俞（双）、膈俞（双）；②脾俞（双）、胃俞（双）。每次选1组穴位，隔日一次。

6. 耳压疗法：取肺、神门、肾上腺、心、胆、三焦为主穴。

7. 嘱患者忌用热水及肥皂等刺激物洗患处，避免搔抓以防感染，忌食鱼虾、浓茶、辛辣等食物，远离过敏原，避免精神紧张。

二诊：2014年4月5日。已针药治疗3次，患者诉皮损处渗液较前减少，丘疹未见新生，已逐渐消散，瘙痒减小至可忍受，但仍影响睡眠。症见：神清，精神稍疲倦，四肢困倦乏力减轻，食欲增加，夜寐欠安，二便调，舌暗苔腻，脉沉滑。

处方：停刺络放血，皮损四周以梅花针叩刺至皮肤微见渗血为度，余治疗同前。

三诊：2014年4月10日。已针药治疗6次，患者诉皮损处结痂，丘疹已消散，瘙痒消失。症见：神清，精神可，四肢偶有困倦乏力，纳一般，夜寐可，二便调，舌暗苔白，脉沉。

处方：

针刺：上脘、中脘、下脘、气海、足三里（双）、内关（双）、天枢（双）。

理中丸，每次5粒，每日3次，口服。

随访1月，未见发病。

【按语】患者平素脾胃虚弱，因嗜食过度且适逢潮湿之时，故本病发生主要是内因于湿，外因于风，湿邪泛于肌肤则生湿疹，溃破则流水，风邪袭表，扰乱营卫气血则瘙痒。湿疹以脾胃虚弱为本，针灸以中脘、足三里、丰隆为主穴，重在补脾利湿。《灵枢·刺节真邪》云："……搏于皮肤之间，其气外发，腠理开，毫毛摇，气往来行，则为痒。"瘙痒是邪气阻塞肌腠之间，卫气与之相争，气机不畅则痒。湿疹所致瘙痒正是由风、湿、热邪与卫气搏击于皮肤腠理之间所致。治宜祛除邪气，宣畅经络，因此，围刺是多针向病变中心刺入，似围剿敌寇之状，可直中病所，加以电针，起到活血化瘀通络之效，促使湿毒之邪从表而走。曲池为手阳明经的合穴，既能清肌肤湿气，又可化肠胃湿热；血海健脾利湿，活血祛风，而达到"治风先治血，血行风自灭"，与曲池相配，能清热凉血息风；阳陵泉为足少阳胆经合穴，有疏调肝胆，化湿止痒作用；患部阿是穴用毫针围刺可疏调局部经络之气，配合风市以祛风止痒。委中为足太阳膀胱经穴，膀胱主一身之表，三棱针刺委中放血，既利湿解毒，又活血疏表。把针刺与艾灸相结合，悬灸湿疹皮损处，"借火助阳"以补虚，又可"开门祛邪"以泻实，乃至"以热引热"，使火郁壅滞得泻，即"火郁发之"之义。《医学入门》云："热者灸之，引郁热之气外发。"《外科正宗》亦说："艾火拔引郁毒，透通疮窍，使内毒有路而外发，诚为疮科首节第一法也。"因湿性重浊、黏腻，火针能助阳化气，可促使气机疏利，津液运行，凝滞之湿邪因而化解。通过针刺镇痛、温热效应、光辐射效应和艾灸的药力等因素作用于患处穴位附近的神经血管，加强患处局部组织代谢，调整患处的血浆渗透压，改善患处的血液循环，降低患处周围神经的兴奋性，从而有利于皮损的功能恢复。湿疹以脾胃虚弱为本，风、湿、热、瘀为标。由于素体脾胃虚弱，治疗时标本兼治，以调理脾胃、扶正固本为主，故后期以老十针调中气、健脾、理气、和血、升清、降浊，调理肠胃，并予理中丸善后。

赖老非常重视针药并用，《素问·汤液醪醴论》中有"当今之世，必齐毒药攻其中，镵石针艾治其外"的记载，在战国时期，扁鹊留下"针、灸、药三者得兼，而后可与言医"之医训，孙思邈在《备急千金要方·孔穴主对法第八》中对针药并用极为推崇："若针而不灸，灸而不针，皆非良医也。

针灸而不药，药不针灸，尤非良医也。但恨下里间知针者鲜耳，知针知药，固是良医。"赖老根据患者病因病机，辨证论治，予参苓白术散合消风散加减，《外科正宗》卷四曰："治风湿浸淫血脉，致生疥疮，瘙痒不绝，及大人小儿风热瘾疹，遍身云片斑点，乍有乍无并效。"参苓白术散出自《太平惠民和剂局方》，以健脾益气、和胃渗湿为其主要功效，主治脾胃气虚挟湿，而见食欲不振、呕吐泄泻、中满、乏力诸症。

痤 疮

痤疮是一种以颜面、胸、背等处见丘疹顶端如刺状，可挤出白色碎米样粉汁为主的毛囊、皮脂腺的慢性炎症。中医文献中又称"肺风粉刺""面疮""酒刺"，俗称"青春痘""暗疮"。本病多见于青年男女，好发于颜面、胸背部等皮脂腺较丰富的部位，是由多种因素单独或相互作用引起毛囊、皮脂腺的慢性炎性反应。临床表现为丘疹、脓疱、结节等皮疹，常伴有皮脂溢出。一般症状较为轻微，但是处理不当常形成瘢痕疙瘩。由于本病好发于面部，从而影响面部容貌，严重者甚至造成毁容，给患者造成很大的心理负担和精神压力。痤疮的病因较为复杂，目前还没有确切的病因，主要认为内分泌失调、皮脂腺分泌增多、感染、消化不良、便秘、精神紧张等是造成痤疮的因素。

【案一】 吴灿宏，男，22岁，2015年3月24日初诊。

主诉： 面部痤疮4年余，伴幻听2年。

现病史： 患者4年前开始长痤疮，精神压力大，2013年初出现幻听，现因为毕业找工作，在意自己容貌，精神紧张，疑心重，压力大。症见：面红，痤疮满布于两颊、额部、下颌部，粉刺、丘疹、脓疱、结节并见，口气重、大便溏，舌质暗红，脉沉弦细。

西医诊断： 痤疮；神经衰弱？

中医诊断： 粉刺。

证型： 肺胃湿热。

治法：清热祛湿。

处方：

百合 30g	黄芩 10g	枇杷叶 15g	赤芍 15g
当归 10g	生地黄 12g	菊花 10g	白芷 6g
荷叶 15g	生苡仁 30g	金银花 15g	山楂 30g
甘草 6g			

共 7 剂，日 1 剂，水煎服。

针灸：

1.针刺：百会、印堂、人中、听宫（双）、膻中、曲池（双）、内关（双）、神门（双）、合谷（双）、足三里（双）、三阴交（双）、太溪（双）、太冲（双），局部针刺痘根。上述穴位除曲池、太冲选用泻法外，余穴均选平补平泻法，留针 30 分钟。

2.梅花针叩刺：足阳明胃经及背俞穴。

二诊：2015 年 4 月 2 日。已治疗 3 次，服处方 7 剂，痤疮较前明显改善，脓疱渐消，未新长痘。症见：疲乏，舌暗红苔干燥，脉数。

处方：上方去百合，加灵芝 15g。

共 7 剂，日 1 剂，水煎服。

针灸治疗同前。

三诊：2015 年 4 月 16 日。已针 6 次，服处方 14 剂，痤疮及精神状态较前又改善，舌脉如上。

处方：

枇杷叶 12g	黄芩 10g	白芷 10g	赤芍 15g
紫草 15g	牡丹皮 12g	生地黄 12g	金银花 12g
菊花 12g	甘草 6g	知母 12g	黄柏 10g
元参 10g			

共 7 剂，日 1 剂，水煎服。

针灸治疗同前。

四诊：2015 年 5 月 5 日。痤疮渐消退，口干欲饮，舌淡红脉滑。

处方：上方去白芷，加蒲公英 30g，红花 6g。

共 7 剂，日 1 剂，水煎服。

针灸治疗予停梅花针叩刺，加刺络拔罐背俞穴，余治疗同前。

五诊：2015 年 5 月 14 日仍长较大痤疮，口臭便秘，脉数滑。

处方：

生地黄 12g	黄连 10g	黄芩 10g	生石膏^{先煎}30g
金银花 15g	野菊花 15g	知母 15g	大黄^{后下}10g
牡丹皮 15g	赤芍 15g	紫草 15g	紫花地丁 15g
元参 10g	甘草 6g		

共 7 剂，日 1 剂，水煎服。

针灸治疗同前。

六诊：2015 年 5 月 26 日。有新长痘，舌红起芒刺，脉沉弦。

处方：守上方，共 7 剂，日 1 剂，水煎服。

针灸治疗同前。

七诊：2015 年 6 月 23 日。痤疮明显改善，无新长痘，舌淡红，脉沉弦滑。

处方：

蒲公英 30g	金银花 30g	黄芩 12g	紫花地丁 30g
赤芍 15g	牡丹皮 12g	白芷 6g	皂刺 6g
白术 10g	僵蚕 12g	枇杷叶 20g	野菊花 10g
甘草 6g			

共 7 剂，日 1 剂，水煎服。

针灸治疗同前。

【**按语**】肺主皮毛，颜面部又为足阳明胃经所主，故痤疮的发生常与肺、胃密切相关；痤疮常好发于青春期，其他年龄则很少发生，故其又与肾中天癸的作用密切相关。因此论治痤疮，当主要从肺、胃、肾入手。

该患者面红，痤疮满布于面部，口气重，便溏，乃是肺胃湿热熏蒸，发于面部的表现，法当清利肺胃湿热为主。故予黄芩、枇杷叶清肺热；肺喜润而恶燥，百合清肺热并能养肺阴；痘之色红紫者，乃是血热，故予生地黄、赤芍以凉血活血；银花、菊花能清利头目；荷叶、薏苡仁善祛湿降浊；白芷色白气香，能祛斑除臭，燥湿止痒，又入阳明经，故宜用于头面部痘疮，无脓或脓成未溃者均可选用；山楂能消肉积，故结节或皮肤粗糙者可选用；脓浆乃血所化，当归能养血活血，脓成者可助其熟而破溃，脓未成者则可助其消散。甘草调和诸药，以上诸药相合，共同奏功。

针刺方面，患者精神紧张、压力大、出现幻听，当以安神定志为主。故取百会、人中、印堂、内关、神门以通督调神，为赖老调神常用组穴；膻中、合谷、太冲可调理气机，疏肝解郁；太溪、三阴交可育阴安神；听宫可疏通耳部经络；曲池能清泻肺经之热。针刺痘根可以宣散局部气血，促进痘疮消退。梅花针轻叩胸腹部阳明胃经及背部背俞穴可泻其皮表气分之热，挫其上炎之火势。

二诊时患者痤疮较前明显改善，效不更方。唯疲乏，故增灵芝以补益肺气。三诊时患者痤疮及精神状态较前又改善，仍然守原方为主，增知母、黄柏以安肾中之相火，并予紫草、牡丹皮以增强凉血活血之力，防其复发。四诊时患者痤疮已逐渐消退，但须知久病入络，痤疮反复发作后常兼血瘀，主要表现为面部黧黑斑、皮肤粗糙等症，故增红花活血化瘀以美白除斑；因其口干欲饮，故去白芷等香燥之品，而予蒲公英以清肺胃之热。针灸去皮肤针而改用背俞穴拔罐放血以清脏腑血分之余热。

痤疮最苦恼人之处就在于其容易复发，稍有调养不慎，就容易死灰复燃，如熬夜、饮食辛辣、月经期、情志抑郁等都容易导致复发，故平时的调养亦很重要。而复发的患者，则多系肺胃火热炽甚或肾中相火妄动，法当清气分之实热、安肾中之相火。五诊、六诊时患者有复发之象，见原消退痤疮又复增大，脉数滑，口臭便秘。正是血分余热未尽，阳明壮火又起，故予石膏、黄芩、黄连苦寒以清热泻火，大黄釜底抽薪，顿挫其气分火势，防其蔓延而致痤疮失控。更予紫草、元参、赤芍、牡丹皮等清血分之余热，紫花地丁清热消疔，菊花、银花清利头目。知母安肾中相火兼能顾护阴液。如此内外皆清，则火无容身之地而新发之痤疮容易平复。七诊时患者新长之痘已得到及时控制，未再进展，逐渐平复。处方仍以清肺胃及血分余热为主，增白僵蚕搜风通络以美白祛斑，皂刺攻坚散结；大剂苦寒清热药后，恐其损伤脾胃，故予白术以顾护中焦，续服 7 剂以善后。

脂溢性皮炎

西医认为，脂溢性皮炎属于皮肤附属器疾病，又称为脂溢性湿疹，病因和发病机理目前尚未完全明了，一般认为是马拉色菌、皮脂增多、内分泌、神经精神因素、免疫异常、饮食、维生素 B 缺乏、环境、遗传等综合因素作用的结果。脂溢性皮炎的中医病名，因发作于不同病位病名也不同，发于面部的称为"面游风"，发于头部则为"白屑风"。针灸治疗皮肤病有着悠久的历史，通过刺激经络腧穴，调节脏腑及其经络气血的平衡，使病变皮肤恢复正常。

【案一】郑某，女，30 岁，2015 年 5 月 12 日初诊。

主诉：面部红斑瘙痒多年。

现病史：一年发作 2 个月，进食辣物症状加重。4 月份小产，月经提前。症见：面部红斑瘙痒近期加重，怕冷，口干，便秘。舌紫暗无华，脉沉细涩。

西医诊断：脂溢性皮炎。

中医诊断：面游风。

证型：气滞血瘀，胃肠湿热。

治法：清热解毒。

处方：

川黄连 10g	黄芩 10g	牡丹皮 15g	枇杷叶 12g
菊花 10g	赤芍 15g	灵芝 15g	草决明 10g
白鲜皮 30g	大枣 12g	甘草 6g	

共 7 剂，日 1 剂，水煎服。

外洗方：白鲜皮 30g，百部 30g，生石膏 60g，生地黄 30g，黄芩 15g。

共 5 剂，日 1 剂，水煎外洗。

针灸：

1.针刺：气海、关元、曲池（双）、外关（双）、合谷（双）、足三里（双）、三阴交（双）、太冲（双）。所有穴位均使用平补平泻手法，留针 30 分钟。

2.电针：使用 G6805-Ⅱ型电针仪，选用 2Hz 和 50Hz 交替的疏密波，电流强度 0.1～2.0mA，以患者局部肌肉轻微颤动为度。其中同侧天枢和归来、气海和关元、同侧足三里和三阴交、同侧曲池和外关分别连接在同一组线的两个电极上。

二诊：2015 年 5 月 20 日。针刺治疗三次后，面部红斑已见消。症见：眼热，胸胀，下身痒，舌暗无华，脉弦滑。

处方：

赤芍 15g	生地黄 12g	牡丹皮 15g	紫花地丁 30g
生石膏 30g	苦参 12g	金银花 15g	黄芩 12g
甘草 6g	灵芝 15g	怀山药 20g	白术 12g

共 7 剂，日 1 剂，水煎服。

针灸加膈俞（双）、委中（双）刺络拔罐，余治疗同前。

【按语】赖老认为内热和体虚是面游风常见的内因。王肯堂曰："面游风毒，此积热在内，或多食辛辣浓味，或服金石刚剂太过，以致热壅上焦，气血沸腾而作，属足阳明胃经。初觉微痒如虫蚁行，搔损则成疮，痛楚难经。"《太平圣惠方》"夫头风白屑，由人体虚，诸阳经脉所乘也。"患者既往体弱，小产后两虚相得，乃客其形，发为本病。怕冷、口干、便秘均为内寒外热之象，体虚为本，外热为标，急则治其标，故首诊内服和外洗处方以清热解毒为主，辅以活血散瘀，以使积毒化解。二诊时患者面部红斑已见消，仍有眼热、胸胀、身痒等热象，故以解毒化瘀之余，加以补益脾胃之力，共奏扶正祛邪之效。针灸方面，曲池功擅疏经通络、疏风清热、散风止痒，为治皮肤病有效穴。外关为八脉交会穴，通阳维。"阳维为病苦寒热"，故主治病位在表的病证，可疏通经络，解表散邪。合谷为大肠经原穴，阳明经为多气多血之经，合谷可清热解表，调和气血。足三里为足阳明胃经的合穴，也是强壮要穴，可健脾益肾固本，增加机体免疫力。曲池、合谷、足三里三穴均属阳明经，三穴相配，可补益气血，又可调理胃肠。三阴交乃少阴、厥阴、太阴之交会穴，可健脾化浊止痒。太冲为肝之原穴，可平肝息风，镇静安神，具有调理气血的作用。赖老在脂溢性皮炎治疗中提倡使用刺络拔罐，《素问·血气形志篇》云："血实者宜决之，凡病必先去其血"，刺络放血可以达到活血化瘀，祛邪扶正，而拔罐可以疏通经络，调畅气血的运行，加强祛邪外出之力。

皮肤型变应性血管炎

本病又称为皮肤小血管血管炎、皮肤白细胞破碎性血管炎，是一种病因不明的主要引起皮肤小血管，特别是毛细血管后微静脉的坏死性血管炎。好发于青年女性，通常急性起病，常累及足踝或小腿，表现为可触及的紫癜、红斑、丘疹、水疱、荨麻疹、脓疱等，皮疹大小不等，部分患者自觉疼痛、灼热或瘙痒，皮疹可于数周或数月内缓解，部分患者可反复发作，病情慢性化，愈后遗留色素沉着斑。可伴有发热、体重下降、关节痛、肌肉疼痛等系统症状，部分患者可有胃肠道及泌尿系受累，发生食欲减退、恶心、呕吐及肾小球肾炎等。中医认为，本病病因多为毒热炽盛，迫血妄行，外溢肌肤，而致经络阻塞，气血凝滞而成，甚则腐败血肉，而见溃疡等症；或因气血耗伤，肌肤失养而成。

【案一】夏某，男，30岁，2013年12月17日初诊。

主诉：双下肢皮肤发黑伴色素沉着2年。

现病史：患者自诉2年前无明显诱因出现双下肢皮肤发黑，色素沉着，天热时加重且皮肤发红，呈对称性，无疼痛，无红肿，无瘙痒症状，冬天怕冷，偶有或皮肤渗血或肿胀或疼痛。症见：舌淡苔干燥，脉沉弦细。

2013年12月15日我院检查示IgG、IgM升高。

西医诊断：皮肤型变应性血管炎。

中医诊断：流注。

证型：湿热下注。

治法：清热利湿，凉血解毒。

处方：

苦参 10g	黄芩 10g	川牛膝 15g	茵陈 15g
怀山药 15g	牡丹皮 10g	丹参 20g	土茯苓 30g
甘草 3g	赤小豆 15g		

共 7 剂，日 1 剂，水煎服。

甲钴胺片，每次 1 粒，一日 3 次，口服；复方甘草酸苷片，每次 1 片，一日 3 次，口服。

外洗方：百部 30g，苦参 30g，枯矾 10g，花椒 10g，生地黄 30g，黄芩 15g。

共 7 剂，日 1 剂，水煎外洗。

二诊：2013 年 12 月 24 日。处方治疗 7 天，患者自觉好转，症见：脉细数，舌质无华而暗。

处方：上方加白鲜皮 30g，侧柏叶 12g。

共 7 剂，日 1 剂，水煎服。

外洗方 5 剂继续治疗。

三诊：2014 年 1 月 7 日。患者明显好转，纳眠均很好，洗后下肢舒适有力，红斑已大部分消退，仍有 3～4 处，但色已见淡，痰多，舌苔白厚，脉细数。

处方：上方加川芎 10g，当归 10g，赤芍 15g。

共 10 剂，日 1 剂，水煎服。

外洗方 10 剂继续治疗。

四诊：2014 年 1 月 19 日。病情好转。

处方：上方加紫花地丁 15g，皂刺 6g。

共 10 剂，日 1 剂，水煎服。

外洗方 10 剂继续治疗。

五诊：2014 年 3 月 6 日。患者自诉手足不温，或麻痹或微痛，痰多，舌淡胖质暗，脉沉弦滑。

处方：

党参 15g	白术 10g	云茯苓 15g	川牛膝 15g
白鲜皮 30g	毛冬青 30g	僵蚕 15g	白芥子 15g
甘草 6g			

共 7 剂，日 1 剂，水煎服。

六诊：2014 年 3 月 20 日。来诊见内胫侧黑色沉着，偶有麻木感，其余无不适。

处方：

川牛膝 15g	毛冬青 30g	生苡仁 30g	丹参 15g
侧柏叶 15g	白鲜皮 18g	苦参 15g	蒲公英 30g
白术 10g	白芷 6g	乌贼骨 30g	北芪 30g
菊花 19g	夏枯草 15g	甘草 6g	

共 7 剂，日 1 剂，水煎服。

外洗处方 7 剂：枯矾 15g，花椒 10g，苦参 30g，蛇床子 30g，地肤子 30g 白鲜皮 30g，黄柏 30g，皂刺 15g。

共 7 剂，日 1 剂，水煎外洗。

七诊：2014 年 4 月 8 日。双足及右小腿皮色见黑色，下肢麻木或头晕，舌淡，脉沉弦细。

处方：

川牛膝 15g	生苡仁 30g	牡丹皮 12g	侧柏叶 15g
怀山药 15g	丹参 20g	天麻 15g	白术 10g
黄芩 15g	女贞子 20g	旱莲草 15g	川芎 12g
甘草 6g			

共 7 剂，日 1 剂，水煎服。

外洗方 7 剂继续治疗。

复方甘草酸苷片，每次 1 片，一日 3 次，口服。

八诊：2014 年 4 月 24 日。症状改善，皮色从黑变浅，痰多，汗出多，未诉其他不适，舌淡无华，脉沉滑。

处方：

生苡仁 30g	胆南星 15g	毛冬青 30g	侧柏叶 15g
生地黄 15g	赤芍 15g	土茯苓 30g	川牛膝 15g
苦参 10g	川芎 10g	当归 15g	白鲜皮 30g
甘草 6g			

共 7 剂，日 1 剂，水煎服。

外洗方 7 剂继续治疗。

九诊：2014 年 5 月 15 日。

已不再发作，无渗出及瘙痒，仍色素沉着，舌淡红，脉沉细。

处方：

川牛膝 12g	苍术 15g	生苡仁 30g	牡丹皮 10g
毛冬青 30g	女贞子 12g	旱莲草 15g	丹参 15g
鸡血藤 30g	虎杖 15g	甘草 6g	

共 7 剂，日 1 剂，水煎服。

【按语】该患者素体阳盛，平素饮食不节，喜食煎炸油腻之品，加之皮腠卫外不固，感受暑热，内外合邪而发病。本病以热毒血瘀为标，故在治疗上，以清热解毒，凉血活血贯穿始终。赖教授认为，皮肤病者久病后期，多伴有阴血的不足，病程缠绵难愈。故后期在清的基础上，还需配合益气养血的药物，如党参、当归、女贞子、旱莲草等，消补兼施，内治与外治相结合，方能药到病除，彻底治愈。

先天性耳聋

先天性耳聋是从遗传性因素或孕期因素为病理基础的听力障碍，主要为常染色体隐性遗传，占 75% 以上，非遗传性先天性耳聋约占 20%，是由妊娠期母体因素或分娩因素引起的听力障碍，病毒感染、产伤和核黄疸症为主要病因，母亲患有梅毒、艾滋病或在妊娠期大量应用耳毒性药物、先天畸形等亦可致胎儿耳聋。药物性耳聋是因抗生素、水杨酸盐、利尿类、抗肿瘤类等药物应用过程或应用以后发生的感音神经性聋。先天性耳聋多为重度聋或全聋，患儿因不具备学习语言的实用听力而成为聋哑人，耳聋程度较重的后天性聋如发生在 3 岁以前或 3 岁前后亦可造成因聋致哑的后果。传导性聋和混合性聋多属轻度、中度或中重度聋，单侧患病常见，经治疗多可部分或完全恢复听力，故因聋致哑罕见；感音神经性聋则以双侧中重度、重度或极重度聋为主，一旦发生，治疗极其困难，故婴幼儿、儿童或少年期的耳聋势必影响语言能力的形成与发展，是因聋致哑的主要原因，亦可因不同程度造成适应性行为障碍。耳位于头部两侧，左右各一。因其位居于头侧，犹如屋笼之窗户，故古时又称其为"窗笼"。因耳司听觉，古医籍《河间六书》又称其为"听户"。全身经络会聚于耳，使耳与脏腑及全身各部产生密切联系。诚如《内经》所言："耳者，宗脉之所聚也。"脏腑经络的病理变化，也常可反映或累及于耳。"肾开窍于耳"，耳听觉功能的正常发挥，有赖于精、髓、气、血的濡养，尤其与肾的关系较为密切。《内经》指出："肾气通于耳，肾和则耳能闻五音矣"。《中藏经》也说："肾者，精神之舍，性命之根，外通于耳"。肾为先天之本，内藏五脏六腑之精。肾精充盈，髓海得养，则听觉灵敏，分辨力强；反之，肾精虚衰，髓海失养，则听力减退，耳鸣耳聋。

【案一】俞某，女，7 岁，2015 年 11 月 19 日初诊。

主诉：先天性耳聋。

现病史：患儿为早产儿（26 周余），出生后于保温箱监护，既往有新生儿病理性黄疸病史。头颅 MRI：透明隔间腔。查体：四肢肌张力降低，右耳 90dB（分贝），左耳 40dB，注意力不集中，胆小，行走正常，语言尚清，可以表达基本句子及意思，恐惧易醒，AQ：73。脉数。

西医诊断：适应性行为障碍；右耳极重度耳聋。

中医诊断：耳聋。

证型：肾精不足。

治法：补益肾精。

针灸：

1. 针刺：弱智四项（四神针、智三针、颞三针、脑三针）、手三针、足三针、舌三针、耳三针；以上穴位均取双侧，均用补法，留针30分钟。

2. 穴位注射：以维生素B_{12} 500ug+维D果糖酸钙注射液1ml混合液交替注射曲池（双）和足三里（双），隔日一次。

二诊：2015年11月26日。无特殊反应，现睡眠已改善，不似以往易惊醒。舌红，脉数。

针灸治疗同前。

三诊：2015年12月3日。夜寐安静，较不易惊醒，舌淡脉细数。

处方：

百合 15g	五味子 3g	柴胡 6g	龙骨[先煎] 30g
牡蛎[先煎] 30g	炒枣仁 8g	牡丹皮 6g	夏枯草 5g
玉竹 12g	蝉衣 8g	夜交藤 15g	麦芽 12g
甘草 3g	僵蚕 10g		

共10剂，日1剂，水煎服。

针灸治疗同前。

四诊：2015年12月10日。睡眠明显改善，夜间安静，纳食增加，舌尖红。

处方：上方续服10剂，日1剂，水煎服。

针灸治疗同前。

五诊：2015年12月24日。家长诉其听力有所改善，舌尖红已退。

处方：上方加淡竹叶6g。

共10剂，日1剂，水煎服。

针灸治疗同前。

【按语】 肾开窍于耳，肾精亏损，不能上奉于耳，则耳鸣耳聋；肾主骨生髓，脑为髓之海，藏神，肾元亏损，髓海空虚，则脑力不足，精神涣散，注意力不集中。心开窍于舌而寄窍于耳，《千金要方》载："心气通于舌，非窍也，其通于窍者，寄见于耳，荣华于耳"。《医贯》亦云："盖心窍本在舌，以舌无孔窍，因寄于耳，此肾为耳窍之主，心为耳窍之客"。故而患儿易惊，惊恐伤肾，心藏神，心肾不交，则心神不宁。脾主运化而升清，耳为清阳之窍，喜清恶浊，性好清灵，脾胃之气升降有序，水谷之精微濡养耳窍，清阳温煦，充灌清气，则清灵聪敏，听觉敏捷。《温热经纬》曾云："坎为耳，故耳为肾水之外候，然肺经之结穴在耳中，名曰龙葱，专主乎听"，"龙葱"即鼓膜，"耳为肺之用"，邪气外袭，肺为华盖，首当受邪，然耳窍亦受累，易受蒙蔽，甚则发为耳疾。"耳为宗脉之所聚"，《张氏医通》指出："十二经脉之中，除足太阳、手厥阴外，其余十经脉络，皆入于耳中"，"故凡一经一络有虚实之气入于耳中者，皆足以乱主窍之精明，而兼至聋聩"。手足三阳经循行皆与耳窍相关，尤其是三焦经及胆经，皆从耳后入耳中，出走耳前，环行耳之前后，与耳脉的关系最为密切，故有"耳病实则少阳"之说。故耳疾多与肝肾关系密切，与肺脾心联系。耳三针中，完骨属于足少阳胆经经过耳后之穴，又为足少阳、太阳之交会穴，足太阳经"从巅至颞颥部，从头顶入里络于脑"，耳后起骨入城郭之完备，拱卫脑府，中藏神系，通于耳目，且少阳上行之火易煽动心火，而致烦心，取此穴亦泻少阳之风与火。听宫为手太阳小肠经穴，足少阳与本经相会之所，三火俱会于耳之中，故此穴专治耳症，如耳鸣耳聋，如物填塞无闻，耳中如蝉鸣，失音，癫疾，心腹满等。耳虽为肾窍，而其部分乃在足少阳之处，少阳之火炎于上，而耳为之鸣，久则聋矣，故宜泻听会之火。耳聋病患中多因聋致哑，故取舌三针，《内经》亦云："足少阴舌下。舌下两脉者，廉泉也。此总系任脉穴，而实为肾经脉气所发"，使肾气灌注于舌，通利清窍。此外，四神针、智三针、颞三针、脑三针连通督脉，使阳气上升汇于脑窍。督脉循枕骨上行于脑户穴，又上历百会穴后寸半之后顶穴，遂上颠之百会穴，接前顶穴，又前行与神庭穴，使弱智四项作用于清窍，相互沟通，使心智得以培育，脑神得以充养，肢体得以协调。患儿心神不宁、肾精不足而致耳聋、意力不集中、胆小、恐惧易醒，舌尖红则提示心火偏旺，赖老自拟方中以补肾为主要治则，调理五脏安和，百合滋养肺肾，配合玉竹滋阴除烦；五味子补肾宁心；炒枣仁补益肝肾，与夜交藤宁心安神。蝉衣、僵蚕祛风定惊；龙骨、牡蛎镇静安神。柴胡疏肝升阳，使阳气得以疏通耳窍。牡丹皮、夏枯草清肝热，麦芽健脾消食，甘草补中兼以调和诸药。配以淡竹叶清心利尿。患儿现仍坚持治疗，针药结合，内外兼治。

突发性耳聋

突然的听力丧失称为突发性耳聋，病因病机尚未明确，公认的解释主要分为病毒感染、内耳供血障碍、自身免疫因素、圆窗膜破裂这四个因素。中医认为本病的病位在耳，肾开窍于耳，少阳经入于耳中，故本病与肝、胆、肾关系密切。基本病机是邪扰于耳窍或耳窍失养。突发性耳聋伴有眩晕，预后较差。

【病案】黄某，男性，43 岁，2014 年 2 月 23 日。

主诉：左侧耳朵听力丧失 2 天。

现病史：患者 2 天前，出差外出乘坐飞机落地后，左侧耳朵突然传来爆破声，随即左侧耳朵听力丧失，且伴有嗡嗡的耳鸣声，右侧听力正常，因其突然听力丧失，整个人状态不佳，情绪波动较大，且伴左侧颞部疼痛 2 天，睡眠差，难以入睡，纳差，口干口苦严重，大便干结，小便黄。舌红，苔黄腻，脉弦数。

西医诊断：突发性耳聋。

中医诊断：暴聋。

证型：肝胆火盛。

治法：清泻肝火，疏通经络。

针灸：1. 针刺：听宫（左）、翳风（左）、风池（双）、中渚（左）、外关（左）、合谷（左）、风市（双）、太冲（双）、侠溪（双）、百会、印堂、神门（双）。其中听宫、翳风、风池、中渚、外关、合谷、太冲用泻法，余穴平补平泻，留针 30 分钟。

2. 耳压疗法：取内耳、外耳、神门、皮质下为主穴。

3. 放血疗法：耳尖、肝俞、胆俞。操作：常规消毒，耳尖用消毒三棱针刺破放血，等血液呈鲜红色为止。肝俞、胆俞采用刺络拔罐法。

4. 拔火罐：在背部选取肝俞、胆俞、脾俞，留罐10分钟。

二诊：针灸1次后，患者自诉左侧听力恢复正常，但仍遗留嗡嗡的耳鸣声，且白天症状会加重，睡眠较前改善，可以入睡，口干口苦仍存在。在上述针刺处方中加肝俞（双）、行间（双）、太溪（双）。

处方以太子参片剂含服。

其余治疗方法同前。

三诊：针灸治疗5次后，诉听力完全恢复正常，无嗡嗡作响之声，口干口苦症状消失，纳眠可，大小便恢复正常。

上述针刺处方中加肾俞（双）、肝俞（双）、太溪（双）。

【按语】患者因乘坐飞机引起的突然听力丧失，西医学认为这是由于压力差因素引起中耳道压力改变导致圆窗莫破裂引起的突发性耳聋。中医学认为该患者为肝胆火盛，火性炎上，上扰耳窍导致耳聋。该患者口干口苦、心情烦躁、大便干结及舌脉象符合肝胆火盛的辨证。在选穴上，赖老师对于突发性耳聋，善于用风市穴治疗本病，风市穴出自《备急千金要方》，《针灸资生经》将其列入足少阳胆经。《灵枢·终始》曰："少阳终者，耳聋，百病尽纵……"《灵枢·经脉》曰："胆足少阳之脉……其支者，从耳后入耳中，出走耳前，目锐眦后。"《素问·厥论》曰："少阳之厥，暴聋……"因此耳的病变与胆经密切相关。风市为足少阳胆经的要穴，有疏风热、清胆火、通经络、理气血的作用，而突发性耳聋的主要病因在于胆火炽盛、外感风热等，故根据"经脉所过，主治所及"的治疗规律。耳为宗脉之所聚，听宫所属手太阳小肠经循行直接入耳，是与耳疾关系最为密切的穴位；翳风位于耳后，下有耳大神经，可以调节与耳相关的神经功能；风池穴善治一切头面部疾患，可有效改善局部血供。中渚、外关为手少阳三焦经，远端取穴，"经脉所过，主治所及"以疏通三焦，调畅气血。侠溪泻肝胆火，太冲与合谷配为调畅气机，一诊时加用百会、印堂、神门，因患者眠差以安神助眠的作用。二诊在上述针刺处方中加肝俞、行间、太溪以增强清肝火，滋肾水的作用。嘱患者自行购买太子参片剂以含服，增强滋养阴液的作用。三诊时已好转，为固本治根，针刺处方中加肾俞、肝俞、太溪。因耳为肾之窍，为十二经脉所灌注，内通于脑，肾藏精，生髓，肝藏血，精血同源，补益肝肾，固本治源。

耳　鸣

耳鸣是累及听觉系统的许多疾病不同病理变化的结果，病因复杂，机制不清，主要表现为无相应的外界声源或电刺激，而主观上在耳内或颅内有声音的感觉。在临床上它既是许多疾病的伴发症状，也是一些严重疾病的首发症状（如听神经瘤）。西医属于耳科疾病、高血压病、动脉硬化、脑血管疾病、贫血、红细胞增多症、糖尿病、感染性疾病、药物及外伤性疾病等。耳鸣在历代文献中有"聊啾""蝉鸣""暴鸣""渐鸣"等名称。耳鸣与耳聋病因病机及辨证治疗基本相似，两证常合并出现，耳内鸣响严重者妨碍正常听觉，日久可导致听力下降，如《医学入门》："耳鸣乃聋之渐也。"

【病案一】单秀萍，51 岁，2015 年 9 月 8 日初诊。

主诉：耳内鸣响 2 年。

现病史：2 两年前渐起耳内鸣响，沙沙声不休，以傍晚为剧，头顶如裹紧缩，伴少许头晕，疲乏，无精神，记忆力下降。既往多发性脑梗死病史，遗留左上下肢沉重无力、麻木痹痛。脑电图正常，舌淡苔偏暗无华，脉沉细涩无力。

西医诊断：血管性痴呆继发性耳鸣。

中医诊断：耳鸣。

证型：气虚痰阻。

治法：补气活血清热。

处方：

枸杞 15g	党参 12g	北芪 15g	生地黄 12g
牛膝 12g	牡丹皮 12g	川芎 15g	赤芍 15g

山萸肉 15g	怀山药 15g	胆南星 12g	橘红 12g
僵蚕 12g	法半夏 10g	田七粉 3g	云茯苓 15g
黄芩 10g	鱼腥草 30g	甘草 6g	

共 10 剂，日 1 剂，水煎服。

针灸：

1. 针刺：四神聪，前顶、后顶、大椎、内关（双）、神门（双）、天枢（双）、气海、关元、风市（双）、血海（双）、足三里（双）、三阴交（双）、太溪（双）。上述穴位平补平泻，留针 30 分钟。

2. 电针：使用 G6805-Ⅱ型电针仪，选用 2Hz 和 50Hz 交替的疏密波，电流强度 0.1～2.0mA，以患者局部肌肉轻微颤动为度。其中前顶和后顶、气海和关元、同侧足三里和三阴交分别连接在同一组线的两个电极上。

3. 穴位注射：维生素 B_{12} 500ug+维 D 果糖酸钙注射液 1mL 混合液交替注射于足三里（双）、曲池（双），隔日 1 次。

二诊：2015 年 9 月 24 日。

处方：上方去鱼腥草。

共 7 剂，日 1 剂，水煎服。

针灸治疗同前。

三诊：2015 年 10 月 13 日。仍耳鸣，头部拘紧感稍减，有发作性紧缩感，眠差，易早醒。舌苔黄腻，脉沉弦。

处方：

白蒺藜 15g	生白芍 30g	牡蛎^{先煎}30g	川芎 15g
牡丹皮 10g	百合 30g	僵蚕 15g	炒枣仁 30g
天冬 10g	元参 10g	龟板^{先煎}30g	川楝子 10g
丹参 15g	蝉衣 6g	甘草 6g	

共 10 剂，日 1 剂，水煎服。

尼莫同片，每次 1 粒，每日 1 次，口服；银杏叶片，每次 1 粒，每日 1 次，口服。

针灸治疗同前。

四诊：2015 年 10 月 22 日。耳鸣如咕咕声，声响较前明显减弱，舌淡边有齿印，脉沉弦尺弱。

处方：

党参 15g	白术 10g	陈皮 10g	升麻 6g
当归 10g	葛根 15g	怀山药 10g	木香^{后下}10g
蝉衣 8g	柴胡 10g	炙甘草 6g	

共 10 剂，日 1 剂，水煎服。

知柏地黄丸，每次 2 粒，每日 3 次，口服；尼莫同片，每次 1 粒，每日 1 次，口服。

针灸治疗同前。

五诊：2015 年 11 月 5 日。耳鸣声低，头重，自觉呼吸鼻子中间抽搐感，舌淡，舌苔白浊，脉沉寸关弦滑数。

处方：

熟地黄 15g	山萸肉 15g	牡丹皮 12g	菖蒲 10g
麦芽 30g	天冬 12g	玄参 10g	生鳖甲^{另煎}30g
白术 10g	川楝子 12g	川芎 10g	生白芍 15g
怀山药 15g	甘草 6g		

共 10 剂，日 1 剂，水煎服。

黛力新，每次 1 粒，一日 3 次，口服；百忧解，每次 1 粒，一日 2 次，口服。

针灸治疗同前。

六诊：2015 年 11 月 17 日。病史如前述。现耳内鸣响不甚，不影响听力、睡眠。患者稍嗜睡，大便少解。舌淡胖无华，脉沉细尺弱。

处方：

熟地黄 15g	怀山药 20g	白术 10g	陈皮 15g
草豆蔻 12g	川菖蒲 10g	蝉衣 6g	川芎 12g
赤芍 15g	丹参 20g	川天麻 10g	山萸肉 10g
麦芽 20g	甘草 6g		

共 10 剂，日 1 剂，水煎服。

针灸治疗同前。

【按语】耳鸣疗程一般比较长，属于难治性疾病。针灸治疗相比其他疗法有独特的优势，疗效较其他疗法佳。本病患者既往有脑梗死病史，遗留有半侧肢体的活动不利，总属气血虚弱，治疗起来相对较困难。

赖教授应用针药结合的方法，引气归元，使上阻的耳窍得利，则耳鸣可缓，同属"上病下治"的范畴。同时注重对患者的情志的调节，配合西药黛力新、百忧解，达到"攘外安内"的目的。

赖教授认为，针灸治疗耳鸣疗效是肯定的，注重基础疾病的诊治。缓解耳鸣耳聋等耳部症状，单一疗法的疗效是有限的，必须综合治疗。在预防与调护方面尤其避免耳毒性药物的使用，注意精神调理，避免过度忧郁与发怒，注意饮食调理，忌吃辛辣、肥甘厚腻的食物，睡前忌饮浓茶、咖啡及含有酒精等刺激性的饮料，戒除吸烟的习惯。合理作息，避免房劳过度等。

梅尼埃病

梅尼埃病是膜迷路积水的一种内耳疾病。本病以突发性眩晕、耳鸣、耳聋或眼球震颤为主要临床表现，眩晕有明显的发作期和间歇期。是一种临床常见的多发病。西医主要采用补液、营养、维生素、镇静剂等方法治疗，是为了扩张血管、镇静、促进代谢作用。西医对梅尼埃病并无特效治疗。针灸在治疗此病上有整体调节优势，强化局部与全身的联系，发挥人体的抗病潜能，从大量临床报道可了解针灸治疗本病确有独到之处，尤其在缓解症状方面疗效极显著。

【病例】张展良，男，54 岁，2015 年 1 月 20 日初诊。

主诉：反复发作性眩晕 6 年。

现病史：反复发作性眩晕 6 年，一年发作 1 次，一次约持续 8～10 天。2011 年 12 月行甲状腺手术，时常头晕、腰痛。舌淡暗，苔白，脉沉细滑。

西医诊断：梅尼埃病；腰痛。

中医诊断：眩晕病。

证型：肝肾亏虚。

治法：补益肝肾。

处方：

生地黄 12g	山萸肉 15g	川芎 12g	怀山药 12g
白术 10g	桑寄生 15g	川断 15g	牡丹皮 12g
远志 10g	千斤拔 12g	当归 10g	赤芍 15g
川牛膝 12g	甘草 6g		

共 7 剂，日 1 剂，水煎服。

针灸：

1. 针刺：百会、颈夹脊、腰三针、手三针、足三针。所有穴位平补平泻。留针 30 分钟。

2. 拔火罐：腰背部留罐法。

3. 穴位注射：维生素 B_{12}500ug+ 维 D 果糖酸钙注射液 1mL 混合液交替注射双侧足三里、曲池穴，隔日 1 次。

二诊：2015 年 3 月 17 日。头晕，腰痛，舌淡脉细弦。

处方：

女贞子 12g	旱莲草 12g	白芍 12g	枸杞 15g
杜仲 12g	川芎 10g	山萸肉 15g	生地黄 12g
五味子 6g	防风 10g	山楂 15g	川牛膝 12g
怀山药 10g	牡丹皮 10g	泽泻 10g	甘草 3g

共 10 剂，日 1 剂，水煎服。

金匮肾气丸，每次 6g，一日 3 次，口服。

针灸治疗同前。

三诊：2015 年 4 月 28 日。头晕及腰痛均好转，眩晕未发作。舌脉如前。

处方：

徐长卿 12g	葛根 15g	赤芍 15g	川芎 15g

牡丹皮 10g	枸杞 15g	当归 15g	女贞子 12g
法半夏 10g	陈皮 15g	白术 10g	云茯苓 12g
杜仲 12g	甘草 6g		

共 10 剂，日 1 剂，水煎服。

金匮肾气丸，每次 6g，一日 3 次，口服。

针灸治疗同前。

【按语】赖教授认为现代人经常熬夜、精神压力大，多耗伤心血、肝肾亏虚。患者肝肾亏虚，故见头晕、腰痛。赖老采用补益肝肾和健脾益胃之法调理。头顶上的百会穴别名三阳五会，三阳指手足三阳经，五会一指五脏六腑气血会聚于此，一指三阳经与督脉、足厥阴肝经五条经脉气血会聚之处。因此可提振阳气、补脑益髓、升清降浊，故百会为治疗眩晕之要穴。赖老认为刺激百会穴有扩张血管、增加脑部血液循环功效，以解除眩晕症状。颈夹脊为经外奇穴，内夹督脉，外邻足太阳膀胱经，是督脉和足太阳经经气重叠覆盖之处，能疏通督脉和膀胱经的气血，具有调控督脉和足太阳膀胱经经气的作用，从而缓解眩晕；太冲穴是足厥阴肝经的输穴和原穴，太冲穴具有平肝息风、滋阴潜阳、清目利窍的作用，对于眩晕尤为适宜。另根据《类证治裁》所述："头为诸阳之会，阳生风动，上扰颠顶；耳目乃清空之窍，风阳旋沸，斯眩晕作焉。"理论上太冲配伍位于颠顶的百会穴对美尼尔氏综合证应有很好的治疗效果。足三里为胃经合穴，五行属土经土穴，补土之力最强，故可调补后天化生气血，最益治疗虚证；而"胃以降为和""合主逆气"，足三里是胃经合穴，故具降逆作用，其穴性也正对应眩晕多属久病虚证或本虚标实之证的特点，达到标本兼治的目的。足三里穴与三阴交配伍可补脾胃以运化水谷精微；配百会穴可调动人体气血上充于脑，使眩晕自止。手足三针相配可调理全身气血，缓解头晕。腰背部拔火罐可激发膀胱经和督脉的气血以通调经络。

失　音

失音是指神清而声音嘶哑，甚至不能发出声音的症状。可由多种疾病引起，相当于西医学中急慢性喉炎、声带肥厚或创伤等疾病。中医分为暴喑和久喑。暴喑是指突然发生失声，多属实证，有风寒袭肺、风热或风燥犯肺，气道受阻，肺气壅塞，以致肺实不鸣。久喑是指发病缓慢，病程较长久之失音，多属虚证，多由高声谈唱日久，久咳不止，肺肾阴虚，咽喉失于濡养所致。早在《灵枢》就指出："喉咙者，气之所以上下者也，会厌者，音声之户也，唇者，音声之扇也，舌者，音声之机也，悬雍垂者，音声之关也。"宋代《仁斋直指》指出："肺为声音之门，肾为声音之根。"清代叶天士《临证指南医案》谓"金实则无声，金破碎亦无声"也说明了失音与肺肾的关系及虚实之分。临床注重辨证施治，常会取得较好的疗效。

【案一】陈某，女，38 岁。2014 年 8 月 10 日初诊。

主诉：声音嘶哑 4 天。

现病史：患者半个月前因受风寒感冒，经西医治疗后病情好转，但仍时有咳嗽，3 天前开始出现声音嘶哑，口干、咽痛等症状，遂来我院针灸科就诊治疗。症见：声音嘶哑，发音低而不清楚，口干，咽痛，纳差，眠可，二便可。舌红，苔薄黄，脉细数。

西医诊断：急性声带炎。

中医诊断：失音。

证型：肺肾阴虚，外感风热。

治法：宣降肺气，滋阴降火。

处方：

沙参 15g	玉竹 15g	桔梗 15g	牛蒡子 15g
生地黄 12g	射干 12g	玉蝴蝶 15g	麦冬 12g
大青叶 10g	牡丹皮 12g	生甘草 10g	板蓝根 10g
蝉蜕 10g			

针灸：

1.针刺：液门（双）、听宫（双）、水突（双）、合谷（双）、鱼际（双）、列缺（双）、太冲（双）。上述穴位平补平泻，留针30分钟。

2.放血疗法：取少商、商阳穴，选用7号注射器针头点刺放血。

二诊： 2014年8月15日。已针药治疗3次，患者咽喉已无疼痛感，发声较前明显改善，可清楚发声，但仍觉发声无力，声低。

处方： 上方去板蓝根、大青叶，加枸杞子10g。

共7剂，日1剂，水煎服。

针灸停止点刺放血，余治疗同前。

三诊： 2014年8月25日。已针药治疗10次，患者已可正常发声说话。

针灸： 上述穴位加用天枢（双）、关元、气海、三阴交（双）、太溪（双），巩固治疗。

【按语】 赖新生教授在治疗咽喉部疾病方面具有其独到之处，失音主要风寒、风热、风燥之邪侵袭于肺，肺失宣降，痰浊滋生，壅滞于肺，瘀而生热，灼伤肺津，咽喉失润，发音不利，肺津已伤，日久及肾，肾水不足，肺肾皆虚，津液不能上润于喉，喉失其养，可见失音。该患者半月前感冒，未完全治愈，时有咳嗽，考虑患者病久损伤肺肾阴精，加之3天前不慎外感风热之邪，邪气侵犯咽喉致失音。治疗上应以宣降肺气、滋阴降火、通经调气、生津润喉为其治则。选用液门、听宫、水突、合谷、鱼际、列缺、太溪、太冲，以毫针刺之，留针30分钟，治疗上泻壅滞，宣降通调肺经之气，取手太阴肺经之络穴列缺、荥穴鱼际，泻肺热、调经气、生津润喉以治喑哑。液门为手少阳三焦经荥穴，是三焦经脉之气所发之处，状如小水，从而起到育阴生津润喉之效。听宫穴是手太阳小肠经穴与手足少阳经交会穴，深刺此穴2寸许，可调喉部经气。水突是足阳明胃经穴，位于颈部，临近于喉，是治疗咽喉疾病的局部穴位，亦有调喉部经气的作用。合谷、太冲共针，为开四关，合谷为手阳明大肠经原穴，太冲穴位足厥阴肝经原穴、输穴，《标幽赋》记载："寒热痹痛，开四关而已之"。可见四关主治范围之广，此穴是气血阴阳内外出入的要道，二穴相配伍，一气一血、一阳一阴、一升一降，相互为用，通调气机。经气得调，则热邪可疏，故穴位配合应用，可起到育阴清热，通经调气，生津润喉的作用。另辅以处方口服，针药结合，加强宣肺清热养阴，患者咽喉痛，予板蓝根、大青叶等清热抗病毒药抗炎抗病毒，蝉蜕、桔梗、牛蒡子宣肺利咽清热，生地黄、麦冬，味甘性寒，养阴清热，生津润燥，配伍沙参、玉竹生津滋养肺肾之阴。玉蝴蝶可消炎镇痛，治疗咽喉、气管等疾病常用药。患者三诊时，阴虚火旺之证明显好转，病久必损伤脾胃，故治疗上加用大肠募穴天枢、先天之气海关元以扶正健脾补中，元气之海气海、足三阴交会穴三阴交、足少阴肾经输穴、原穴太溪滋补肾阴。

口腔溃疡

口腔溃疡是最常见的口腔疾病之一，在人群中患病率超过 20%。临床上表现为口腔溃疡的疾病有：复发性口腔溃疡、白塞氏病、损伤性溃疡、疱疹性口炎、多形性红斑、结核性溃疡、接触性口炎、坏死性龈口炎和癌肿溃疡等。最为常见的是复发性口腔溃疡、损伤性溃疡。口腔溃疡古时称为"口疮""口疳""口糜"等，指以周期性反复发作为特点的口腔黏膜局限性溃疡性损害。多为圆形或椭圆形，有明显的灼痛，一般于 7～10 天自行愈合。口疮之名，首出于《内经》。《素问·气交变大论》云："岁金不及，炎火乃行，民病口疮。"《素问·五常政大论》云："少阳司天，火气下临，肺气上从……鼻窒口疮。"西医学对于口腔溃疡的发病原因尚不明确，可能与局部创伤、压力、饮食、药物、激素以及维生素和微量元素缺乏等因素有关，目前仍无根治复发性口腔溃疡的特效方法，只能减少复发次数，延长间隙期，减轻疼痛，促进愈合。治疗多从局部治疗为主，而中医学治疗方法则多种多样，或针或灸，配合内服汤药，或处方外敷等。

【病例】郑晓红，女，37 岁，2015 年 12 月 17 日就诊。

主诉：口舌生疮疼痛 3 年。寐差，咽痛，舌淡红脉沉数。

西医诊断：口腔溃疡。

中医诊断：口疮。

证型：阴虚火旺。

处方：

生地黄 12g	赤芍 15g	黄芩 10g	夏枯草 12g
牡丹皮 15g	玄参 12g	金银花 15g	板蓝根 15g
大青叶 12g	桔梗 15g	甘草 6g	知母 15g
黄连 10g	黄柏 10g	炒枣仁 30g	

共 10 剂，日 1 剂，水煎服。

【按语】中医认为本病多由于外感六淫、饮食不洁、口腔不净、七情内伤、思虑过度以及素体虚弱、劳倦内伤等所致，而心脾积热、肺胃蕴热、肝阳上亢、阴虚火旺等病机最为多见。隋代巢元方云："脏腑热盛，热乘心脾，气冲于口舌，故令口舌疮也。"唐代王焘谓："心脾中热，常患口疮，乍发乍并，积年不差。""肺胃蕴热，复感风热之邪，循经上熏口舌、咽喉，而致口糜。肝阳独亢于上，阳热熏灼于口，遂为口疮，以上皆为实也。肝肾亏虚、阴虚火旺、虚火上炎，灼于口腔而发为溃疡，此则为虚也。"正如张景岳所说："口疮，连年不愈者，此虚火也。"

本例患者，刻下兼有寐差，咽痛，舌淡红脉沉数，辨证为阴虚火旺，故处方滋阴降火，兼有利咽安眠。玄参、生地黄、知母滋阴降火，三黄、夏枯草、双花、板蓝根、大青叶清热毒，桔梗、甘草为仲景之桔梗汤，利咽解毒，牡丹皮、赤芍凉血，炒枣仁安眠。药中病机，病遂霍然，随访未再复发。

兹将赖老对口疮病治疗经验分述如下：

心脾积热：脾开窍于唇，唇为脾之外候；心开窍于舌，舌为心之苗，心脾积热，不得外泄，循经上炎，热盛肉腐，故为口疮。治宜降火解毒，钱乙泻黄散合导赤散加减，或用《济生方》之实脾散厚土敛火。

寒热错杂：自仲景《金匮要略》始，便见溃疡症治。《百合狐惑阴阳毒篇》中记载："蚀于喉为惑，蚀于阴为狐，不欲饮食，恶闻食臭……甘草泻心汤主之。"现代人认为此为白塞氏病最早记载。后人于此得到启发，认为口腔溃疡为"惑"，用甘草泻心汤治疗，近代胡希恕于此经验颇丰。甘草泻心汤寒温并用，辛开苦降，适用于寒热错杂型；或有食积，合大黄黄连泻心汤。

脾虚湿盛：若素体脾虚，或思虑过度，劳倦伤脾，土不伏火，或湿邪内生，亦可致口疮，此类患者舌淡苔白水滑或舌苔稍黄，舌尖、舌边或舌根部虽有溃疡，但舌体胖大有明显齿痕。治宜健脾祛湿降火。

心肾不交或阴虚火旺：交泰丸、黄连阿胶汤随证选用加减。醋调吴茱萸敷涌泉，或针劳宫、照海。

睡眠呼吸暂停综合征

睡眠呼吸暂停综合征（SAS）是指每晚 7 小时睡眠中呼吸暂停反复发生 30 次以上，或睡眠呼吸紊乱指数超过 5 次以上，这种反复出现的呼吸暂停或低通气所导致的低氧血症和高碳酸血症会对身体各器官造成损害。现已有研究表明，SAS 已经成为高血压、冠心病、脑血管疾病、肺心病、糖尿病等疾病的独立发病因素。其西医致病原因尚不明确，中医可将其归在"鼾眠"之范畴，多因阴阳失调、痰湿内生、阳气虚衰瘀血内生等原因所致。

【案一】张某，男，45 岁 2014 年 10 月 29 日初诊。

患者诉睡眠时带呼吸机，空腹血糖 8.0mmol/L，体重 110kg，血脂、胆固醇水平正常，转氨酶异常。舌淡脉沉弦滑尺弱。现已注诺和灵 3 个月（18μ，皮下注射）。

西医诊断：呼吸睡眠暂停暂停综合征；2 型糖尿病；单纯性肥胖。

中医诊断：鼾症。

证型：肺胃阴虚。

治法：滋阴益胃，宣畅气机。

处方：

| 大腹皮 15g | 山楂 30g | 荷叶 15g | 牡丹皮 10g |

怀山药 15g	北芪 15g	泽泻 10g	法半夏 10g
白术 10g	生地黄 15g	沙参 15g	玉竹 15g
甘草 6g			

共 10 剂，日 1 剂。水煎服。

针灸：

1. 针刺：天枢（双）、归来（双）、关元、气海、曲池（双）、外关（双）、合谷（双）、足三里（双）、三阴交（双）、太冲（双）。所有穴位均选用平补平泻手法，留针 30 分钟。

2. 电针：使用 G6805- Ⅱ型电针仪，选用 2Hz 和 50Hz 交替的疏密波，电流强度 0.1～2.0mA，以患者局部肌肉轻微颤动为度。其中同侧天枢和归来、气海和关元、同侧足三里和三阴交、同侧曲池和外关分别连接在同一组线的两个电极上。

3. TDP 照腹部。

二诊：2014 年 11 月 18 日。已行针药治疗 6 次，患者仍肥胖超重，饮酒，虽运动体重减不多，舌淡脉沉细。血糖波动，注诺和灵。

处方：

荷叶 30g	大腹皮 30g	赤芍 15g	丹参 20g
太子参 15g	桃仁 10g	红花 3g	怀山药 15g
北芪 30g	甘草 6g	山楂 30g	

共 10 剂，日 1 剂，水煎服。

针灸处方同前。

三诊：2014 年 12 月 10 日。已行针药治疗 12 次，症状如前诉，空腹血糖 6.8～7.2mmol/L，饮酒多。舌脉如上。

处方：

荷叶 30g	山楂 30g	草决明 15g	生石膏 30g
溪黄草 30g	大腹皮 15g	牡丹皮 10g	萆薢 30g
葛根 30g	生白芍 15g	怀山药 20g	焦白术 10g
甘草 6g			

共 10 剂，日 1 剂，水煎服。

五酯胶囊，每次 2 粒，每日 3 次，口服。

针灸治疗同前。

四诊：2015 年 1 月 6 日。已行这药治疗 18 次，症如前述，偏胖，血糖、尿酸及代谢指标改善，腰酸痛。舌淡脉沉弦。

处方：

巴戟天 10g	杜仲 15g	熟地黄 15g	山萸肉 15g
怀山药 10g	白术 10g	牡丹皮 10g	淫羊藿 12g
枸杞 15g	赤芍 12g	川断 15g	桑寄生 15g
甘草 6g			

共 7 剂，日 1 剂，水煎服。

六味地黄丸，每次 6g，每日 3 次，口服。

针灸治疗同前。

五诊：2015 年 4 月 7 日。已行针药治疗 24 次，患者诉头痛，血压高 140/95mmHg，寐差，空腹血糖已控制 6.3～6.5mmol/L，餐后血糖 7.0～7.8mmol/L，已停诺和灵注射。舌尖红苔白脉沉弦细。

处方：

桑寄生 15g	桑葚子 15g	牡丹皮 10g	生地黄 12g
泽泻 10g	炒枣仁 30g	柴胡 10g	杜仲 15g
元参 6g	枸杞 15g	百合 30g	白芍 15g
川牛膝 12g	甘草 3g		

共 7 剂，日 1 剂，水煎服。

针灸治疗同前。

【按语】患者平素喜食肥甘厚腻，又常饮酒，以致痰湿内生，脾胃受损，肾精亏虚，阴阳失调。赖老取腹部之气海、关元、天枢、归来为针刺之主方，辅以手足三针（足三里、三阴交、太冲、曲池、合谷、外关）意在通调患者全身之阴阳，引气归元，使其重新达到"阴阳和合，阴平阳秘"之状态，从而正气得固，病邪自去。详细释之，则关元、气海二穴位于任脉之上、脐肾间动气之处，是人体真气、元气发生之地，全身脏腑之根本，先天元气之海，针刺之可有激发人体正气，调节阴阳之效；天枢、归来两穴均属足阳明胃经，脾胃乃是后天之本，针刺之则可调胃健脾，引气下行。

同时，赖老在此病的治疗上也针药并重，在患者治疗的前期，其主要表现以"标实"为主，故多以利湿、清热之品，辅以白术、怀山药顾护脾胃，加山楂、荷叶降血脂，随症或活血、或养阴。中后期则着重于"本虚"，多以补肾益气养阴之品，如此，则五诊患者病情改善明显。

结节性甲状腺肿

结节性甲状腺肿中医称为瘿病，首见于《诸病源候论·瘿候》，古籍中亦有"瘿""瘿气""瘿瘤""瘿囊""影袋"等名称。瘿病是以颈前喉结两旁结块肿大为临床特征，可随吞咽动作而上下移动。一般生长缓慢。大小程度不一，触之多柔软、光滑；日久则质地较硬，或可扪及结节。多发于女性，与饮食、情绪、地区有一定联系。西医学的以甲状腺肿大为主要临床表现的疾病，如单纯性甲状腺肿、甲状腺功能亢进症、甲状腺炎、甲状腺腺瘤、甲状腺癌。瘿瘤则表现为颈前肿块，或一侧偏大，或两侧均大，瘿肿大小如桃核，质较硬，西医相当于甲状腺结节等，需鉴别良恶性，病情严重者，肿块迅速增大，质地坚硬，表面高低不平。良性结节占绝大多数，临床上有多种甲状腺疾病，如炎症、甲状腺退行性变、自身免疫以及甲状腺等都可以表现为结节。可单发，亦可多发，多发比单发结节的发病率高，但单发结节恶化风险较高。此外瘿囊肿块光滑，类似于西医的甲状腺囊肿等，亦属于甲状腺结节的一种，一般由甲状腺肿结节或者腺瘤退行性变形成的，囊肿内含有微混液体，边清，一般无压痛，质地较硬，多为良性，少数病人是由先天的甲状腺舌骨囊肿或第四鳃裂的残余所致。一般多以检查 TSH、TT_3、TT_4、FT_3、FT_4、甲状腺摄 131 碘率、甲状腺彩超为主，其中彩超为首选。中医本病以气滞、痰凝、血瘀为基本病机，初期多为气机郁滞，津凝痰聚，痰气搏结颈前所致，日久引起血脉瘀阻；气、痰、瘀三者合而为患。本病的病位在肝脾，与心相关。瘿病以实证居多，久病由实致虚，可见气虚、阴虚等虚候或虚实夹杂之候。

【案一】李某，男，51 岁，2014 年 7 月 1 日初诊。

主诉： 发现甲状腺肿大 10 天。

现病史： 患者于 10 天前发现甲状腺肿大，后于 2014 年 6 月 25 日至外院体检，甲状腺彩超示：甲状腺左侧叶多发囊性病灶（1.2mm×0.9cm），考虑结节性甲状腺肿。患者甲状腺肿大，无压痛。患者偶有眩晕，失眠，有颈椎病病史。舌淡脉沉弱。

西医诊断： 结节性甲状腺肿。

中医诊断： 瘿瘤。

证型： 气滞血瘀，阴虚火旺。

治法： 行气活血，清肝散结。

处方：

夏枯草 15g	生龙骨^先煎 30g	牡丹皮 10g	醋三棱 10g
醋莪术 10g	升麻 10g	猫爪草 30g	川芎 10g
生地黄 12g	枸杞 15g	怀山药 10g	甘草 3g

共 7 剂，日 1 剂，水煎服。

针灸：

1. 针刺：百会、印堂、颈部阿是穴、内关（双）、神门（双）、合谷（双）、太冲（双）、三阴交（双）、足三里（双）、丰隆（双）。上述穴位均用泻法，留针 30 分钟。

2. TDP 照患侧。

3. 耳压疗法：取内分泌、脑、皮质下为主穴。

4. 穴位注射：用维生素 B_{12} 500ug+ 维 D 果糖酸钙注射液 1mL 混合液交替注射双侧足三里、曲池，隔日 1 次。

二诊： 2014 年 7 月 14 日。病史同前，无特殊不适，舌淡脉沉弦。

处方：

枸杞 15g	牡丹皮 10g	赤芍 12g	醋三棱 10g

| 醋莪术 6g | 生地黄 12g | 百合 15g | 怀山药 10g |
| 女贞子 15g | 旱莲草 12g | 甘草 6g | |

共 7 剂，日 1 剂，水煎服。

针灸治疗同前。

三诊：2014 年 11 月 6 日。病史同前，咽部不适，舌淡脉沉弦。

处方：

夏枯草 12g	五爪龙 30g	猫爪草 15g	醋三棱 15g
醋莪术 15g	白术 10g	怀山药 10g	生龙牡[先煎] 30g
桔梗 15g	牛蒡子 10g	射干 10g	甘草 3g

共 7 剂，日 1 剂，水煎服。

六味地黄丸，每次 6g，每日 3 次，口服。

针灸治疗同前。

四诊：2014 年 12 月 18 日。复查甲功五项：TSH：0.647mIU/L，TT：31.82nmol/L，TT：4107.43nmol/L，FT：34.73pmol/L；FT：413.51pmol/L；anti–TPO（－），anti–Tg（－）。余无不适。舌淡胖，脉沉弦细。

处方：

夏枯草 12g	醋三棱 15g	醋莪术 10g	猫爪草 15g
怀山药 12g	白术 10g	桔梗 10g	黄芩 10g
昆布 15g	射干 10g	玉竹 15g	沙参 15g
甘草 6g			

共 7 剂，日 1 剂，水煎服。

橘荔散结片，每次 6g，每日 3 次，口服。

针灸治疗同前。

五诊：2015 年 1 月 8 日。复查甲状腺彩超示：甲状腺左侧叶多发囊性病灶（10mm×5mm）。甲功无明显异常。舌淡红脉沉细。

处方：上方去射干、白术。加青皮 10g，郁金 12g。

共 10 剂，日 1 剂，水煎服。

橘荔散结片，每次 6g，每日 3 次，口服。

针灸治疗同前。

【案二】林某，女，50岁，2014年6月25日初诊。

现病史：甲状腺结节，左叶多发。甲状腺B超示：最大28mm×17mm，右叶11mm×7mm。多结节内回声不一，强弱不等。双侧固块内发现少许粗大点状钙化，有子宫肌瘤病史。查体：左右侧触及甲状腺肿28mm×15mm，无触痛，可移动。甲功（−）。

西医诊断：结节性甲状腺肿。

中医诊断：瘿瘤。

证型：气滞血瘀。

治法：行气活血，疏肝散结。

建议先行针灸及处方消瘤保守治疗，3个月后复查，再考虑是否手术。

处方：

猫爪草30g	夏枯草15g	昆布15g	海藻15g
三棱10g	莪术10g	柴胡10g	丹参15g
牡丹皮10g	白芍15g	素馨花15g	生龙骨^{先煎}30g
牡蛎^{先煎}30g	甘草10g	桔梗10g	

共7剂，日1剂，水煎服。

针灸：

1. 针刺：百会、印堂、太阳（双）、颈部阿是穴、内关（双）、神门（双）、合谷（右）、太冲（双）、三阴交（双）、足三里（双）、丰隆（双）。以上穴位均用泻法，留针30分钟。

2. TDP照患侧。

3. 穴位注射：维生素B_{12}500ug+维D果糖酸钙注射液1mL混合液交替注射双侧足三里、曲池，隔日1次。

4. 耳压疗法：取内分泌、脑、神门为主穴。

二诊：2014年7月2日。上方无不适，无疲乏。

处方：

猫爪草30g	夏枯草15g	昆布15g	海藻15g

三棱 10g	莪术 10g	柴胡 10g	丹参 15g
牡丹皮 10g	白芍 15g	素馨花 15g	生龙骨^{先煎}30g
牡蛎^{先煎}30g	甘草 10g	桔梗 10g	胆南星 15g
郁金 12g	桃仁 12g		

共 7 剂，日 1 剂，水煎服。

针灸治疗同前。

三诊：2014 年 7 月 8 日。本次月经较正常，约 30 天一行，第一天量即多，不似以往第一、二天经行不畅如滴，舌淡质暗，脉沉弦细。

处方：

胆南星 12g	北芪 12g	党参 10g	白术 10g
云茯苓 12g	当归 10g	川芎 5g	赤芍 12g
生地黄 12g	桃仁 12g	泽兰 10g	制香附 10g
黄芩 10g	甘草 6g	益母草 15g	佩兰 10g
郁金 10g			

共 7 剂，日 1 剂，水煎服。

针灸治疗同前。

四诊：2014 年 9 月 4 日。子宫肌瘤，无明显不适，舌淡脉沉细尺弱。

处方：

郁金 15g	醋三棱 15g	桃仁 10g	醋莪术 15g
红花 6g	牡丹皮 10g	赤芍 15g	海藻 12g
胆南星 15g	夏枯草 12g	猫爪草 30g	甘草 6g

共 7 剂，日 1 剂，水煎服。

针灸治疗同前。

五诊：2014 年 9 月 18 日。甲状腺多发性结节及钙化已消失，28×17mm，11×7mm 缩小为 22×15mm，9×7mm。舌淡脉沉弦细。

处方：2014 年 9 月 4 日方加远志 10g，丹参 20g。

共 7 剂，日 1 剂，水煎服。

针灸治疗同前。

六诊：2014 年 10 月 14 日。甲状腺钙化已消失，子宫肌瘤缩小。无以往疲乏气急，舌淡脉沉细无力。末次月经 9 月 23 日行经，无明显不适，白天量较多，5～6 天净。

处方：2014 年 9 月 4 日方加麦冬 10g，旱莲草 12g。

共 7 剂，日 1 剂，水煎服。

针灸治疗同前。

【按语】《诸病源候论·瘿候》认为"诸山水黑土中，出泉流者，不可久居，常食令人作瘿病，动气增患"，指出该病与情志内伤、水土密切相关。《重订严氏济生方·瘿瘤论治》曰："夫瘿瘤者，多由喜怒不节，忧思过度，而成斯焉，大抵人之气血，循环一身，常欲无滞留之患，调摄失宜，气凝血滞，为瘿为瘤"。《三因极一病证方论·瘿瘤证治》分为 5 类，"坚硬不可移者，名曰石瘿；皮色不变，即名肉瘿；筋脉露结者，名筋瘿；赤脉交络者，名血瘿；随忧愁消长者，名气瘿"。《外台秘要·瘿病》说："瘿病喜当颈下，当中央不偏两边也"，瘿瘤初期形成多因肝郁脾伤，肝郁则气滞，脾伤则气结，气滞则津停，脾虚则酿生痰湿，痰气交阻，血行不畅，津凝痰聚，痰气搏结颈前所结。《外科正宗·瘿瘤论》认为"夫人生瘿瘤之症，非阴阳正气结肿，乃五脏瘀血、浊气、痰滞而成"，此案一患者原有眩晕病史，素体肝肾阴虚，后肝气郁结，痰气互结，然痰气郁结日久易化火，火热内盛，耗伤阴津，导致阴虚火旺，心肝阴虚。赖老消瘿自拟方中三棱、莪术行气破血，配以川芎行气活血，猫爪草化痰散结。其中夏枯草味辛能散结，苦寒能泄热，常配昆布、玄参等，如夏枯草膏（《医宗金鉴》），为治瘿瘤之良药，可清热去肝火，散结消肿。生地黄、牡丹皮清虚热，结合升麻清热解毒，生龙骨镇静安神，枸杞补益肝肾，甘草调和诸药，行气活血，化痰散结，清热而不伤阴。二诊加上二至丸，增其滋阴之效，滋而不腻。三诊、四诊加以牛蒡子、射干、桔梗利咽，昆布、橘荔软坚散结，沙参、玉竹、六味地黄丸补益肝肾。五诊彩超示患者甲状腺结节较前缩小，配以青皮、郁金疏肝解郁，嘱其畅情志，定期复查。案二患者更年期女性，肝肾亏虚，肝郁气滞，血行不畅以致痰气凝于颈前及胞宫，初期当以消瘿自拟方配合柴胡、泽兰、素馨花疏肝解郁，昆布、海藻软坚散结。因林某有子宫肌瘤病史配以益母草、香附调经，佩兰化湿健脾，桃仁、红花活血通络。后期瘿瘤易致心肝阴虚，宜滋养心肝，故配以二至丸、丹参、远志之类。针灸以百会、印堂、太阳宁神定眩；颈部阿是穴、合谷疏通局部凝滞之经气，行气活血，配以内关、神门安神定志，滋养心阴，太冲疏肝解郁，清利肝火。《素问·至真要大论》载"诸风掉眩，皆属于肝"，丹溪云"无痰不作眩"，故取丰隆化痰。《景岳全书》中亦云"无虚不作眩"，故以三阴交、足三里补益肝脾肾。治疗此病应标本兼顾，使其祛邪而不伤正，扶正而不助邪。

外伤性截瘫

外伤性截瘫是由外力而致的脊髓横断性损伤。临床上多见于胸椎、腰椎压缩性骨折、粉碎性骨折合并脱位后脊髓受损。主要表现为脊髓受累平面以下出现运动、感觉、括约肌功能及皮肤营养障碍。根据其受损的脊髓平面及受损严重程度不同，临床表现各异，预后也有很大差别。如胸段损伤可引起下肢痉挛性瘫痪，腰段以下损伤可出现下肢迟缓性瘫痪，马尾神经损伤则会出现二便障碍等，其中不完全横断、损伤平面低预后相对较好，而高位损伤、完全性脊髓横断损伤预后则差。本病属中医学"痿证"范畴，其发生因外伤而致。病位在脊髓，与肾经、督脉密切相关。基本病机是脊髓受损，筋脉失养。

【案一】郭某，女，57岁。2014年9月16日初诊。

主诉：外伤后全身瘫痪1年余。

现病史：患者1年前因不慎跌倒颈部着地后全身瘫痪，二便失禁，在英国行外科手术并综合治疗1年余，目前症状较前稍好转。本次坐轮椅来诊。查体：神清，对答正常，上肢肌力Ⅱ～Ⅲ级，肌张力不高，下肢肌力Ⅱ级，肌张力增高，巴氏征（±）。

西医诊断：颈部外伤骨折后，高位截瘫；马尾损伤综合征？

中医诊断：痿证。

证型：督脉损伤，瘀血阻滞。

治法：活血通督。

针灸：

1. 针刺：颈夹脊（双）、腰夹脊（双）、足三里（双）、三阴交（双）、太冲（双）。所有穴位均使用泻法，留针30分钟。

2. 电针：使用G6805-Ⅱ型电针仪，选用频率为50Hz的密波，电流强度0.1～2.0mA，以患者局部肌肉轻微颤动为度。其中同侧颈夹脊、腰夹脊穴分别连接在同一组线的两个电极上。

3. TDP照颈、腰部。

4. 穴位注射：维生素B_{12}500μg+维D果糖酸钙注射液1mL混合液交替注射于足三里（双）、曲池（双），隔日1次。

5. 泡脚：木瓜30g，川牛膝30g，伸筋草45g，五加皮30g，半枫荷60g，威灵仙15g。水煎成1200～1500mL，温度42～45℃沐足，每日2次。

二诊：2014年9月30日。已治疗3次。症状如前述，颈部以及肩臂发紧，双下肢仍无力，睡眠尚好，大便干，舌淡胖，脉弦滑。

处方：

徐长卿12g	葛根15g	川芎15g	丹参20g
赤芍15g	桃仁10g	北芪30g	熟地黄15g
当归15g	怀山药15g	白术10g	甘草6g

共10剂，日1剂，水煎服。

针灸治疗同上。

三诊：2014年10月14日。已针6次，服处方10剂。颈及腰足运动较前灵活，转侧较前进步，肌力稍提高。脉弦细滑。

处方：

党参20g	北芪30g	徐长卿12g	赤芍10g
枸杞15g	白术12g	怀山药10g	川天麻10g
川芎6g	甘草6g		

共 10 剂，日 1 剂，水煎服。

针灸治疗同上。

四诊：2014 年 10 月 28 日。已针 9 次，服处方 17 剂。症状明显改善，头部较前灵活，可以转侧。舌尖红舌体胖，脉沉弦细。

处方：上方加山萸肉 15g，续断 15g，骨碎补 10g，生地黄 12g。

共 10 剂，日 1 剂，水煎服。

针灸治疗同上。

五诊：2014 年 11 月 4 日。已针 12 次，服处方 24 剂。诉后背热。

处方：2014 年 10 月 28 日方加牡丹皮 15g，生地黄 15g。

共 10 剂，日 1 剂，水煎服。

针灸治疗同上。

六诊：2014 年 11 月 11 日。已针 15 次，服处方 31 剂。现可以拄手杖自行 100 米，舌淡脉沉细弦。

处方：2014 年 11 月 4 日方加秦艽 10g。

共 10 剂，日 1 剂，水煎服。

针灸治疗同上。

七诊：2014 年 11 月 18 日。已针 18 次，服处方 38 剂。本周又比上周行走有所进步，有力，偶疲乏。舌暗红、脉沉弦。

处方：

天麻 12g	北芪 30g	生地黄 15g	狗脊 10g
徐长卿 12g	秦艽 10g	知母 12g	山萸肉 15g
葛根 12g	骨碎补 10g	川牛膝 12g	甘草 6g
党参 15g	牡丹皮 15g	续断 15g	

共 10 剂，日 1 剂，水煎服。

针灸治疗同上。

八诊：2014 年 11 月 25 日。已针 21 次，服处方 48 剂。疲乏改善。舌暗红，脉沉弦。

处方：上方去秦艽、骨碎补，加桑寄生 12g，覆盆子 15g。

共 10 剂，日 1 剂，水煎服。

针灸治疗同前。

九诊：2014 年 12 月 2 日。已针 24 次，服处方 55 剂。后背热稍减，尿量已由 150mL 增至 200mL 左右，控制力稍好，脉弦略数。

处方：守 2014 年 11 月 18 日原方。共 10 剂，日 1 剂，水煎服。

针灸治疗同前。

十诊：2014 年 12 月 4 日。已针 25 次，服处方 57 剂。疲乏症状改善，血糖见下降，舌淡脉沉细滑。

处方：2014 年 11 月 18 日方加火麻仁 15g，石斛 12g。

共 10 剂，日 1 剂，水煎服。

针灸治疗同前。

十一诊：2014 年 12 月 9 日。已针 27 次，服处方 62 剂。大便 2～3 天一次，与患病前一样。舌淡胖，脉沉弦细。

处方：

党参 15g	火麻仁 15g	生地黄 12g	徐长卿 15g
北芪 30g	石斛 10g	牡丹皮 10g	川牛膝 12g
怀山药 10g	山萸肉 15g	郁金 12g	木瓜 15g
丹参 20g	甘草 6g		

共 10 剂，日 1 剂，水煎服。

针灸治疗同前。

泡脚方：木瓜 30g，半枫荷 30g，伸筋草 30g，生薏仁 30g，千斤拔 30g。

共 10 剂，日 1 剂，水煎外洗泡足。

十二诊：2014 年 12 月 16 日。已针 30 次，服处方 69 剂。现大便已干爽，失禁已改善，舌淡脉沉弦细，拟本周日返英国。

处方：上方去火麻仁、生地黄、牡丹皮，加白术 10g。

共 7 剂，日 1 剂，水煎服。

针灸治疗同前。

【按语】截瘫因其四肢萎废不用而属于中医"痿证"范畴。《素问·痿论》有"五脏使人痿的"的论述,并认为是"五脏因肺热叶焦,发为痿躄",并提出"治痿独取阳明"。张介宾释曰"观所列五脏之证,皆言为热,而五脏之证,又总于肺热叶焦,以致金燥水亏,乃成痿证"。其所论述,乃是内伤久病之痿,与外伤所致猝然萎废不用当有所不同。然而翻阅古代文献,论述内伤痿证者多而涉及外伤痿证者甚少。唯《灵枢·寒热病篇》"若有所坠堕,四肢懈惰不收,名曰体惰"似有所涉及,但论述不详。细查外伤痿证之成因,五脏六腑及十二经之气血并无亏损,只因督脉损伤,猝然而致四肢失用,二便不能自控,其病机关键当在督脉伤损,督脉功能失用。《素问·骨空论》"(督脉)行于后背正中,上至风府,入属于脑","挟脊抵腰中,入循膂络肾","督脉为病,脊强反折";滑伯仁曰"督之为言也,行背部之中行,为阳脉之督纲"。古人虽未论及督脉病候会出现四肢废用之症,但已经认识到督脉总督一身之阳,为阳脉之海,并与肾关系密切。"阳者,阴之使也"《素问·阴阳应象大论》阳主一身之功能,督脉受损,阳气失于统摄,可引起机体功能错乱,肢体废用;督脉连于肾,肾司二便而主生殖,督脉受损不能助肾行其功能,故出现二便失禁,性功能障碍。因此,通督补肾,恢复督脉总督诸阳的功能对于外伤所致痿证至关重要。

针灸治疗以赖氏通督法为主。赖老常取损伤脊髓节段平面及上下相邻节段的夹脊穴或背俞穴,上下3~4针同刺以加强疗效,疏通受损督脉局部气血,并加电针连续波。连续波为兴奋波型,故治疗痿废无力类病证常电针用连续波。手三针、足三针亦用电针连续波以兴奋肌肉,改善肌力。配合红外线照射以改善局部气血循环,维生素 B_{12} 注射液、维 D 果糖酸钙注射液穴注既能激发经络穴位之功能,疏通经络气血,又能营养神经,故配合应用。

足是人体的一个小全息,选用舒筋活络处方泡足既能改善因为足之废用而出现的冰冷麻木症状,又能通过全息作用调节各脏腑经络之功能。

处方内服则以活血祛瘀通络为主,最宜王清任之"补气活血法",选用徐长卿、赤芍、丹参、桃仁以活血通络;北芪补气,能鼓动气血运行,活血药为先锋，北芪则为后力，相得益彰，亦是《内经》治痿独取阳明之意。川芎行气活血，其性上行，能引诸药作用于颈项部之损伤病灶；葛根升阳解肌，能改善颈项肩臂僵硬不适。佐以熟地黄补肾，当归养血，白术、怀山药补脾以增化源，甘草调和诸药。以上诸药相合，共同奏功。

多种内外治法相结合，多靶点作用，全面调理，加强疗效，共成活血通督之功。

督脉连于肾，肾精充沛，则化元气，循督脉上脑而养元神，故督脉亦受肾精所化元气之充养，肾精充足，乃能灌溉督脉，犹沟渠水溢，冲刷扫荡，则自然畅通。再者，肾主骨，外伤骨折者当补肾以生骨，肢体废用者当补肾以强骨。故初期瘀血未去时，自当以活血祛瘀为主，所谓"恶血不去，新血不生"，是急则治其标。后期瘀血逐渐去尽，则当补肾强骨以治其本。故在患者康复过程中逐渐减活血祛瘀药之用量，而加大补肾强骨之品，如狗脊、续断、山萸肉等。以此为原则，再随症加减用药。患者症状逐渐改善，至六诊时已可脱离轮椅而慢慢下地行走，此时瘀血去尽，则以补肾强筋骨为主，仍予北芪、党参补气健脾，是《内经》治痿独取阳明之意；逐渐减去活血祛瘀等攻伐之品，以培补其根本为主，促进其康复。至十二诊时，患者已基本能独自下地行走，二便情况亦明显改善。摆脱轮椅而返回英国。

抽动秽语综合征

小儿多发性抽动症，又名抽动秽语综合征，以刻板的、反复的、不自主肌肉抽动或发声性抽动为其主要临床表现，是一种儿童常见的慢性神经精神障碍性疾病。多动症也是儿童常见的一种精神障碍性疾病，其与抽动症经常相伴出现，被称为共生病。共病患儿除具有抽动症状外，尚有注意力不集中、多动分神、性急易惹等特征。西医学对小儿多发性抽动症、多动症的有效治疗方法较少，在治疗上不能达到理想的效果，药物的毒副作用更是给患儿带来更大的痛苦。西医学对小儿多发性抽动症治疗存在着疑惑与挑战，相比之下，中医治疗小儿多发性抽动症的临床研究却极其丰富，特别是针灸治疗具有简便灵验、毒副作用小、疗效显著持久的特点，并同时能从整体上调理患儿阴阳平衡和脏腑功能、全面改善患儿症状及身体状况。

【案一】蔡某，男，16岁，2015年4月9日初诊。

主诉：抽动、耸肩、摇头多年。

现病史：抽动、耸肩、摇头明显，原患有"阿斯柏格综合征"好转，服用德巴金、氟哌啶醇、安坦等药，严重肥胖，舌尖红，苔黄脉，滑数。

西医诊断：抽动秽语综合征。

中医诊断：多动症。

证型：风痰袭络。

治法：祛风化痰，镇静安神。

处方：

天冬10g	胆南星12g	远志10g	橘红15g
黄芩10g	生白芍30g	沙参12g	牡丹皮15g
生地黄12g	柴胡12g	龙骨^{先煎}30g	牡蛎^{先煎}30g
甘草6g			

共7剂，日1剂，水煎服。

针灸：

1.针刺：百会、前顶、后顶、风池（双）、大椎、颈夹脊（双）、内关（双）、神门（双）、足三里（双）、三阴交（双）、太冲（双）。所有穴位均使用平补平泻法，留针30分钟。

2.梅花针扣刺督脉。

二诊：2015年4月16日。已针药治疗3次，症状改善，摇头频率见少，舌脉如前。

处方：上方加龟板30g（先煎）。

共7剂，日1剂，水煎服。

【按语】关于本病的中医病因，赖老认为不外乎责之于肝风及痰。如

《内经·病机十九条》"诸风掉眩皆属于肝，热盛动风，风胜则动"。怪病多责之于痰，抽动多责之于风。本患者痰热内阻，肝风内动，故以祛风化痰，镇静安神为法治疗。针灸方面，赖老将调神放在第一位。《素问·阴阳应象大论》云"人有五脏化五气，以生喜怒悲忧恐"，人的情志变化也可影响内在脏腑的生理功能。因此赖老选用百会、前顶、后顶、风池、大椎、颈夹脊、内关、神门等穴位调神。百会能醒脑开窍，安神定志；风池、大椎可平肝息风，清热化痰；内关系心包经之络穴，别走三焦经，又是八脉交会穴之一，通阴维脉，具宁心安神之功；颈夹脊为经外奇穴，内夹督脉，外邻足太阳膀胱经，是督脉和足太阳经经气重叠覆盖之处，能疏通督脉和膀胱经的气血；患者严重肥胖，故加以足三针、三阴交、太冲调理脾胃运化。足三里为胃经之合穴，是调整消化系统功能的要穴，有补益脾胃之气、扶后天之本的正常功能，三阴交为脾经要穴，可健脾运中。太冲为肝之原穴，具有调理气血的作用。

本病对人格的不良影响十分常见，有的在抽动控制后仍不能适应社会。所以应强调对因对症治疗的同时，注意心理的治疗。心理治疗包括行为治疗、支持性心理咨询、家庭治疗等。帮助患儿家长和老师理解疾病的性质和特征，减缓或消除父母的担心和焦虑。合理安排患儿日常的作息时间和活动内容，避免过度紧张和疲劳。对于发声抽动的患儿可进行闭口，有节奏缓慢地做腹式深呼吸，从而减少抽动症状。

上呼吸道感染

上呼吸道感染简称上感，又称普通感冒。是包括鼻腔、咽或喉部急性炎症的总称。广义的上感不是一个疾病诊断，而是一组疾病，包括普通感冒、病毒性咽炎、喉炎、疱疹性咽峡炎、咽结膜热、细菌性扁桃体炎。狭义的上感又称普通感冒，是最常见的急性呼吸道感染性疾病，多呈自限性，但发生率较高。成人每年发生 2～4 次，儿童发生率更高，每年 6～8 次。全年皆可发病，冬春季较多。属祖国医学之"咳嗽""外感""汗证""体虚外感"之范畴。

【案一】 陈某，女，36 岁。2013 年 5 月 7 日初诊。

主诉： 反复咳嗽咳痰 1 年余，加重 5～7 天。

现病史： 患者 1 年前因感冒诱发咳嗽，伴咳痰，痰粘不易咳出，时作时止，本次发作 5～7 天，伴腰痛如坠，精神疲倦，少气懒言，舌淡边有齿印，脉细滑。否认高血压、糖尿病、心脏病史，否认过敏史。双肺呼吸音清，双肺无明显干湿啰音；心率 80 次 / 分，律齐，各瓣膜未闻明显杂音。胸片未见明显异常。

西医诊断： 上呼吸道感染。

中医诊断： 咳嗽。

证型： 脾肾气虚夹痰湿。

治法： 益气补肺，化痰宣肺。

处方：

法半夏 12g	陈皮 15g	党参 15g	白术 10g
云茯苓 15g	炙甘草 10g	桑寄生 20g	川断 15g
杏仁 12g	浙贝 15g		

共 10 剂，日 1 剂，水煎服。

针灸：

1. 针刺：尺泽（双）、孔最（双）、鱼际（双）、肾俞（双）、大肠俞（双）、委中（双）、肺俞（双）。上述穴位俯卧位取穴，选用平补平泻法，留针 30 分钟。

2. 电针：使用 G6805-II 型电针仪，选用 2Hz 的疏波，电流强度 0.1～2.0mA，以患者局部肌肉轻微颤动为度。其中同侧尺泽和孔最、同侧肺俞和肾俞分别连接在同一组线的两个电极上。

3. TDP 照背部。

4. 闪罐：按足阳明太阳膀胱经在背部的循行闪罐 5～10 分钟。

二诊： 2013 年 5 月 17 日。已针药治疗 5 次，患者咳嗽已痊愈。

【按语】 《素问·咳论篇第三十八》"五脏六腑皆令人咳"。故赖老临床注重准确辨证施治，咳嗽分外感咳嗽、内伤咳嗽。外感咳嗽必有外感表现，如恶寒发热、头痛、鼻塞流涕等表证；内伤咳嗽表现有五脏六腑气虚临床表现，无表证。机体复杂，临床少见单纯外感或内伤咳嗽，多为素体肺脾两虚易外感之咳嗽，则应治以解表宣肺祛咳为先，后注重扶正，补益脾肺；也有患者不慎外感咳嗽，拖延治疗或诊治不当，致咳嗽日久不愈，损伤正气，此时应补益正气与止咳同时注重，或补益为主。关于咳嗽的治疗，《医学纂要》记载："大法治表邪者，药不宜静，静则留连不解，久必变生他病，故最忌阴凝收敛之剂；治内伤者，药不宜动，动则虚火不宁，真阴不复，必致烦躁愈增，故最忌辛香躁烈等药。然治表者，虽宜从散，若形气、病气俱虚者，又当补其中气，而佐以温解之药。若专于解散，恐肺气益弱，外邪乘虚易入，而病难愈也；治内伤宜静以养阴，若命门阳虚，不能纳气，则参附姜桂之类亦所必用，否则气不化水，阴翳凝滞，反为腻膈妨脾，变为胀满滑泄，终无补于阴也。至若因于火者，宜清；因于湿者，宜利；因痰者，降痰；因气者，理气。此咳嗽之纲领也"。可见古人也认识到咳嗽的治疗需准确辨证外感及内伤，对症用药。该患者反复咳嗽1年余，伴腰痛如坠，精神疲倦，少气懒言，舌淡边有齿印，脉细滑。可见有肺、脾、肾气虚，夹有痰湿。古人有云："咳嗽有阳分气虚，而脉微、神困、懒言、多汗，或脾胃土虚，不能生金，而邪不解，俱宜六君子汤以补脾肺。"故处方选用六君子汤加减，以六君子汤健脾益气、燥湿化痰，加用浙贝、杏仁宣肺止咳化痰，桑寄生、川断补益肝肾。结合针灸疗法，尺泽、鱼际为肺经合穴（子穴）及郄穴，专治咳嗽咳痰，配合肺俞，标本兼治。而鱼际为清热化痰利咽之要穴。同时以腰三针兼顾腰痛症状，并补肾而纳气。闪罐宜轻，按重则泻之，轻则补之，该患者本虚为主，沿膀胱经、督脉轻闪之，即可疏泄外邪，祛痰热，又可调理肺、脾、肝、肾五脏六腑经气，补益脏腑。

【案二】倪某，男，1岁，2013年1月10日初诊。

主诉：咳嗽伴鼻塞流涕10日。

现病史：患儿10日前出现咳嗽、咳痰，咳声急，浓稠黄痰，喉中痰鸣音，鼻涕多，鼻塞呼吸粗重已10天。指纹沉滞而黑。

西医诊断：支气管炎。

中医诊断：感冒。

证型：痰热壅肺，气机不利。

治法：宣肺化热，除痰利窍。

处方：

蝉衣 6g	双钩藤 10g	胡黄连 6g	防风 6g
连翘 10g	僵蚕 6g	法半夏 6g	厚朴 6g
辛夷花 3g	黄芩 6g	鱼腥草 10g	金银花 10g
甘草 3g			

共 7 剂，日 1 剂，水煎服。

二诊：2013 年 1 月 15 日。已服处方 5 剂，家长代替诉现大便日 3 次，或溏或秘，鼻涕黄。指纹如上。

处方：

胡黄连 3g	菊花 3g	白芍 10g	白术 6g
怀山药 10g	牡丹皮 6g	甘草 3g	麦芽 10g
神曲 10g	山楂 15g	云茯苓 15g	

共 7 剂，日 1 剂，水煎服。

三诊：2013 年 1 月 17 日。患儿出现流脓浊涕，夜寐不稳，易醒及哭。指纹沉滞。

处方：

黄芩 10g	藿香 6g	龙胆草 3g	淡豆豉 6g
桔梗 10g	云茯苓 10g	生苡仁 10g	佩兰 3g
鱼腥草 12g	甘草 3g	炒枣仁 8g	

7 共剂，日 1 剂，水煎服。

四诊：2015 年 4 月 21 日。家长代诉，最近再次出现流脓涕，腹胀纳呆瘥，便黏，2～3 次/天，呕吐，吐痰，查血象提示贫血，指纹沉滞。

处方：

神曲 10g	山楂 12g	云茯苓 12g	法半夏 10g

陈皮 10g	连翘 6g	麦芽 15g	莱菔子 10g
黄芩 10g	鱼腥草 12g	金银花 6g	甘草 3g
炒枣仁 8g			

共 7 剂，日 1 剂，水煎服。

五诊：2015 年 4 月 30 日。阵咳不停，大便 2～3 次／日，纳呆，指纹沉滞。

处方：

百部 6g	鱼腥草 12g	杏仁 3g	桔梗 6g
厚朴 6g	黄芩 6g	辛夷花 6g	桑叶 6g
浙贝 10g	麦芽 10g	云茯苓 12g	白术 10g
甘草 3g			

共 7 剂，日 1 剂，水煎服。

复方川贝枇杷止咳露，每次 5mL，一日 3 次，口服。

六诊：2015 年 5 月 12 日。诉近日出现呕吐，咳嗽有痰，大便日 2～3 次，舌淡，指纹沉滞。

处方：

山楂 10g	云茯苓 10g	法半夏 6g	陈皮 10g
连翘 6g	莱菔子 10g	白术 10g	前胡 10g
麦芽 10g	浙贝 10g	炒酸枣仁 8g	蝉衣 8g
钩藤 10g	甘草 3g		

共 7 剂，日 1 剂，水煎服。

七诊：2015 年 5 月 26 日。最近天气转热，出现痱子，睡眠头汗多，烦躁。指纹正常。

处方：

炒枣仁 6g	神曲 10g	麦芽 10g	山楂 12g
云茯苓 10g	法半夏 6g	黄芩 10g	连翘 10g
莱菔子 10g	金银花 10g	胡黄连 6g	甘草 3g

共 7 剂，日 1 剂，水煎服。

外洗：金银花 30g，百部 15g，黄芩 20g，生石膏 30g。

共 5 剂，每日 1 剂，水煎外洗患处。

八诊：2015 年月 7 日。腹泻一周，便水绿色，5～6 次 / 日，烦躁，腹痛，指纹风关沉滞。

处方：

太子参 10g	天花粉 10g	白术 10g	煨葛根 12g
怀山药 10g	陈皮 6g	神曲 10g	云茯苓 15g
法半夏 6g	连翘 6g	莱菔子 10g	甘草 3g

共 7 剂，日 1 剂，水煎服。

九诊：2015 年 7 月 9 日。家长代诉腹痛，查体见指纹风关沉滞已除。

处方：

党参 10g	太子参 6g	白术 10g	怀山药 10g
麦芽 15g	神曲 10g	云茯苓 12g	法半夏 6g
陈皮 6g	连翘 6g	莱菔子 10g	黄芩 10g
白芍 10g	甘草 3g		

共 7 剂，日 1 剂，水煎服。

【按语】小儿为稚阴稚阳之体，其感受外邪之后，病情变化迅速，清代吴瑭在《温病条辨·解儿难》之中所说"脏腑薄，蕃篱疏，易于传变；肌肤嫩，神气怯，易于感触"临证当细审其症状，谨慎辨证，中病即止。如本例中患儿初诊时诉为"喉中痰鸣音，鼻涕多，鼻塞呼吸粗重"，查体见指纹沉滞而黑，此时一片痰热郁肺之象，当急以清热化痰、宣肺通窍之品，开其肺气，畅其呼吸；而二诊时症状以改善，遂以保和丸加减调其脾胃；三诊时据二诊只有 2 日，但病情明显变化，病机改变，则果断弃用前方，另择芳香化湿，清热解毒之品。

此外，赖老师也说，小儿脾胃娇弱，《小儿药证直诀·原序》："易虚易实，易寒易热。"故在用药制方过程中，应以平和为主，即不可过投寒凉峻下之品，又不可妄用滋腻补益之药。如本例中患儿 2015 年复诊时其家长代诉近日出现呕吐，咳嗽有痰，大便日 2～3 次，查体见舌淡指纹沉滞。当属脾虚水谷不化，痰湿内生，一般当考虑用健脾化痰止泻之品，此处却投以保和丸，以运脾为健脾，通因通用，随症加减，2015 年 7 月 9 日复诊时则见指纹风关沉滞已除，唯余腹痛，复在保和丸的基础上加以太子参、白芍、黄芩等品养其阴液，清其内热，则病痛尽去。

附：赖新生教授大事记

1. 赖新生教授生平简介及从医历程

赖新生教授 1955 年出生于福建省龙岩市武平县，其父亲曾任本县副县长，是一个书香世家。赖新生自幼聪颖好学，为"文革"后恢复高考的第一批大学生，最先入读于福建中医学院，早年被分到山东从事临床医疗工作。那是一个缺医少药的年代，在基层赖新生教授曾被当成类似赤脚医生的全科医师，中西内外妇儿无所不能，真所谓学贯中医，他在医疗实践中充分发扬了白求恩忘我的劳动热情，在当地治疗并治愈了数不清的贫苦劳动人民的疾病，为广大患者留下了极为美好的深刻记忆。其先后曾师从于一代针灸大家臧郁文、早年的针灸学家郑毓桂，并受到一代名中医王雪苔等人的影响和熏陶。其中臧郁文老师曾任山东中医学院中医组组长兼全国针灸学会临床主任委员，在针灸学术上造诣深厚，注重脉诊，具有极深的脉学功底，曾著《针灸需诊脉》，同时擅长琴棋书画和子午流注，他熟读了大量的中医针灸古典医著，强调取穴要精准简单，治病注重调神，并喜用奇经八脉之穴。赖教授常用并擅长的针灸治疗急性阑尾炎即是受其影响而成。其后又曾跟随过郑魁山家族的郑毓桂，其人讲究补泻手法，在刺灸手法上颇有心得，其间赖教授还参加了山东省首届针灸师资培训班，当时的针灸大家张善程在中医教研室针灸组工作，为其授课，受其影响，熟读《太素》《灵枢》著作。在《伤寒》等经典方面的学习则受徐国忏、肖滚等前辈的影响较多，他曾多次到北京拜访当代著名中医学家王雪苔，并和王雪苔教授结下了深厚的友谊。由于学术上的共同追求，赖新生和天津中医药大学的汤德安、张缙老师结为了好友，其间被张推荐到中国针灸刺法灸法委员会担任常委。其后继续深造，攻读了广州中医药大学硕士、博士研究生。先后师承岭南大家司徒铃和靳瑞教授，成为岭南针灸第一位博士，早年人称"赖博士"。继而留校工作并历任广州中医药大学针推学院院长、党总支书记，后任广州中医药大学针推学院教授、省级重点学科带头人、针灸研究所所长、针灸推拿学科重点实验室主任，享受国务院政府特殊津贴。现任广州中医药大学博士生导师、博士候协作指导老师、广东省名中医。

2. 主要学习经历

1977.3—1980.9 福建中医学院中医系读大学本科获医学学士学位。

1983.1—1983.12 山东省卫生厅首届高级针灸师资班结业拜臧郁文为师。

1984.8—1987.9 广州中医学院针灸系读硕士研究生获医学硕士学位。

1987.9—1990.7 广州中医药大学针灸系读博士研究生获医学博士学位。

1992.4—1992.5 广东省委党校党员教授系主任班结业。

2008.9—2008.9 中组部中国井冈山干部学院第三期高级专家班结业。

3. 主要工作经历

1973.2—1980.7 福建省武平县平川镇西乡村赤脚医生。

1980.8—1984.7 山东医学院中医教研室、附属医院（现山东大学齐鲁医学院）担任中医住院医师、助教。

1988.1—1992.12 广州中医学院担任讲师，期间担任经络研究室主任。

1993.1—1996.12 广州中医药大学担任副教授，期间担任针灸系副主任、针灸研究所副所长。

1996.12—至今 广州中医药大学针推学院担任教授、主任医师，期间担任针灸系系主任、针灸推拿学院院长兼书记、针灸研究所所长、省级重点学科带头人、针灸推拿学科重点实验室主任、博士生导师、博士后合作教授。

4. 获奖情况

1996 年起享受国务院政府特殊津贴。

1996 年被评为广东省高校优秀共产党员。

1997 年入选广东省"五个一科教兴医工程"学术和技术带头人。

1997 年被评为广东省有突出贡献的中医药科技工作者。

1997 年入选美国国家科学传记学会 1997 年度科学名人录。

1998 年入选国家人事部"百千万工程"百类人才。

1998 年获首届"新南方教学奖"优秀教师称号。

2000 年被评为"211"工程重点学科建设优秀学科学术带头人。

2004 年被评为"千百十工程"优秀指导老师。

2005 年被评为"广州市优秀中医临床人才研修项目"指导老师。

2007 年担任"国家标准——电针疗法技术操作规范"意见征询专家。

2010 年被评为"优秀博士后合作教授"。

此外，曾多次被评为校科技工作先进个人及优秀学科和学术带头人。

1996 年，针灸治疗 I 型变态反应疾病的临床与实验研究获广东省科技进步奖。

1996 年，针灸治疗 I 型变态反应疾病的临床与实验研究获国家中医药管理局三等奖。

1997 年，针刺颞部穴位治疗脑血管意外后遗症的临床与实验研究获广东省中医药科技进步奖。

1998 年，针刺颞部穴位治疗脑血管意外后遗症的临床与实验研究（医2～006～2）获广东省科技进步奖。

1998 年，"智三针"为主治疗儿童精神发育迟滞（MRI）的临床观察与实验研究获国家中医药科技进步奖。

2000 年，《靳三针疗法》获校级优秀教学成果奖及广州中医药大学二等奖。

2001 年，耳针疗法 CAI 课件获中华医学会学术部、中华医学会第四届教育技术学会大会奖。

2001 年，耳针疗法 CAI 课件获中国电教协会、中医药高等奖教育学会奖。

2001 年，《腧穴疗法》获优秀中医药电视教材评比奖。

2001 年，《经外奇穴的部位及临床应用》获 2001 年度优秀中医药电视教材评比一等奖。

2002 年，《耳针疗法》获广东省高校计算机多媒体优秀教学软件奖。

2002 年，针刺治疗血管性痴呆的临床与实验研究获广东省科技进步奖。

2002 年，针刺治疗血管性痴呆的临床与实验研究获广州中医药大学科技进步奖。

2006 年，针刺对脑缺血后神经元损伤保护及突触可塑性促进作用的研究获教育部自然科学奖。

2008 年，血管性痴呆患者针刺干预下不同腧穴效应的脑功能成像研究获广东省科技进步奖。

2008 年，血管性痴呆患者针刺干预下不同腧穴效应的脑功能成像研究获中国针灸学会科学技术奖。

2008 年，《刺法灸法学》获优秀教学网络课程三等奖。

2008 年，《毫针刺法》获优秀电视教材二等奖。

2008 年，针刺升高血管性痴呆患者脑葡萄糖代谢获南粤科技创新优秀学术论文奖。

2009 年，《毫针刺法》电视教材获第五届医学优秀电教教材"索尼杯"二等奖。

5. 论著

（1）学术著作

已出版相关专著共 10 部。

①《三针疗法》，出版于 1998 年 11 月，由中国医药科技出版社出版；②《岭南针灸经验集》，出版于 1998 年 1 月，由中国医药科技出版社出版；③《实用中医新方新药手册》，出版于 1999 年，由中国医药科技出版社出版；④《常见病的推拿治疗》，出版于 2002 年，由广东旅游出版社出版；⑤《常见病的针灸治疗》，出版于 2002 年，由广东旅游出版社出版；⑥《发泡疗法》，出版于 2002 年，由中国中医药出版社出版；⑦《实用针灸处方学》，出版于 2004 年，由人民卫生出版社出版；⑧《人体经络穴位挂图》，出版于 2005 年，由福建科技出版社出版；⑨《针灸脑病学》，出版于 2006 年，由人民卫生出版社出版；⑩《针灸基础与临床研究纲要》，出版于 2008 年，由科学出版社出版。

（2）论文

SCI 收录 10 篇，作为第一作者共发表论文 108 篇，列举如下。

1）Lai XS, Tong Z. A Study on the Classification and the "Catching" of the "Arrived Qi" in Acupuncture. Journal of Ttraditional Medicine 2010；30（1）：3～8.

2）Xinsheng Lai, Guifeng Zhang, Yong Huang, et al. A cerebral functional imaging study by positron emission tomography in healthy volunteers receiving true or sham acupuncture needling. Neuroscience Letters. 2009, 452：194—199（corresponding author）.

3）Lai XS, Yang LP, Li XT, et al. Human CYP2C8：Structure, Substrate Specificity, Inhibitor Selecti 维生素 y, Inducers and Polymorphisms. Current Drug Metabolism.2009, 10（9）: 1009—1047.

4）Lai Xinsheng, Su Hairui.Clinical Comparison of the Acupuncture Treatment of Cerebral Palsy with Standard and "Special Points" of the Scalp. American Journal of Acupuncture.1994, 22（3）: 215—220.

5）Yong Huang, Xinsheng Lai, Baoci Shan, et al. Specific cerebral activation following true and sham Waiguan（SJ 5）needling. Neural Regen Res. 2010; 5（22）: 1712—1716.

6）Zhou SF, Lai XS. An Update Drug Interactions With the Herbal An 每日 3 次 epressant St.John's wort. CurrentDrug Metabolism.2008, 9（5）: 1—16.

7）Zhou SF, Liu JP, Lai XS. Substrate Specificity Inhibitors And Regulation of human Cytochrome P450 2D6 And Implications in Drug Development. Current Medicinal Chemistry.2009, 16（21）: 2661—2805.

8）Huang Y, Chen J, Htut WM, Lai XS, Wik G.Acupuncture increases cerebral glucose metabolism in human vascular dementia. Int J Neurosci. 2007 Jul; 117（7）: 1029—1037.

9）Zhou SF, Di YM, Chan E, Du YM, Chow VD, Xue CC, Lai XS, Wang JC, Li CG, Tian M, Duan W. Clinical Pharmacogenetics And Potential Application in Personalized Medicine. CurrentDrug Metabolism.2008, 9（8）: 738—784.

10）赖新生，张琦斐.经穴特异性与针刺效应作用.针灸临床杂志，2010, 26（7）: 6—8.

11）赖新生.论经穴治疗效应及其构成的五大要素.中医杂志，2010.08:

681—683.

12）赖新生，苏沛珠，黄泳，等 . 针刺外关穴与外关配伍非穴的 fMRII 脑功能成像比较 . 天津中医药 . 2009，（2）：30—32.

13）赖新生，曾统军，黄泳，等 . 外关穴真、假针刺 fMRII 脑功能成像研究 . 中国中医基础医学杂志 . 2008，14（9）：705—708.

14）赖新生，黄泳，陈俊琦等 . 运用 PET 脑功能成像技术研究针刺外关穴对脑功能区的激活效应 . 四川中医 . 2009，27（3）：104—106.

15）赖新生，黄泳 . 经穴—脑相关假说指导下经穴特异性、针刺得气、配伍规律脑功能界定 . 中国针灸 . 2007，27（10）：777—780.

16）赖新生，黄泳 . 百会、水沟、神门治疗血管性痴呆的比较研究 . 中国针灸 2005，25（8）：559.

17）Lai XS, Huang Y. A comparative study on the acupoints of specialty of Baihui, Shuigou and Shenmen in treating vascular dementia. Chin Integr Med. 2005，11（3）：161.

18）Lai XS, Huang Y. Comparative study on the effect of Baihui（GV20）, Shuigou（GV26）and Shenmen（HT7）on cognition of patients with vascular dementia. J Acup TN Sci 2005，3（5）：20.

19）赖新生 . 传统毫针刺法的五大环节 . 新中医 . 2007，39（2）：91—92.

20）赖新生，付明举，赖火特，等 . 穴位埋线对哮喘豚鼠血清白介素－4 的影响 . 安徽中医学院学报 . 2009，28（3）：23—25.

21）赖新生 . 针刀医学与针灸学的关联与发展 . 香山科学会议第 272 次学术讨论会交流论文集 . 2006，16—18.

22）赖新生，王黎，江雪华，等 . 电针对实验性血管性痴呆大鼠学习记忆及 SOD 和 MDA 的影响 . 中国针灸，2000，08：49—52.

23）赖新生，李月梅，张家维 . 天灸对哮喘患者血清可溶性 IL-2 受体及 T 淋巴细胞亚群的影响 . 中国针灸 . 2000，20（1）.

24）赖新生，余瑾，庄礼兴，等 . 针刺治疗血管性痴呆近期临床疗效观察.广州中医药大学学报.2000,17（4）.

25）赖新生，余瑾，吴永毅.针灸疗法在康复医学中的应用和发展.现代康复.2000,4（5）.

26）赖新生，王黎，唐纯志.电针对实验性血管性痴呆大鼠学习记忆能力和脑组织细胞凋亡的影响.中国康复医学杂志.2003,18（3）.

27）赖新生.靳瑞应用头部五类三针的临床经验.中医杂志.1995,36（10）：600.

28）赖新生.中国历法在中医学中的应用.中国医药学报.1997,12：17.

29）Lai Xinsheng.Effect of electroacupuncture on pulmonary β – adrenoreceptor in allergic asthma Guinea pigs. 中国中西医结合杂志（英文版）.1996,2（3）：212.

30）Lai Xinsheng, Jin Rui.Triple Neck Points for Cervical Spondylosis. International Journal of Clinical Acupuncture.1996,7（2）：145—148.

31）Lai Xinsheng, Situ Ling, Jin Rui, et al.Acupuncture Treatment of Type 1 Allegic Diseases：A Clinical Observation. International Journal of Clinical Acupuncture.1992,3（2）：109—116.

32）Lai Xinsheng, Mo Feizhi, Jiang Ganghui, et al.Observation on Clinical Effect of Acupuncture on Superoxide Dismutase, Lipid Peroxide and Nitric Oxide in Vascular Dementia Patients.CJIM.1999,5（4）269—274.

33）Lai Xinsheng.Clinical Observation of the Therapeutical Effect of 32 Cases of Acute and Chronic Cholecystitis with Eye Acupuncture.World Journal Acupuncture and Moxibustion.1995,5（1）：22—24.

6. 主持的科研项目

（1）国家自然科学基金：穴位敷贴对哮喘豚鼠多种细胞黏附分子表达的影响；

（2）国家中医药管理局科研项目：靳三针治疗儿童精神发育迟滞（MRI）临床应用研究；

（3）国家自然科学基：金肺出血再灌注模型的针刺干预作用的机理研究；

（4）973项目"穴位效应规律的研究"子课题："针刺调节内脏功能的特异性规律研究"；

（5）科技部973中医专项课题：经穴特异性的脑功能界定；

（6）国家自然科学基金重大研究计划项目：循经取穴规律的脑功能磁共振成像研究；

（7）"973"重大基础研究计划"穴位效应规律的研究"子课题："针刺不同原穴对高血压和低血压效应的实验研究"；

（8）国家自然科学基金：针刺太冲穴降低自发性高血压大鼠血压的关键脑区及关键分子的研究；

（9）广东省中医药管理局课题：电针对老年期痴呆动物学习记忆能力的影响；

（10）卫生部课题：华佗夹脊穴镇痛机理的研究；

（11）广东省科委课题：针刺治疗血管性痴呆的临床与实验研究；

（12）广东省高教厅课题：天灸治疗过敏性哮喘的疗效与免疫学机理；

（13）广东省中医药管理局课题：电针对中风模型大鼠神经内分泌与c-fos基因表达的影响；

（14）广东省中医药管理局课题：针刺治疗绝经后骨质疏松的临床研究；

（15）广东省高教厅课题：耳针疗法；

（16）教育部高校骨干教师资助项目：针刺治疗实验性血管性痴呆对一氧化碳作用的影响；

（17）广东省中医药管理局课题：针刺对单纯性肥胖大鼠leptin影响机制的研究；

（18）广东省自然科学基金：电针对局灶性脑缺血大鼠内源性神经干细胞影响的研究；

（19）广东省自然科学基金研究团队项目："运用PET技术筛选针灸治疗AD有效穴位的研究"；

（20）广州中医药大学课题：电针对哮喘动物模型神经内分泌免疫网络

的调控机理；

（21）广州中医药大学课题：针刺调节一氧化碳对实验性血管性痴呆作用的研究；

（22）国家自然科学基金：针刺降低 SHR 血压的靶脑区细胞信号转导通路机制研究。

致 谢

恩师赖新生教授是第五批全国名老中医药专家学术继承指导老师，广东省名中医，全国首批中医传承博士后导师，首批全国名老中医药专家学术经验继承人（师承靳瑞教授），国家人事部"百千万人才工程"百类人才，1996 年起享受国务院政府特殊津贴，广东省重点学科针灸推拿学学术带头人，广州中医药大学重点学科建设优秀学科学术带头人。从事中医针灸的教学、科研、医疗工作 40 余年，创立"通督调神，引气归元"的"通元疗法"，具有丰富的临床经验，擅长针药结合治疗哮喘、荨麻疹等过敏性疾病、不孕不育症及中风、老年性痴呆、帕金森氏病、癫痫、脑外伤后遗症等脑病。余有幸师从赖教授，亲聆教诲，得其针法绝学。恩师无私，不避私藏，耳提面命，斟字酌句，授意于余，今整理成册，供同仁流传瞻顾。

本书在整理之时，一直受到恩师的关心及指点。每逢遇到不确定的概念及对恩师之言理解偏颇时，赖教授总是悉心讲授。每一字每一句都力求还原赖氏针法的原意，力求做到方有法依、法循师意。在此，谨对恩师对待学问的一丝不苟、对待学生的悉心可亲及对待病人的无微不至表示崇高的敬意！

本书是由赖氏门人及再传弟子共同收集整理的，他们的付出才能使赖氏针法得以流传。在此，对大家表示由衷的感谢！

最后，还要感谢所有关心本书编纂的朋友及各位同仁。当然，还要感谢我的家人，你们对我工作及学习的支持和理解是我不断努力的源动力！

李月梅
2017 年 3 月于广州